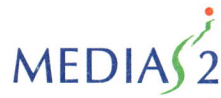

Kulzer, B. · Hermanns, N.
Maier, B. · Haak, T.

Typ-2-Diabetes selbst behandeln

Ein Leitfaden für den Alltag

Für Menschen mit Typ-2-Diabetes,
die nicht Insulin spritzen

Die Autoren

Prof. Dr. Bernhard Kulzer, leitender Dipl.-Psychologe des Diabetes Zentrums Mergentheim und Geschäftsführer des Forschungsinstituts FIDAM GmbH, ist Mitinitiator und Projektleiter von MEDIAS 2 BASIS.
Prof. Dr. Norbert Hermanns, Geschäftsführer des Forschungsinstituts FIDAM GmbH, ist Mitinitiator und Projektleiter von MEDIAS 2 BASIS.
Dr. Berthold Maier war als Projektmitarbeiter an der Entwicklung von MEDIAS 2 BASIS beteiligt.
Prof. Dr. Thomas Haak ist Chefarzt des Diabetes Zentrums Mergentheim und Vorsitzender der Diabetes Akademie Bad Mergentheim e.V.

Bibliographische Informationen der Deutschen Bibliothek

Die Deutsche Bibliothek verzeichnet diese Publikation in der Deutschen National-bibliographie; detaillierte bibliographische Daten sind im Internet über http://dnb.ddb.de abrufbar.

ISBN 978-3-87409-680-5

Impressum

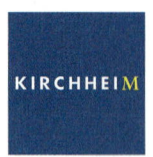

Alle Rechte vorbehalten
© Verlag Kirchheim + Co GmbH, Kaiserstraße 41
55116 Mainz
www.kirchheim-verlag.de
17. Auflage 2019

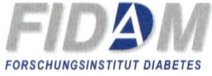

FIDAM GmbH
Forschungsinstitut Diabetes-Akademie Bad Mergentheim

Kulzer, B., Hermanns, N., Maier, B., Haak, T.

„Typ-2-Diabetes selbst behandeln" ist Bestandteil des Schulungs- und Behandlungs-programms MEDIAS 2 BASIS für Patienten mit nicht-insulinpflichtigem Typ-2-Diabetes im mittleren Lebensalter. MEDIAS 2 BASIS wurde mit Unterstützung des Bundes-forschungsministeriums vom Forschungsinstitut der Diabetes-Akademie Bad Mergentheim e.V. entwickelt.

Fotografie: Victor S. Brigola, Stuttgart
Design: Dupont & Steyer, Mainz

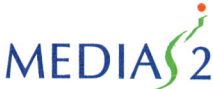

Inhaltsverzeichnis

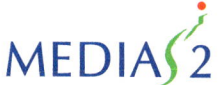

Liebe Leserin, lieber Leser,

dieses Buch ist für Menschen mit Typ-2-Diabetes – der Zuckerkrankheit – geschrieben, die kein Insulin spritzen. Der Typ-2-Diabetes ist mit den heute zur Verfügung stehenden Therapiemaßnahmen leider nicht zu heilen, jedoch sehr gut zu behandeln. Dies setzt allerdings voraus, dass Sie sich mit Ihrer Erkrankung auseinander setzen. Denn die Diabetestherapie lässt sich nicht einfach verordnen, sondern ist abhängig von Ihrer aktiven Mitarbeit.

Der Diabeteskurs „MEDIAS 2 BASIS – Mehr Diabetes-Selbstmanagement Typ 2" will Sie darin unterstützen. Wir wollen Ihnen dabei helfen, Ihren ganz persönlichen Weg zu finden, wie Sie bestmöglich mit Ihrem Diabetes umgehen und Folgeerkrankungen verhindern können. Wir möchten Ihnen hierfür das notwendige Wissen über Ihre Erkrankung und die wichtigsten Therapiemaßnahmen vermitteln. Außerdem wollen wir Sie anregen, einige Ihrer bisherigen

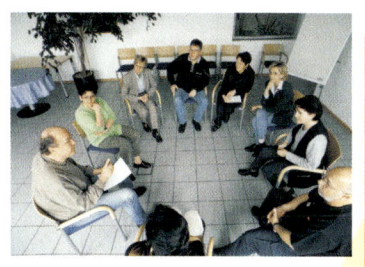

Sich informieren

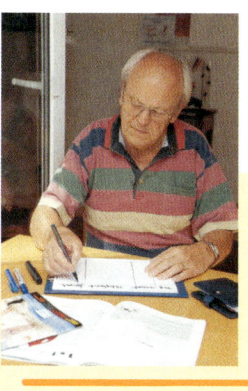

Den Alltag betrachten

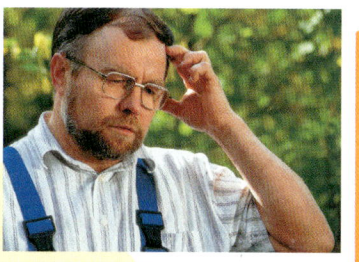

Gewohnheiten überdenken

Selbst aktiv werden

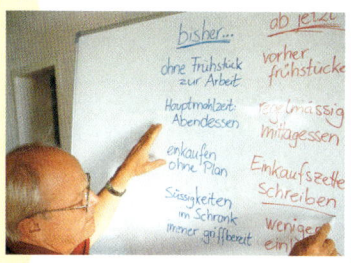

Sich Ziele setzen

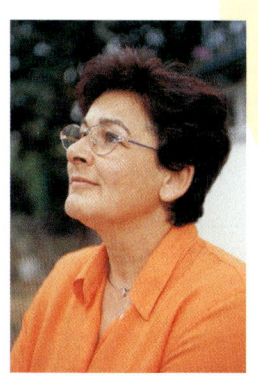

Nach vorne blicken

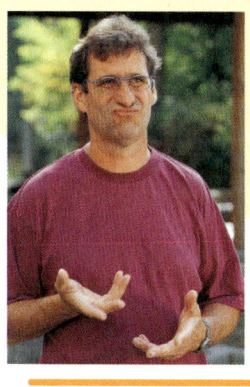

Bilanz ziehen

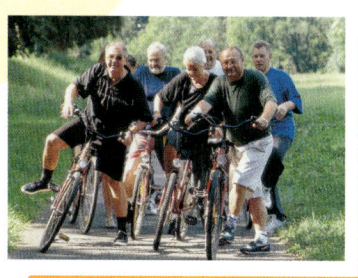

Ausprobieren

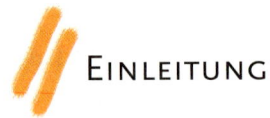

Lebensgewohnheiten zu überdenken. Hierzu gibt es eine Reihe von Arbeitsblättern, mit deren Hilfe Sie langjährige Gewohnheiten genauer unter die Lupe nehmen können. Mit den Arbeitsblättern, die Sie im Anhang finden, sind Sie auch in der Lage, Ihr eigenes Risikoprofil zu bestimmen und Ihre persönlichen Ziele festzulegen. Die beigelegte Bausteintabelle soll Ihnen die Beurteilung von Nahrungsmitteln erleichtern. Das Selbstkontrollheft ermöglicht Ihnen einen besseren Überblick über Ihre Stoffwechselwerte.

Sind Sie zu dem Schluss gekommen, dass einige Ihrer „lieben Gewohnheiten" sich doch schwer mit einer erfolgreichen Behandlung Ihres Diabetes vereinbaren lassen? Dann möchten wir gemeinsam mit Ihnen überlegen, wie Sie diese ändern und dies auch gleich während des Kurses in die Tat umsetzen können.

Ihren Alltag kennen Sie natürlich am besten. Deshalb können auch nur Sie selbst beurteilen, ob die vorgeschlagene Therapie in Ihrem Alltag tatsächlich durchzuführen ist und Sie die neuen Fertigkeiten auch langfristig umsetzen können. Schließlich müssen Sie tagtäglich Ihren Diabetes selbst steuern – nichts anderes meint das Wort „Selbstmanagement". Zu einem realistischen Plan gehört deshalb auch, sich schon vorab Gedanken zu machen, welche möglichen Stolpersteine es für die Umsetzung Ihrer „guten Vorsätze" gibt. Dafür gewappnet zu sein, trotzdem am Ball zu bleiben, ist entscheidend. Wir geben Ihnen Hinweise, wie Sie den Faden wieder aufnehmen können.

In diesem Buch sind die wichtigsten Kursinhalte von MEDIAS 2 BASIS noch einmal zusammengefasst. Es soll Ihnen während und nach dem Kurs ermöglichen, die verschiedenen Schulungseinheiten noch einmal nachzulesen. Im letzten Kapitel werden die wichtigsten Begriffe rund um den Diabetes näher erläutert und sind einige weiterführende Lesetipps und interessante Kontaktadressen gelistet.

Den Diabetes gut behandeln heißt, mit dieser chronischen Krankheit gut zu leben und mögliche Komplikationen der Erkrankung zu vermeiden. Wir hoffen, dass wir Ihnen mit dem Diabeteskurs „MEDIAS 2 BASIS" und diesem Buch ein gutes Rüstzeug geben, damit Sie diese Ziele erreichen.

Bernhard Kulzer
Norbert Hermanns
Berthold Maier
Thomas Haak

Diabetes – was nun?

Erinnern Sie sich noch an Ihre Reaktion, als Sie das erste Mal gehört haben, dass Sie Typ-2-Diabetes haben?

Ist das eigentlich eine richtige Krankheit?

Vielleicht haben Sie sich die Frage gestellt, ob es sich beim Diabetes um eine richtige Krankheit handelt. Schließlich haben Sie aufgrund des Diabetes anfänglich in der Regel keine ausgeprägten Beschwerden und fühlen sich wohl. Auch tut der Diabetes nicht weh, Sie spüren ihn eigentlich gar nicht. Niemand sieht Ihnen an, dass Sie eine chronische Erkrankung haben, und auch Ihre Leistungsfähigkeit ist zumeist nicht beeinträchtigt.

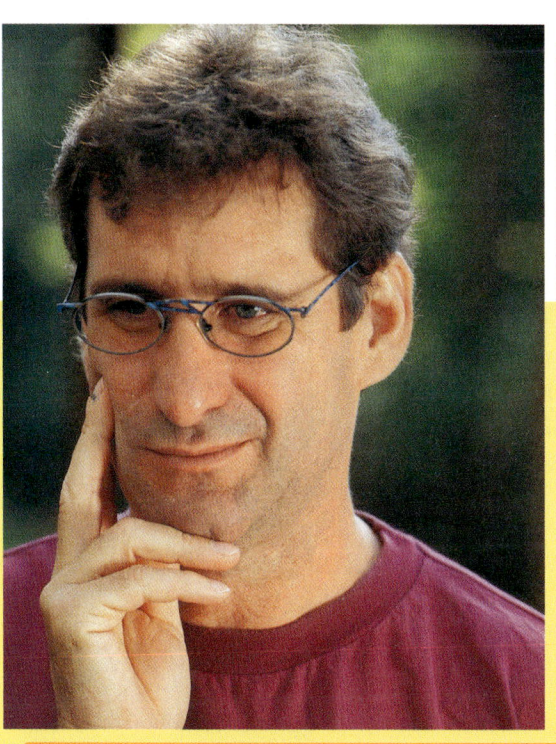

„Das bisschen Zucker..."

Möglicherweise haben Sie auch schon gewusst, dass es mehrere Formen des Diabetes gibt: darunter vor allem den insulinpflichtigen **Typ-1-Diabetes**, der oft auch schon im Kindes- und Jugendalter entsteht, und den (anfangs zumeist) nicht-insulinpflichtigen **Typ-2-Diabetes**, der in der Regel im mittleren bis höheren Lebensalter auftritt. Viele Menschen meinen, dass es sich bei der ersten Form um eine schwere Erkrankung handelt, während der Typ-2-Diabetes als nicht so schlimm angesehen wird. Im Volksmund nennt man ihn oft auch den „milden Alterszucker". Nicht wenige Menschen sind der Ansicht, mit den Jahren sei es völlig normal, ein „bisschen" Zucker zu bekommen. Man werde ja schließlich nicht jünger, sondern mit den Jahren lasse eben alles ein wenig nach. Warum solle die Bauchspeicheldrüse da eine Ausnahme machen? Schön sei das nicht, aber auch kein Grund, sich große Sorgen zu machen.

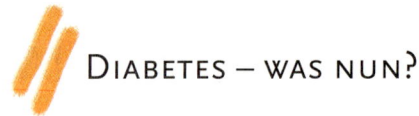

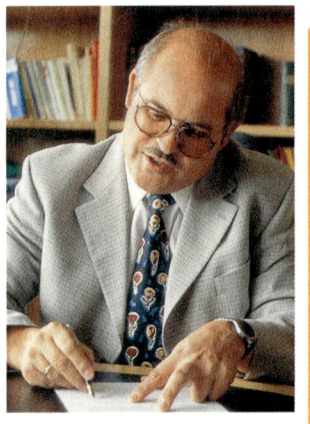

Mein Zucker ist nicht so schlimm. Ich fühle mich wohl und bin voll leistungsfähig. Da ich beruflich sehr eingespannt bin, habe ich im Moment auch wenig Zeit, mich intensiver um meinen Diabetes zu kümmern.

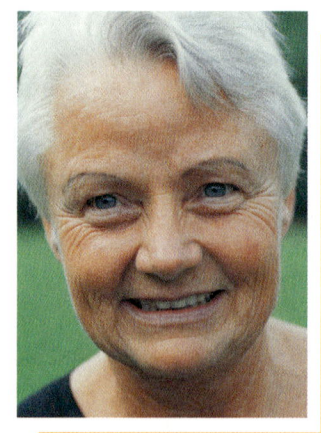

Der Typ-2-Diabetes ist keine schlimme Erkrankung – im Alter lässt eben alles ein wenig nach.

Anders leben?

Wahrscheinlich hat Ihnen Ihr Arzt nach der Feststellung Ihres Diabetes geraten, Ihr Leben umzustellen: anders zu essen, Gewicht abzunehmen, mehr Sport zu treiben, mit dem Rauchen aufhören. Alles richtig, mögen Sie sich insgeheim gedacht haben, aber auch sehr schwer ...

Wäre es da nicht sehr viel einfacher, eine Tablette zu nehmen, um die Erkrankung damit in den Griff zu bekommen? Gibt es da nicht einen einfacheren Weg, als tatsächlich auf viele liebgewonnene Gewohnheiten zu verzichten?

Verwandte und Bekannte mit Diabetes

Nicht wenige Menschen denken bei der Diagnose Diabetes aber auch sofort an nahe Angehörige oder Verwandte, die ebenfalls an Diabetes erkrankt sind.

Vielleicht kennen Sie auch jemanden in Ihrem Freundes- oder Bekanntenkreis, der Diabetes hat. Dadurch haben Sie wahrscheinlich schon eine realistische Vorstellung von der Erkrankung, deren Behandlung und den möglichen Folgen des Diabetes.

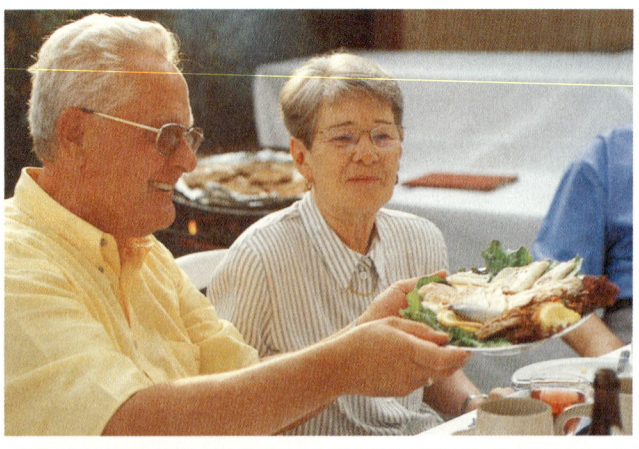

Ich habe mein ganzes Leben lang hart gearbeitet. Jetzt möchte ich's mir auch mal gut gehen lassen und nicht auf alles verzichten, was gut schmeckt.

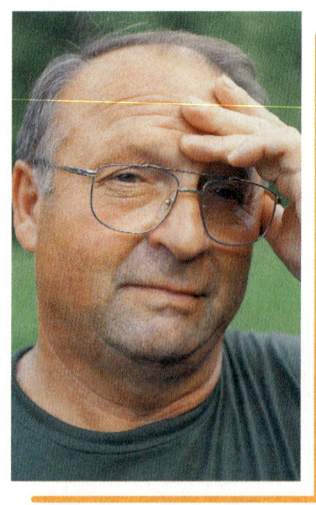

Meine Mutter hatte auch Diabetes und die letzten Jahre große Probleme mit ihren Augen und Beinen. Ich weiß, welche Folgen der Zucker auf mein Leben haben kann.

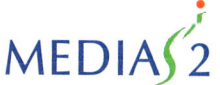

Bedrohliche Folgeerkrankungen

Vielleicht waren Sie aber auch überrascht, zu lesen oder von Ihrem Arzt zu hören, dass der Diabetes alles andere als eine harmlose Erkrankung ist. Herzinfarkt, Schlaganfall, Fußamputationen, Nierenversagen, eine stark eingeschränkte Sehkraft oder auch Impotenz können alle dieselbe Ursache haben: Typ-2-Diabetes.

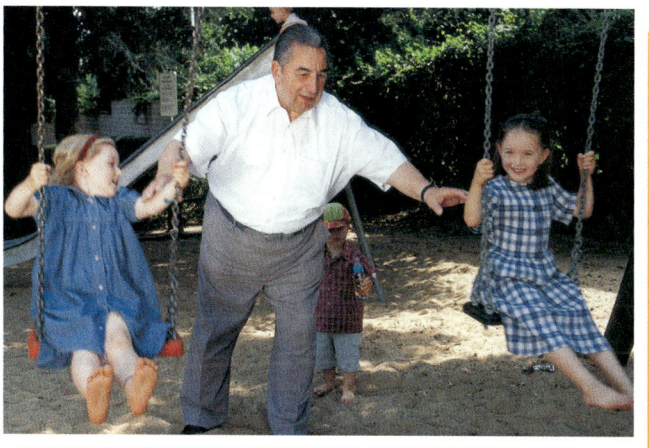

Ich habe noch viel vor im Leben...

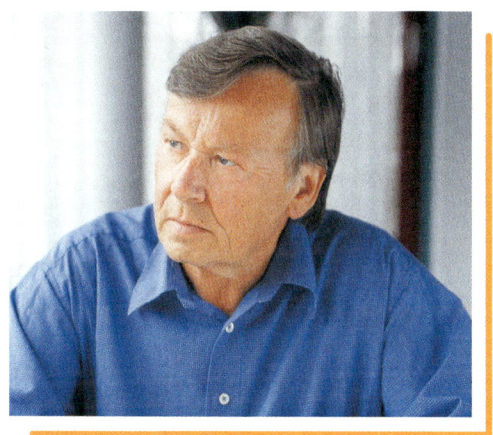

Wenn ich höre, welche Folgen ein schlecht eingestellter Zucker hat, mache ich mir schon so meine Gedanken.

Gesunde Zukunft

Eventuell sind Sie bei dem Gedanken an die möglichen Folgen des Diabetes auch ins Grübeln gekommen. Schließlich ist Ihre Gesundheit ein hohes Gut.
Wenn Sie sich vorstellen, was Sie in Zukunft noch alles vorhaben, welche Pläne Sie im Leben noch haben, so können **Folgeerkrankungen** des Diabetes diese doch sehr gefährden oder unmöglich machen.

Wie erleben Sie den Diabetes?

Bevor wir uns in den nächsten Kapiteln dem Diabetes und dessen Behandlung näher widmen, möchten wir Sie daher bitten, einmal zu überlegen, welche Einstellung Sie persönlich bisher zu dieser Erkrankung haben.

Die folgenden Fragen können Ihnen dabei eine Hilfestellung bieten:

▶ Was hat sich in Ihrem Alltag verändert, seit Sie wissen, dass Sie an Diabetes erkrankt sind?

▶ Fühlen Sie sich durch den Diabetes eingeschränkt?

▶ Beschäftigt Sie der Gedanke an Folgeerkrankungen?

▶ Kennen Sie jemanden in Ihrem persönlichen Umfeld (Familie, Freunde, Bekannte), der an Diabetes erkrankt ist?

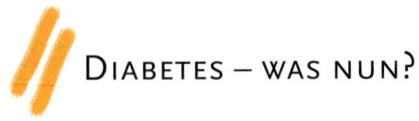

Diabetes: eher eine harmlose oder eine ernsthafte Erkrankung?

Bewerten Sie doch abschließend einmal selbst, wo Sie sich auf der nachfolgenden Skala zwischen den Polen „Ich halte den Typ-2-Diabetes für eine harmlose Erkrankung" und „Ich halte den Diabetes für eine ernsthafte Erkrankung" selbst einstufen würden!

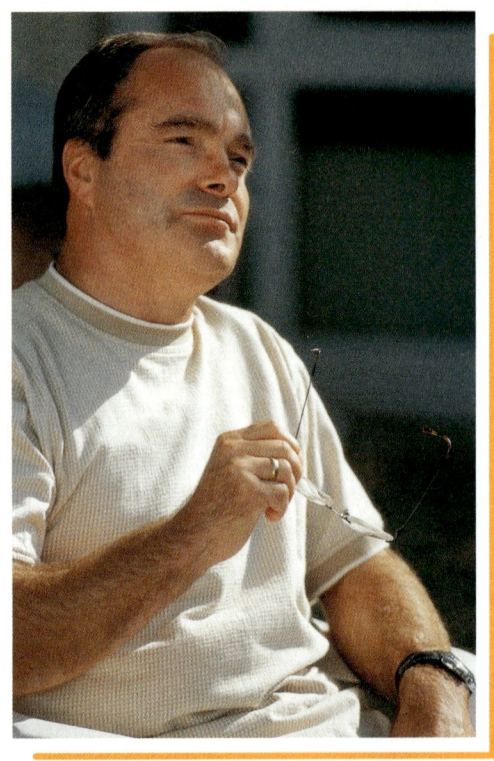

Wo stufen Sie sich ein?

Diabetes:

eine harmlose   oder   ernsthafte Erkrankung?

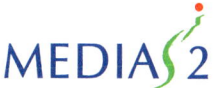

Diabetes verstehen

Um genauer beurteilen zu können, ob es sich beim Diabetes um eine leichte oder schwere Erkrankung handelt, ist es natürlich notwendig, sich erst einmal ein Bild von dieser Erkrankung zu machen.

Vielleicht haben Sie schon einmal gehört, dass der Diabetes als Stoffwechselerkrankung bezeichnet wird und die Ernährung bei der Behandlung eine große Rolle spielt. Um das zu verstehen, lohnt es sich, die Verwertung der Nahrung genauer anzusehen.

Essen und Trinken – lebensnotwendig

Stellen Sie sich doch einmal vor, Sie arbeiten an einem schönen Tag im Garten! Hierfür benötigt Ihr Körper Energie, denn Gartenarbeit kann ganz schön anstrengend sein. Arbeit macht hungrig.

Nachdem Sie einige Zeit gearbeitet haben, machen Sie daher eine Pause und essen und trinken etwas. Beides ist für den Menschen lebensnotwendig. Dem Körper wird dadurch die für alle Lebensprozesse notwendige Energie zugeführt.

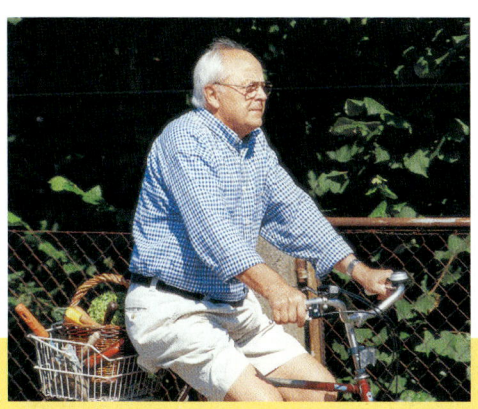

Auf in den Garten bei diesem schönen Wetter ...

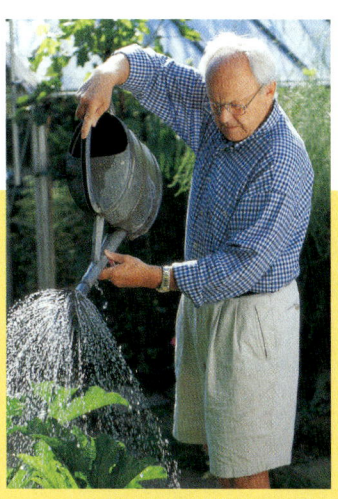

... Arbeit macht hungrig ...

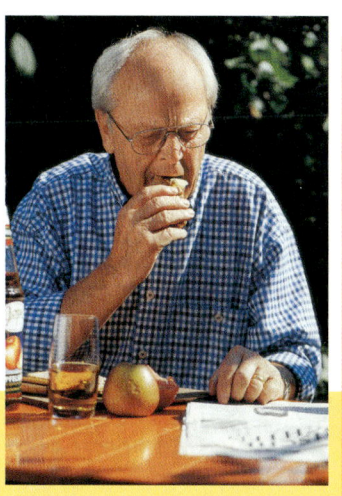

... jetzt muss ich erst einmal etwas essen!

Was in der Nahrung steckt

Nehmen wir doch einfach einmal an, Sie essen ein Wurst- oder Käsebrot! Genauer betrachtet gibt es in dem Wurst- oder Käsebrot drei unterschiedliche Nahrungsbestandteile, die dem Körper Energie liefern:

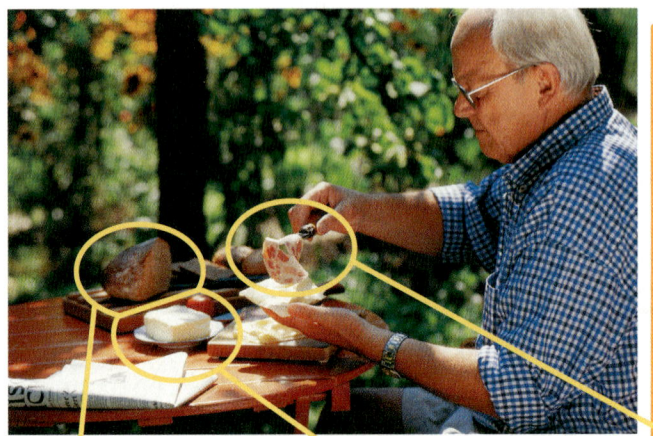

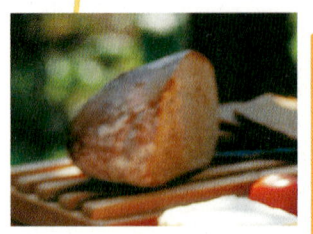

Kohlenhydrate

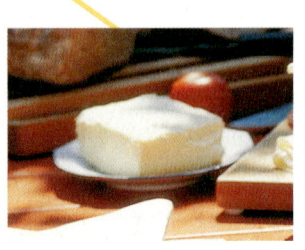

Fett

▶ **Fette** dienen dem Körper als „Energiereserve", denn im Fett ist besonders viel Energie gespeichert. Fett ist in dem Wurst- oder Käsebrot sowohl in der Butter als auch im Käse oder in der Wurst enthalten.

▶ **Eiweiße** sind wichtige Baustoffe für den Körper, da sie das Grundgerüst für alle Körperzellen liefern. Sie sind ebenfalls sowohl in der Wurst als auch im Käse enthalten.

Im Körper werden die Nährstoffe des belegten Brotes in Energie umgewandelt, die Sie zur weiteren Gartenarbeit brauchen – daher auch der Name **„Stoffwechsel"**.

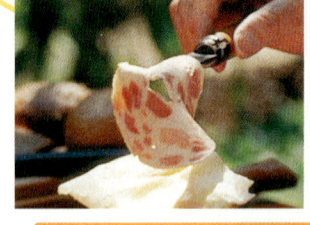

Eiweiß

▶ **Kohlenhydrate** sind die hauptsächlichen Energielieferanten des Körpers. In dem Wurst- oder Käsebrot sind sie in Form der Stärke des Mehls in dem Brot enthalten. Kohlenhydrate bestehen aus Zuckerteilchen. Diese können einzeln (wie etwa beim Traubenzucker), zu zweit (beispielsweise als Milchzucker in Milchprodukten) oder auch zu mehreren (als Stärke zum Beispiel in Kartoffeln, Reis oder Getreide) vorkommen. In dem Mehl des Brotes sind mehrere Zuckerteilchen als „Vielfachzucker" miteinander verbunden.

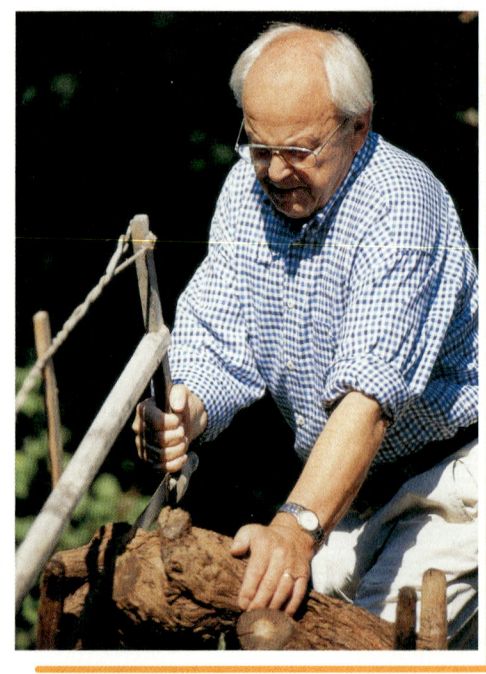

... und weiter geht's!

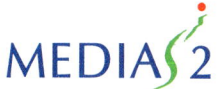

Klein, kleiner, am kleinsten

Verfolgen wir doch den weiteren Weg des belegten Brotes im Körper und schauen uns vor allem an, was mit den **Kohlenhydraten** weiterhin passiert! Sie kauen und zerkleinern das Brot und schlucken es hinunter. So gelangt es in den Magen und anschließend in den Darm, wo es verdaut wird.

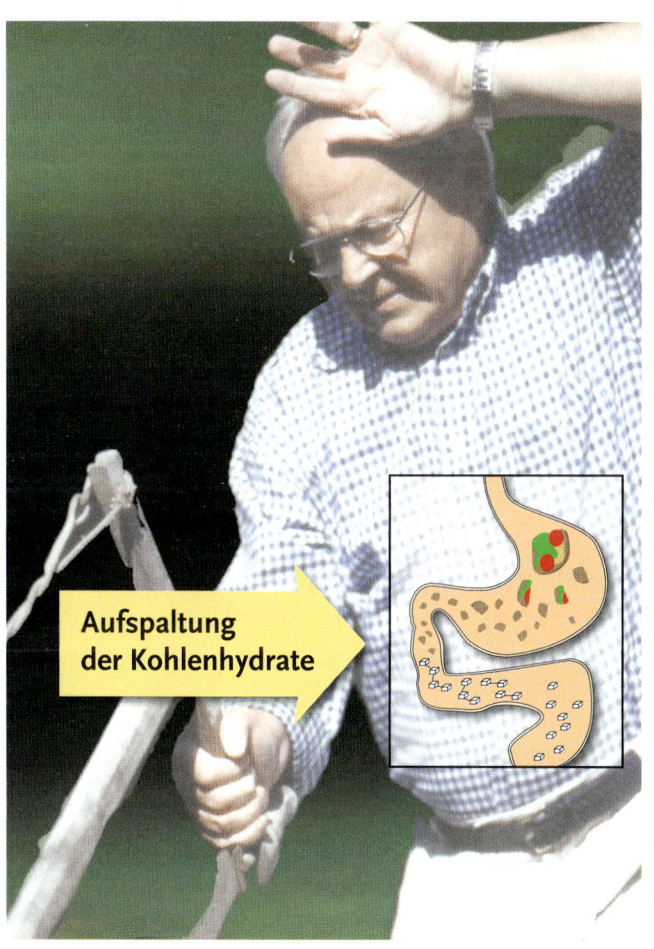

Aufspaltung der Kohlenhydrate

Für unsere Kohlenhydratketten bedeutet dies, dass sie nun in die einzelnen Zuckerteilchen aufgespalten werden.

Dies dauert umso länger, je länger die Zuckerketten sind. Am Ende der **Verdauung** sind im Darm lauter einzelne Zuckerbausteine **(Glukose)**.

Der Weg zur Zelle

Damit die in den Zuckerbausteinen gespeicherte Energie allerdings zu den verschiedenen Körperteilen gelangt, an denen sie benötigt wird – zum Gehirn, den Armen, dem Herzen oder den Füßen –, muss sie erst dort hin gebracht werden.

Wann immer im Körper bestimmte Stoffe transportiert werden, erfolgt dies in der Regel über das Blut. Die einzelnen Zuckerteilchen treten daher durch die Darmwand direkt in die Blutgefäße und werden zu den verschiedenen Regionen Ihres Körpers transportiert, wo sie benötigt werden. Haben Sie beispielsweise Holz gesägt, so wird Energie für die Muskeln in den Armen benötigt.

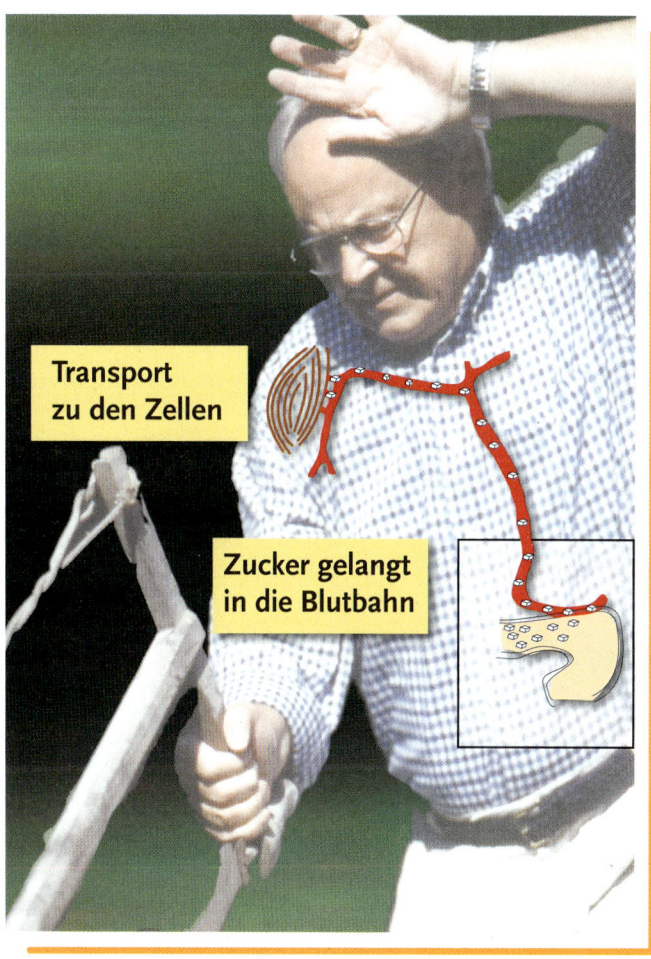

Transport zu den Zellen

Zucker gelangt in die Blutbahn

Ohne Insulin geht nichts

Die Muskeln bestehen aus Zellen. Eine **Zelle** ist so etwas wie ein „Mini-Kraftwerk", in dem der Körper Energie gewinnt. Sie können sich eine einzelne Zelle als einen Raum vorstellen, der viele verschiedene Türen hat. Im Inneren befindet sich ein „Brennofen", in dem die Zuckerteilchen zur Energiegewinnung „verbrannt" werden.

Bevor die Zuckerbausteine in das Zellinnere gelangen, müssen jedoch erst die Türen der Zelle geöffnet werden. Diese Aufgabe übernimmt ein Botenstoff (Hormon) – das **Insulin**, welches in der **Bauchspeicheldrüse** gebildet wird. Insulin versorgt die Zellen mit der Information, dass die Türen geöffnet werden müssen, da Zuckerbausteine vor der Tür warten. Es ist somit eine Art **„Türöffner"**, der die Türen der Zellen zuerst aufmachen muss, damit der Zucker in die Zelle gelangen kann.

Türen auf – Zucker rein

Die **Bauchspeicheldrüse** befindet sich im Oberbauch und stellt vor allem – wie der Name schon sagt – Verdauungssäfte, den „Bauchspeichel", her. Eine andere Aufgabe ist aber auch die Produktion und Bereitstellung des Insulins. Befindet sich eine gewisse Menge an Zucker im Blut, so bekommt die Bauchspeicheldrüse den Befehl, rasch eine gewisse Menge von „Türöffnern" zur Verfügung zu stellen. Auch das Insulin wird über die Blutbahn zu den Zellen transportiert.

Bei der Zelle angelangt, öffnen die „Insulin-Türöffner" die „Türen" – der Zucker gelangt in das Zellinnere und wird dort in Energie umgewandelt. Damit geht die Zuckermenge im Blut zurück und der Blutzucker sinkt.

Körperzelle

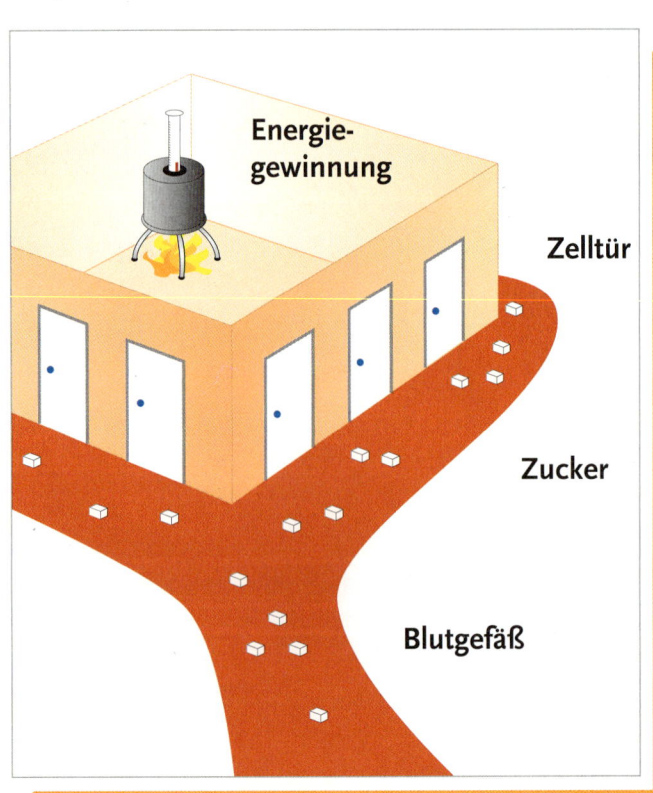

Energiegewinnung

Zelltür

Zucker

Blutgefäß

Kein Diabetes

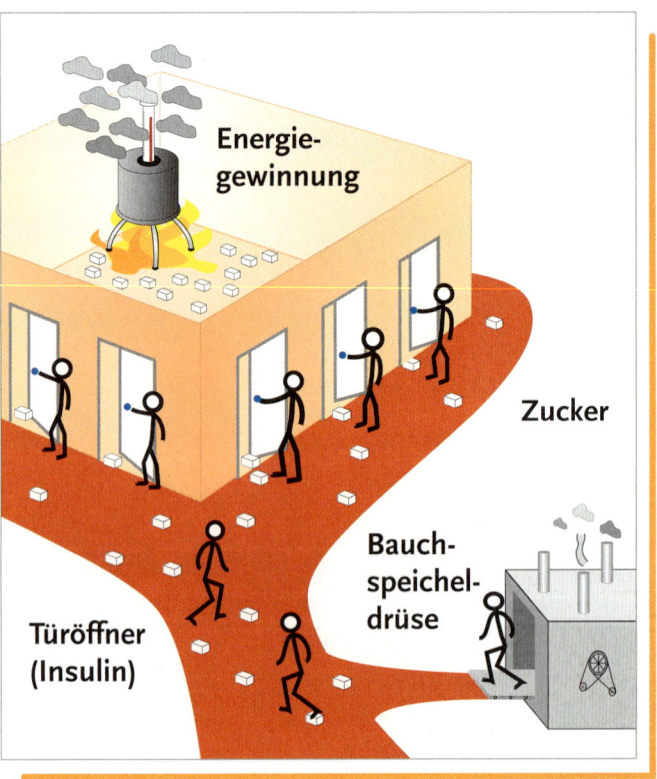

Energiegewinnung

Zucker

Bauchspeicheldrüse

Türöffner (Insulin)

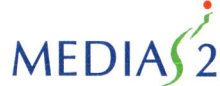

Der kleine Unterschied und seine großen Folgen

Die Art und Weise, wie die Nahrung vom Körper aufgenommen, zerkleinert, zur Zelle transportiert und mit Hilfe der „Türöffner" Insulin in die Zelle geschleust wird, ist bei Menschen mit und ohne Diabetes gleich.

Es gibt nur einen ganz entscheidenden Unterschied:

▶ Bei Ihnen als Mensch mit Typ-2-Diabetes wirkt das Insulin nicht so gut, weil sich viele Zelltüren schwerer öffnen lassen – so, als würden sie klemmen. Und wenn Sie sich eine klemmende Tür vorstellen, dann wissen Sie aus Erfahrung, dass Sie bei einer schwergängigen Tür viel mehr Kraft benötigen, um diese aufzubekommen.

Einfacher und mit weniger Kraftaufwand geht es, wenn die Tür gut geölt ist und leicht aufgeht.

Typ-2-Diabetes

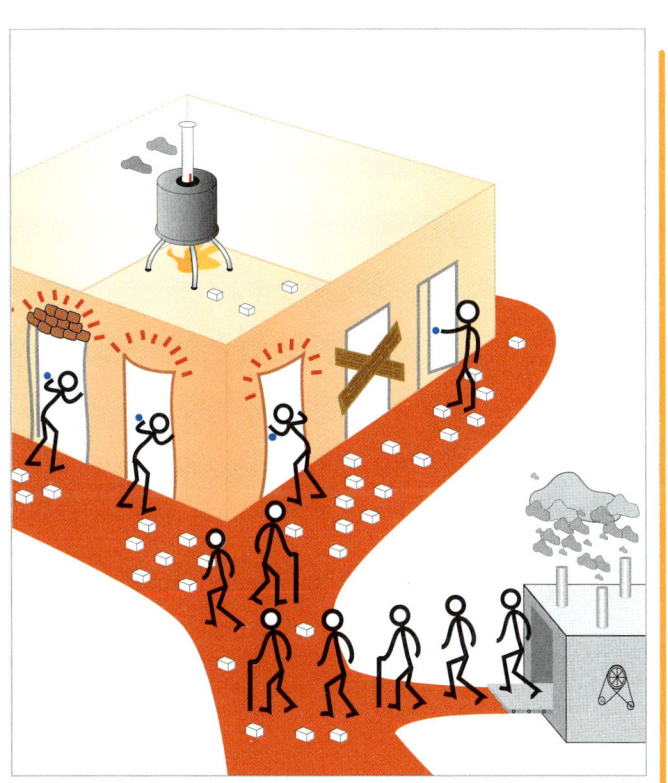

Warum es klemmt

Eine Reihe von Ursachen sind dafür verantwortlich, dass bei Menschen mit Diabetes die Türen der Zellen schlechter funktionieren. Die meisten haben das Problem der schlechteren **Insulinwirkung** bereits in die Wiege gelegt bekommen. Sie können sich dies so vorstellen, dass sich

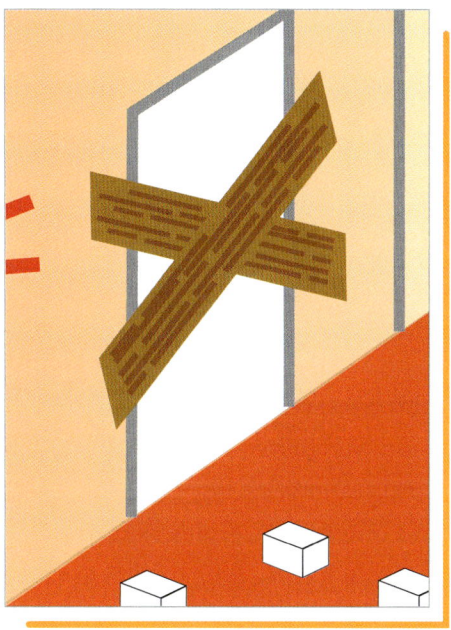

manche Türen überhaupt nicht oder nur sehr schwer öffnen lassen. Eine **erbliche Veranlagung** allein führt jedoch nicht zum Ausbruch der Erkrankung. Es gibt sehr viele Menschen, die trotz dieser erblichen Belastung nicht an Diabetes erkranken. Es müssen daher noch andere Faktoren dazukommen, damit der Diabetes entsteht.

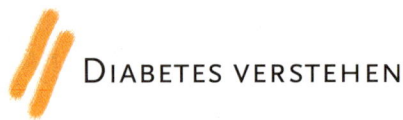
Zu viel Essen und Trinken, zu wenig Bewegung

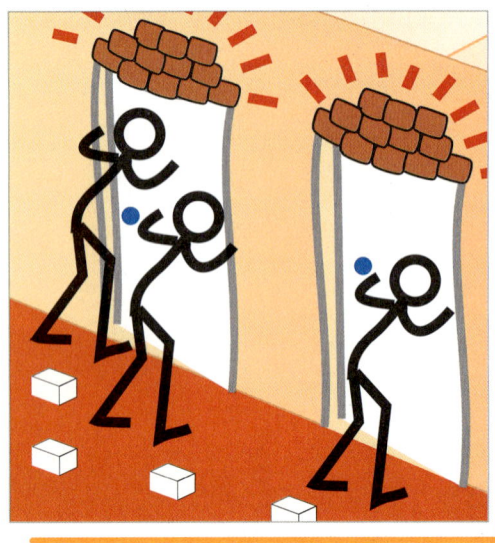

Einen sehr wichtigen Faktor stellt das **Übergewicht** dar, denn die meisten Menschen mit Typ-2-Diabetes sind übergewichtig. Die Wirkung des Übergewichts lässt sich mit einer Last vergleichen, welche dazu führt, dass sich die Rahmen der Zelltüren verziehen und diese Türen somit „klemmen".

Ein anderer wesentlicher Faktor ist Bewegungsmangel. Je weniger Sie sich bewegen, desto eher führt dies dazu, dass die Zelltüren mit den Jahren immer schwerer zu öffnen sind.

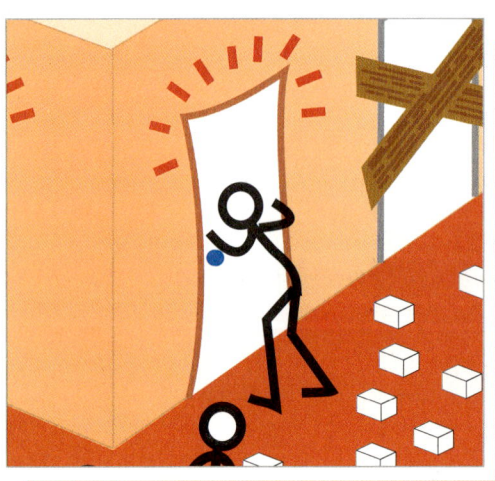

Die Bauchspeicheldrüse arbeitet auf Hochtouren

Da sich die Zelltüren nur schwer öffnen lassen, versucht dies die **Bauchspeicheldrüse** auszugleichen, indem sie immer mehr Insulin herstellt. Sie können sich das so vorstellen, dass mehr „Insulin-Türöffner" mit vereinten Kräften versuchen, die klemmenden Zelltüren aufzubekommen. Aus diesem Grund stellt Ihre Bauchspeicheldrüse in der Regel sogar viel mehr Insulin zur Verfügung als bei Menschen, die keinen Diabetes haben. Eine Zeit lang schafft sie es so, den Zucker in Schach zu halten. Im weiteren Verlauf kann die Bauchspeicheldrüse diese Überproduktion nicht mehr aufrecht erhalten. Gemessen an dem, was Sie an Insulin benötigen, haben Sie dann zu wenig Insulin (relativer Insulinmangel). Der Diabetes bricht aus. Langfristig führt diese Überforderung dazu, dass Ihre Bauchspeicheldrüse immer mehr erschöpft und deshalb langsamer und weniger Insulin zur Verfügung stellt.

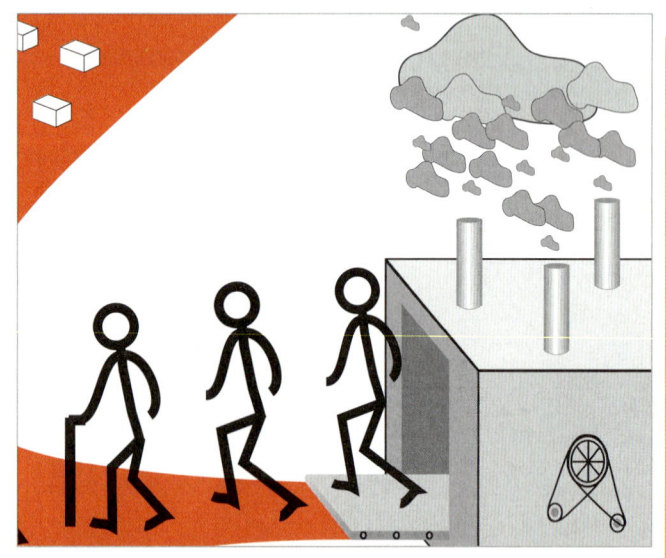

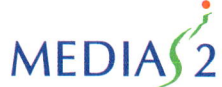

Zuckerstau in den Blutgefäßen

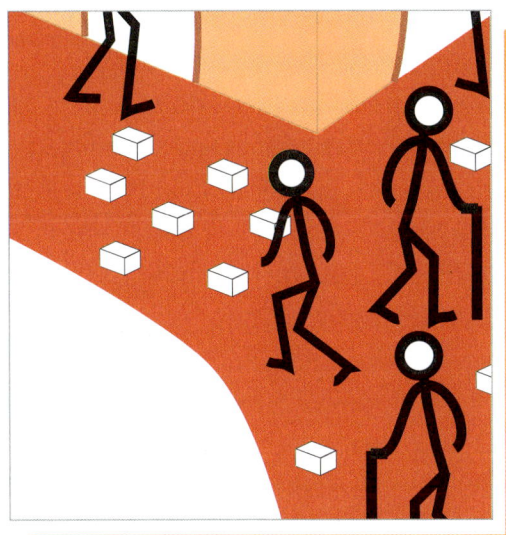

Gelingt es den „Türöffnern" Insulin nicht oder nur unter großen Anstrengungen, die schwergängigen Türen zu öffnen, kommt es zu einem **„Zuckerstau"** im Blut. Die Zuckerteilchen gelangen nicht mehr schnell genug ins Zellinnere und stauen sich in den Blutgefäßen: Sie haben einen zu hohen „Blutzuckerspiegel".
Diesen können Sie auch leicht selbst mit Hilfe einer Blutzuckermessung feststellen.

Der Zuckerstau hat Folgen ...

Leider bleibt dieser „Zuckerstau" nicht ohne Folgen. Da die Blutgefäße den ganzen Körper durchziehen, können erhöhte Blutzuckerwerte auf Dauer die Blutgefäße an den verschiedensten Organen sowie die Nerven schädigen: Auge, Niere, Füße, Herz, Gehirn, Magen oder Darm können davon betroffen werden. Ohne dass Sie es zunächst selbst bemerken – ein erhöhter Zuckerspiegel im Blut tut schließlich nicht weh –, kann ein Zuckerstau auf Dauer bedrohliche Erkrankungen im ganzen Körper zur Folge haben. Dies ist der Grund, warum Sie einen Zuckerstau in den Gefäßen unbedingt vermeiden sollten.

Gehirn

Augen

Niere

Nerven

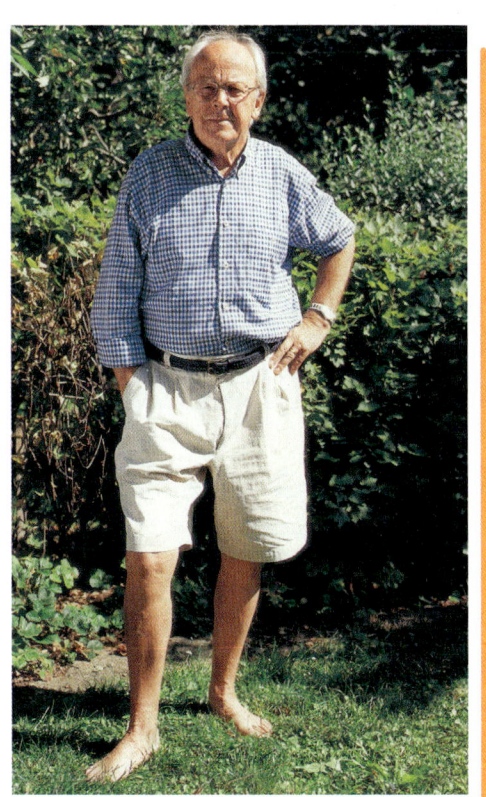

Herz

Magen Darm

Geschlechts- organe

Füße

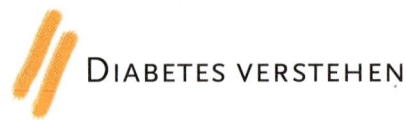

„Leichte" oder „schwere" Erkrankung?

Einen „leichten" oder „schweren" Diabetes gibt es nicht, sondern nur den Unterschied zwischen einem „gut" oder „schlecht" eingestellten Diabetes. Gute Blutzuckerwerte und ebenfalls gute Werte bei anderen Risikofaktoren (z.B. Blutdruck, Blutfettwerte) garantieren den besten Schutz vor Folgeerkrankungen. Umgekehrt erhöht sich das Risiko bei einer schlechten Stoffwechseleinstellung.

Auf die Ergebnisse kommt es an!

Eine ganze Reihe unterschiedlicher Behandlungsmöglichkeiten stehen zur Verfügung, um den Typ-2-Diabetes erfolgreich zu behandeln. Allen gemeinsam ist jedoch, dass Sie einige Lebensgewohnheiten ändern und in Sachen Diabetes selbst aktiv werden müssen.
Wie erfolgreich Ihre Diabetesbehandlung ist, zeigt sich an Ihren Stoffwechselwerten.

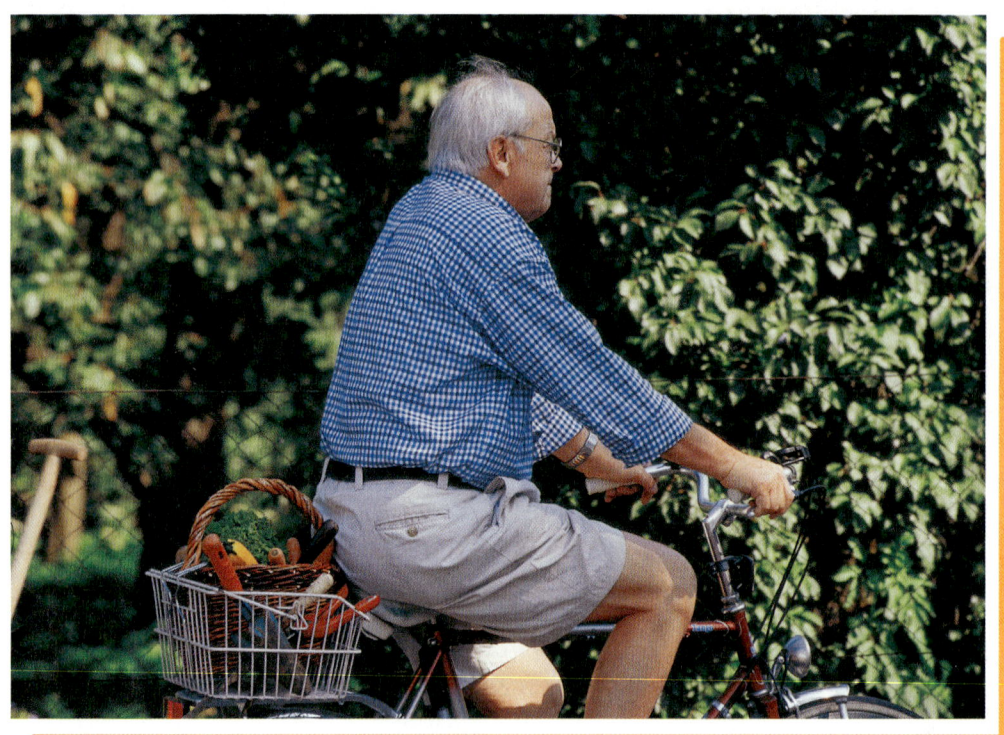

Prima, heute habe ich viel geschafft!

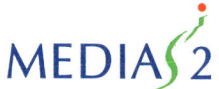

Behandlungsmöglichkeiten kennen

Fassen wir das Problem des Typ-2-Diabetes noch einmal zusammen: Im Gegensatz zu Menschen ohne Diabetes „klemmen" bei Ihnen die Türen der Zellen, so dass die Bauchspeicheldrüse sehr viele „Türöffner" Insulin herstellen muss, um den Zucker in die Zellen zu schleusen. Dies gelingt ihr nur unter großer Anstrengung und nicht immer ist gewährleistet, dass die Türöffner auch rechtzeitig und in genügender Anzahl zur Verfügung stehen. Die Lösung dieses Problems liegt auf der Hand. Was würden Sie im Alltag tun, wenn eine Tür klemmt? Wahrscheinlich würden Sie sich überlegen, wie Sie die Tür wieder gangbar machen können. Dies könnten Sie beispielsweise erreichen, indem Sie die Tür ölen oder einen verzogenen Rahmen reparieren. Genau darauf zielen auch die Behandlungsmaßnahmen des Typ-2-Diabetes erst einmal ab: Ihre Zelltüren wieder gängiger zu machen und dadurch die Bauchspeicheldrüse zu entlasten.

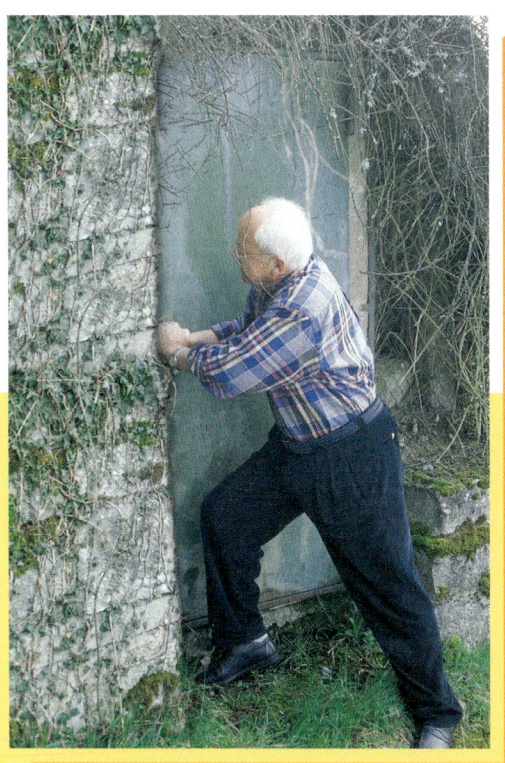

Problem → **Zelltüren klemmen – Bauchspeicheldrüse wird überlastet**

Lösung → **Zelltüren gängiger machen – Bauchspeicheldrüse entlasten**

Zelltüren wieder gängiger machen

Gelingt es Ihnen, durch eine erfolgreiche Therapie Ihre Zelltüren wieder gängiger zu machen, so fällt es auch den „Türöffnern" Insulin leichter, die Zuckerbausteine in die Zelle zu schleusen. Somit kann ein Zuckerstau im Blut vermieden werden:

Ihre Blutzuckerwerte werden besser. Gleichzeitig wird damit Ihre Bauchspeicheldrüse entlastet, da sie nicht mehr so schnell und so viele „Türöffner" Insulin herstellen muss.

Typ-2-Diabetes

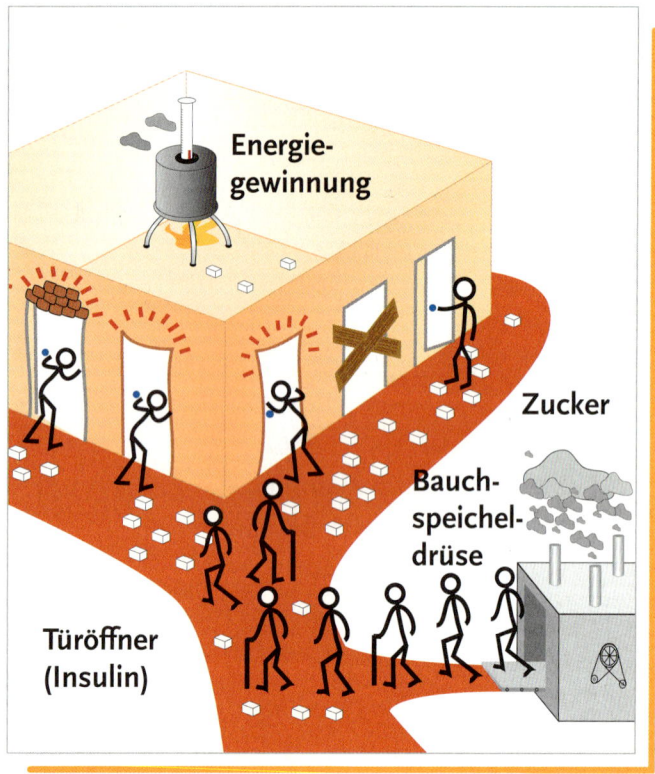

Typ-2-Diabetes: erfolgreiche Behandlung

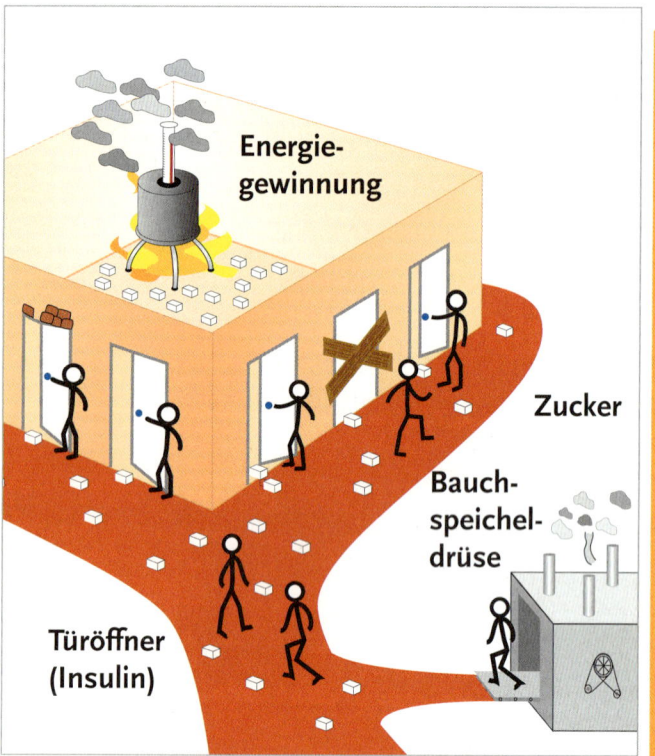

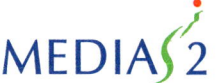

Zuckerstau im Blut vermeiden

Um den Zuckerstau vor der Zelle zu vermeiden, steht Ihnen eine Reihe von Behandlungsmöglichkeiten zur Verfügung.

Erinnern Sie sich noch an das Beispiel des Käse- oder Wurstbrotes, das verschiedene Stationen auf seiner Reise durch den menschlichen Körper durchläuft?

An ganz verschiedenen Stellen im Körper können Sie mit unterschiedlichen Behandlungsmaßnahmen Ihren Diabetes positiv beeinflussen.

Zunächst einmal können Sie durch eine günstige Ernährungsweise einen wichtigen Beitrag für normale Blutzuckerwerte leisten. Hierzu können Sie Ihr Essen auf mehrere kleinere Mahlzeiten verteilen und häufiger ballaststoffreiche Nahrungsmittel zu sich nehmen. Dadurch dauert die Aufspaltung der **Kohlenhydratketten** in die einzelnen Zuckerteilchen länger und Ihr Körper gewinnt Zeit, den Zucker in die Zellen zu schleusen.

Durch **Medikamente,** die den Übertritt der Zuckerteilchen vom Darm ins Blut verzögern, können Sie ebenfalls rasche Blutzuckeranstiege vermeiden. Andere Medikamente regen indirekt über Darmhormone, aber auch auf direktem Weg die Bauchspeicheldrüse an, mehr „Türöffner" Insulin herzustellen, damit der Zucker schneller aus dem Blut ins Zellinnere abfließt. Weiterhin gibt es Medikamente, die hauptsächlich an der Niere wirken und eine vermehrte Ausscheidung von Zucker (Glukose) über den Harn zur Folge haben.

Schließlich können Sie durch **körperliche Bewegung,** durch eine **Gewichtsabnahme** und mit Hilfe von Tabletten dafür sorgen, dass Ihre Zelltüren wieder gängiger werden und so die Arbeit der „Türöffner" Insulin erleichtern.

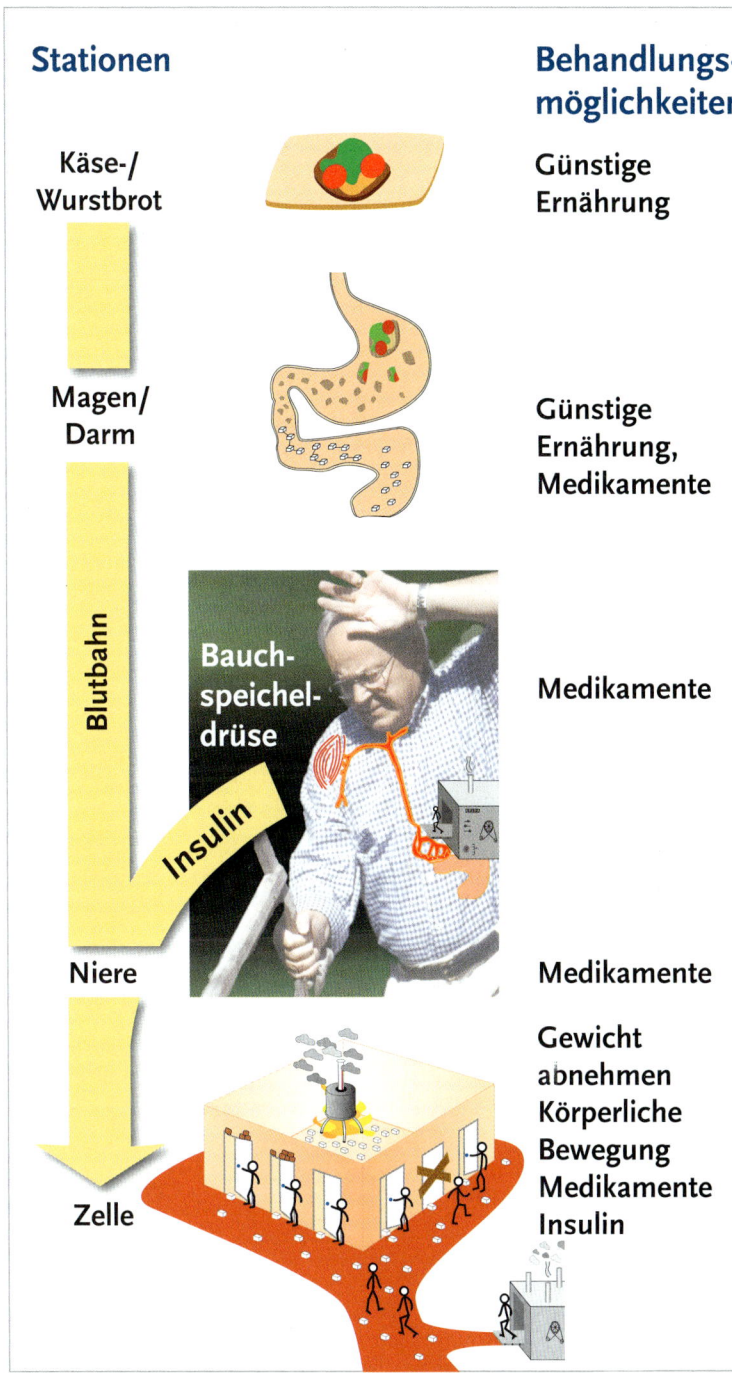

Falls Ihre körpereigene Insulinproduktion nicht mehr ausreicht, um Ihren Blutzucker zu normalisieren, kann es notwendig werden, dass Sie zusätzliches **Insulin** spritzen.

Im folgenden möchten wir Ihnen etwas ausführlicher vorstellen, was Sie selbst für Ihren Diabetes tun können und welche Medikamente Ihnen dabei helfen.

Anders essen und trinken

Das Abnehmen gelingt langfristig nur, wenn Sie auch Ihre Ernährung umstellen: auf die Auswahl und die Menge kommt es an. Dazu ist es notwendig, sich kalorienärmer zu ernähren und den **Alkoholgenuss** einzuschränken, insgesamt bewusster zu essen und trinken. Die richtige Auswahl der Nahrungsmittel kann helfen, einen Zuckerstau vor der Zelle zu verhindern. Denn je mehr Kohlenhydrate mit langen Ketten von Zuckerbausteinen oder auch **Ballaststoffe** Sie zu sich nehmen, desto langsamer gelangen die einzelnen Zuckerteilchen ins Blut. Somit hat die Bauchspeicheldrüse länger Zeit, die erforderlichen Türöffner zur Verfügung zu stellen.

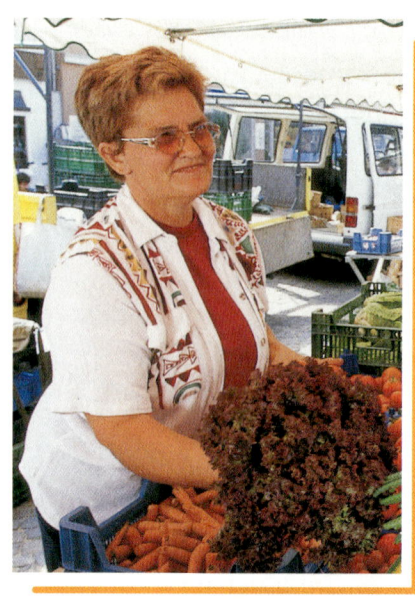

Weniger Pfunde

Gewicht abzunehmen ist eine sehr wirksame Möglichkeit, um bessere Blutzuckerwerte zu erzielen. Dies können Sie sich so vorstellen, dass damit die Gewichtslast, die auf den Türrahmen drückt, geringer wird und somit die Türen wieder besser aufgehen. Gleichzeitig benötigen Sie bei geringerem Körpergewicht auch weniger Insulin und schonen auf diese Weise auch Ihre Bauchspeicheldrüse.

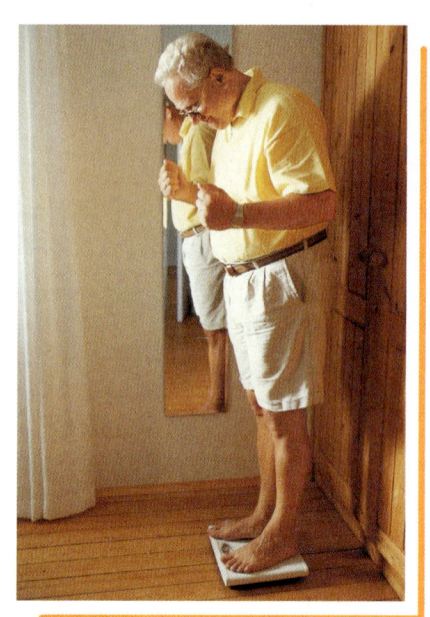

Mehr körperliche Bewegung

Körperliche Bewegung verbessert ebenfalls die Wirkung des Insulins. Bildlich ausgedrückt: Mit Bewegung ölen Sie die Türen, die dann leichter auf- und zugehen. Der erwünschte Effekt: Es werden weniger Türöffner benötigt, die darüber hinaus noch besser wirken.

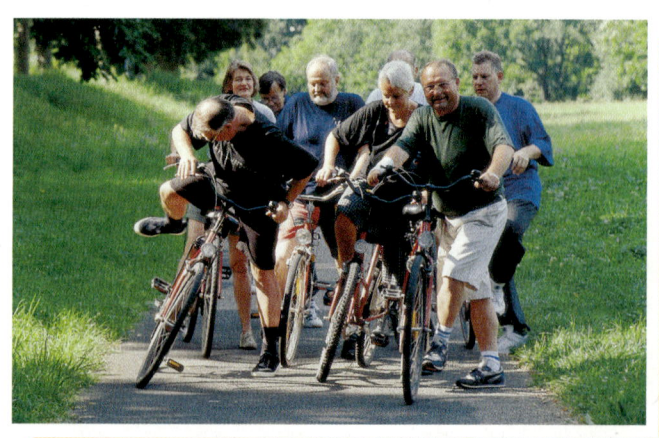

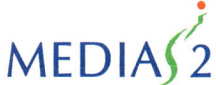

Medikamente mit vielfältigen Wirkungen

Für die Behandlung steht zudem eine Vielzahl unterschiedlicher Medikamente zur Verfügung. Allen gemeinsam ist, dass darauf abgezielt wird, den Zuckerstau im Blut zu verhindern.

So gibt es Diabetesmedikamente, welche den Übertritt der Kohlenhydrate vom Darm ins Blut verzögern. Die Bauchspeicheldrüse hat damit mehr Zeit, die „Türöffner" Insulin zur Verfügung zu stellen. Von Fachleuten werden diese Medikamente auch als **„Resorptionsverzögerer"** bezeichnet.

Andere Medikamente zielen direkt auf eine verbesserte Wirkung Ihres Insulins. **„Metformin"** hemmt hauptsächlich die körpereigene Zuckerproduktion und entlastet so Ihre Bauchspeicheldrüse.

So genannte **„Sulfonylharnstoffe"** regen Ihre Bauchspeicheldrüse an, mehr „Türöffner" Insulin zur Verfügung zu stellen, damit diese den Zucker in die Zelle transportieren.

Andere Medikamente werden von Fachleuten **„Glinide"** genannt. Sie wirken so kurz, dass die Bauchspeicheldrüse nur dann mehr Türöffner Insulin zur Verfügung stellt, wenn es auch besonders benötigt wird: nämlich zu den Mahlzeiten. Diese Medikamente müssen daher vor jeder Hauptmahlzeit eingenommen werden. Glinide werden nur noch in medizinisch begründeten Einzelfällen von der Gesetzlichen Krankenversicherung erstattet.

Weitere Medikamente, die als **„SGLT2-Hemmer"** bezeichnet werden, bewirken eine verstärkte Ausscheidung von Glukose über den Harn.

Inkretin-Mimetika und **Gliptine** (so genannte **DPP-4-Inhibitoren**) verstärken die Wirkung von körpereigenen Darmhormonen (Inkretinen), die wiederum blutzuckersenkend wirken. Sie stimulie-

ren, abhängig von den aufgenommenen Kohlenhydraten und der Höhe Ihrer Blutzuckerwerte, die Freisetzung und Wirkung des „Türöffners" Insulin. Bei den Inkretin-Mimetika gibt es Medikamente, die Sie täglich spritzen müssen. Ein neueres Medikament muss nur einmal pro Woche gespritzt werden. Gliptine nehmen Sie täglich als Tablette ein.

Wirkweise verschiedener Diabetes-Medikamente

Hauptwirkung

Darm

Resorptions- verzögerer	verzögern den Übertritt des Zuckers ins Blut
Inkretin-Mimetika DPP-4-Hemmer	beeinflussen spezielle Darmhormone, welche die Ausschüttung und Wirkung der Türöffner (Insulin) steuern

Zelle

Metformin	hemmt die körpereigene Zuckerproduktion und erleichtert das Öffnen der Türen

Bauchspeicheldrüse

Sulfonylharnstoffe	setzen mehr Türöffner (Insulin) frei
Glinide	setzen Türöffner (Insulin) gezielt zum Essen frei

SGLT2-Hemmer	**Niere** verstärken die Ausscheidung von Glukose über den Harn

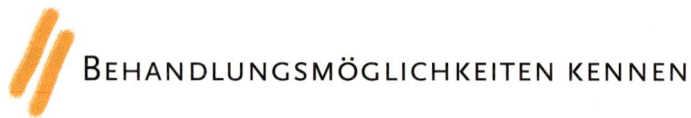
Wie wirkt die GLP-1-basierte Therapie?

GLP-1 gehört zur Gruppe der Inkretine und ist ein natürliches Hormon, das als Reaktion auf die Nahrungsaufnahme im Darm freigesetzt wird. Wenn Sie Typ-2-Diabetes haben, produziert Ihr Körper möglicherweise nicht genügend davon.

- GLP-1 teilt Ihrer Bauchspeicheldrüse mit, wie viel Insulin nach einer Mahlzeit freigesetzt werden soll.

- Es kann einschränken, wie viel Zucker aus Ihrer Leber ins Blut gelangt.

- Ebenso kann GLP-1 dafür sorgen, dass die Niere mehr Urin und damit auch Zucker ausscheidet und die Muskulatur wie auch das Fettgewebe mehr Zucker speichern.

- Es verlangsamt die Geschwindigkeit, mit der Nahrung Ihren Magen verlässt.

- Es kann Ihren Appetit reduzieren

Diese Wirkungen können dazu beitragen, Ihre Blutzuckerwerte zu senken.

Insulin spritzen

Nach längerer **Diabetesdauer** ist die Bauchspeicheldrüse oft nicht mehr in der Lage, genügend eigenes Insulin herzustellen. Dies gehört bei vielen Menschen mit Typ-2-Diabetes zu dem normalen Verlauf der Erkrankung. In diesem Fall besteht die Möglichkeit, zusätzlich Insulin zu spritzen, um den Zuckerstau vor den Zellen zu vermeiden. Hierfür steht eine Vielzahl unterschiedlich wirkender Insuline und verschiedener Formen der Verabreichung zur Verfügung.

Sie haben es in der Hand!

Für die Behandlung des Typ-2-Diabetes gibt es heute eine Vielzahl therapeutischer Möglichkeiten. Dabei können Sie selbst eine ganze Menge tun, um Ihren Diabetes in den Griff zu bekommen. Mit der richtigen Therapieform können Sie gute Blutzuckerwerte erreichen und unliebsame Folgeerkrankungen aufgrund des Diabetes vermeiden. Dabei müssen Sie nicht Ihr ganzes Leben nach der Diabetestherapie ausrichten. Die Wahl der richtigen Behandlungsform sollte vielmehr Ihren Lebensalltag, Ihre persönlichen Vorlieben und Ziele im Leben berücksichtigen und nicht umgekehrt.

Welche Therapieform ist die beste?

Für die Behandlung des Diabetes gilt: Es gibt nicht „die" Therapieform des Diabetes, sondern verschiedene Möglichkeiten, zum Ziel zu gelangen. Welche Behandlungsmaßnahmen für Sie passen, können Sie an den Ergebnissen messen:

- Wie gut sind Ihre Stoffwechselwerte?

- Ist Ihre Therapieform im Alltag auch durchführbar?

- Fühlen Sie sich damit wohl?

- Sind sie übergewichtig, unterstützt das Medikament das Abnehmen?

Finden Sie zusammen mit Ihrem Arzt und dem **Diabetesteam** heraus, welche Therapieform für Sie am besten ist! Eine regelmäßige Kontrolle des Blutzuckers erleichtert es Ihnen und Ihrem Arzt, die Wirksamkeit Ihrer bisherigen Diabetestherapie richtig einschätzen zu können und gegebenenfalls eine Änderung in der Behandlungsform vorzunehmen.

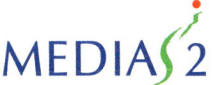

Das eigene Risikoprofil kennen

Das Ziel einer guten Diabetesbehandlung besteht nicht nur darin, den Zuckerstau vor den Zellen zu vermeiden, welcher Ihre Gefäße und Nerven im Körper schädigt. Ihre Blutgefäße können nicht nur durch erhöhte **Blutzuckerwerte**, sondern auch durch zu hohe **Blutdruckwerte**, erhöhte **Blutfettwerte** und durch **Rauchen** geschädigt werden.

Deshalb gilt es, diese anderen Risikofaktoren gleichermaßen im Blick zu behalten: Machen Sie Ihren persönlichen „Diabetes Check-up", um Ihr Risikoprofil zu kennen!

Wenn Sie langfristig Ihre Gesundheit erhalten möchten, ist es sinnvoll, folgende Ziele anzustreben:

▶ Gute Blutzuckerwerte

▶ Gute Blutdruckwerte

▶ Gute Blutfettwerte

▶ Rauchen einschränken, besser ganz aufzuhören

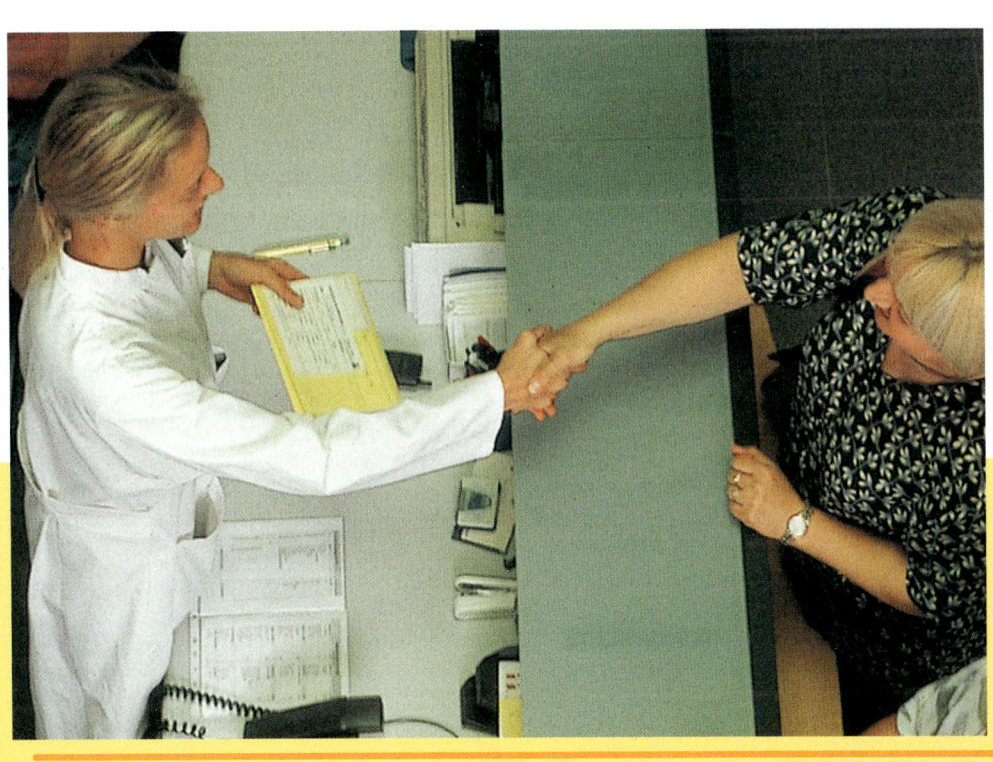

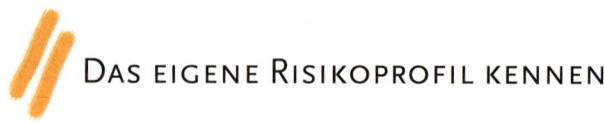

Die Gefäße schonen

Ihre Blutgefäße, die für den Transport von lebensnotwendigen Stoffen im Körper verantwortlich sind, können Sie sich wie ein Rohrsystem vorstellen, durch das Blut fließt. Ganz ähnlich wie bei einer Wasserleitung, durch die Wasser läuft. Ausgehend vom Herzen verzweigen sie sich bis in kleinste, haardünne Gefäße und erreichen damit alle Regionen des Körpers. So können Organe, Nerven und Gewebe ausreichend mit allen lebenswichtigen Stoffen wie Sauerstoff, Energie und Mineralien, aber auch beispielsweise mit Botenstoffen (Hormonen) versorgt werden. Intakte Gefäße sind eine lebenswichtige Voraussetzung, damit der menschliche Organismus funktionieren kann.

Schädigungen der Gefäße vermeiden

Durch zu hohe **Blutzucker-** und **Blutfettwerte**, einen zu hohen **Blutdruck** und **Rauchen** über einen längeren Zeitraum verändern sich die Gefäße und werden immer mehr geschädigt. Die Wände der Blutgefäße werden immer dicker, verhärten sich und verlieren an Elastizität. Außerdem kommt es vermehrt zu Entzündungen an den Gefäßwänden. Durch Ablagerungen werden die Blutbahnen immer enger, so dass das Blut Mühe hat, sich seinen Weg zu bahnen und ungehindert zu fließen. So ähnlich wie bei einer verkalkten Wasserleitung, durch die immer weniger Wasser fließen kann. Die Veränderung der großen Gefäße im Körper nennt man daher auch Arterienverkalkung oder Arteriosklerose. Hiervon können vor allem Ihr Herz, Ihre Beine und Ihr Gehirn betroffen sein.

Diese Störungen bleiben häufig über viele Jahre unbemerkt. Übergewicht, erhöhte Blutfett- und Blutdruckwerte können daher die Gefäße oft schon lange schädigen, bevor der Diabetes ausbricht.

Gesundes Blutgefäß

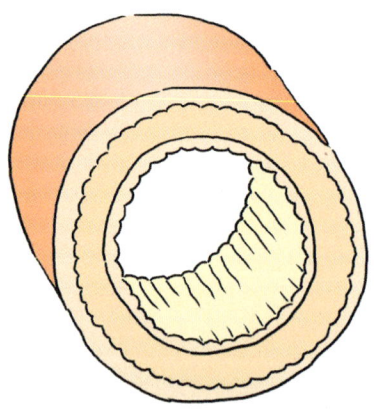

Verändertes Blutgefäß

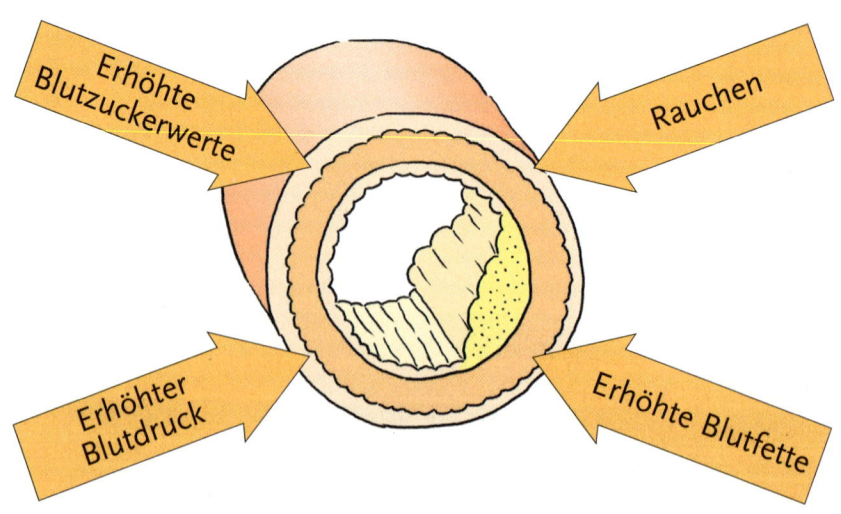

Diabetes – nicht nur den Blutzucker im Blick haben

Jahr	Datum (Tag/Monat)	I. Quartal /	II. Quartal /	III. Quartal /	IV. Quartal /
	Vereinbarte Ziele für dieses Jahr				
Jahresziele	**In jedem Quartal**		*(Labor: jeweils 1. Wert im Quartal; je nach Befund häufiger)*		
79 kg	Körpergewicht/Taillenumfang	83 / 109	82 / 108	/	/
130/85 mmHg	Blutdruck (5 Min. Ruhe)	160 / 20	150 / 95	/	/
von 100 bis 120	Blutzucker nücht./postpr. (s. auch Selbstkontrollwerte)	160 / 210	163 / 201	/	/
7,0 %	HbA_{1c}	8,5 %	8,2 %		
	Schwere Hypoglykämien	Ø	Ø		
3 pro Woche	Häufigkeit Selbstkontrolle	3	3		
Ø	Spritzstellen	Ø	Ø		
nein	Rauchen (ja/nein)	ja	ja		
	Einmal im Jahr		*(je nach Befund häufiger)*		
< 185	Gesamt-Cholesterin	280	260		
> 46 / < 115	HDL-/LDL-Cholesterin	36 / 190	40 / 178	/	/
< 150	Triglyzeride nüchtern	220	210		
	Mikro-/Makroalbuminurie	neg.	neg.		
	S-Kreatinin/eGFR	– / –	– / –	/	
	Augenbefund	o.B.	o.B.		
	Körperliche Untersuchung (einschl. Gefäße)	o.B.	o.B.		
	Fußinspektion	o.B.	o.B.		
	Periph./Auton. Neuropathie	o.B.	o.B.		
	Techn. Unters. (z. B. Sono o. B., EKG patholog., Langzeit-RR)	o.B.	o.B.		
	Wohlbefinden (Seite 29)	16	20		

10 · 11

Mit zunehmendem Alter erkranken sehr viele Menschen an der Gefäßverkalkung **(Arteriosklerose).** Jedoch sind Personen mit Diabetes dafür sehr viel anfälliger und erkranken früher daran. Die Ursache dafür ist einfach zu erklären: Bei vielen Menschen mit Typ-2-Diabetes treten mehrere Risiken für Gefäßschädigungen gemeinsam auf. Aus diesem Grund ist es wichtig, bei der Therapie des Diabetes nicht nur den Blutzucker im Blick zu haben, sondern sich genauso intensiv um die Behandlung Ihrer Blutdruck- und Blutfettwerte zu kümmern und das Rauchen einzuschränken, besser es ganz zu lassen.

Denn – noch einmal – wenn viele überschüssige Zucker- und Fettbausteine durch die Gefäße fließen, lagern sich an den Innenwänden immer mehr Zucker und Fette ab. Unter den Blutfetten übt besonders das **LDL-Cholesterin** eine ungünstige Wirkung auf die Gefäßwände aus.

Wenn infolge von Ablagerungen an den Gefäßinnenwänden die Blutbahnen enger werden, erhöht das Herz den Druck, um die Organe weiterhin ausreichend versorgen zu können: eine wesentliche Ursache für einen erhöhten **Blutdruck**. Der Dauerdruck auf die Gefäße bleibt nicht ohne Folgen: die Gefäßwände verlieren nicht nur weiter an Elastizität, sondern verdicken sich zusehends. Langfristig schädigt dies wichtige Organe des Körpers. Werden die Blutgefäße noch zusätzlich durch Rauchen belastet, erhöht sich das Gefäßrisiko noch weiter.

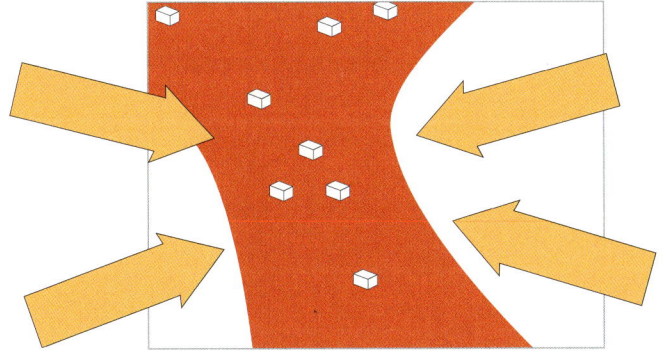

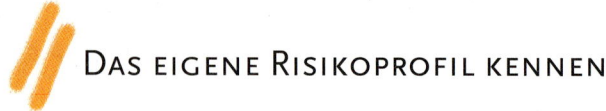

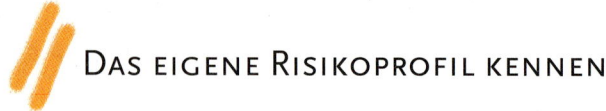

Wie hoch ist Ihr Risiko?

Hohe Blutzucker-, Blutdruck- und Blutfettwerte haben eines gemeinsam: Sie sind kaum spürbar. So kann es leicht passieren, dass Ihre Gefäße Schaden nehmen, ohne dass Sie etwas davon bemerken. Deshalb ist die Kontrolle dieser Risikofaktoren so wichtig. Ihr Arzt hat sicher diese Werte bei Ihnen bereits bestimmt. Fragen Sie nach, falls dies bei Ihnen noch nicht durchgeführt wurde! Denn wenn Sie sich ein Bild von Ihrem Risikoprofil machen möchten, brauchen Sie diese Werte. Im „Gesundheits-Pass Diabetes" besteht die Möglichkeit, die Ergebnisse von regelmäßigen Kontrolluntersuchungen einzutragen.

Nehmen Sie das Arbeitsblatt 1 zur Hand! Besitzen Sie den „Gesundheits-Pass Diabetes", so können Sie einige Werte aus Ihrem Pass in das Arbeitsblatt übertragen. Wenn Sie Ihre Blutfettwerte nicht kennen, fragen Sie bei Ihrem Arzt nach.

So geht's!

Nehmen Sie Ihren Gesundheits-Pass Diabetes zur Hand! Übertragen Sie die Ergebnisse der letzten Kontrolluntersuchungen in das Arbeitsblatt!

Beispiel

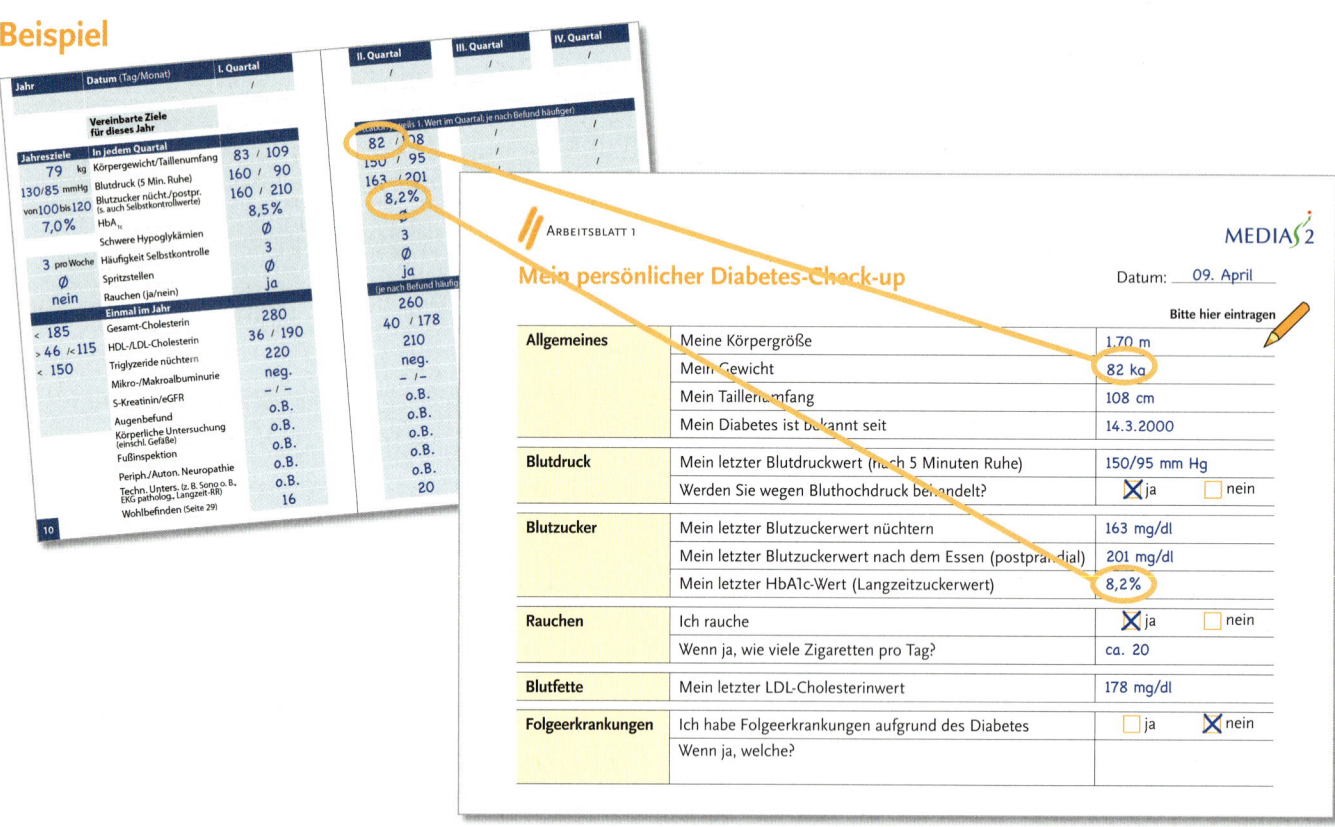

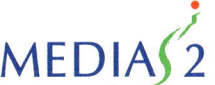

Ihr persönlicher Diabetes-Check-up

Im Arbeitsblatt 1 sind alle Werte aufgeführt, die Sie benötigen, um Ihr persönliches Risiko zu bestimmen. Zur Auswertung benötigen Sie das Arbeitsblatt 3. Hier finden Sie ein Bewertungsschema, welches von führenden Ärzten und Experten, die sich auf Diabetes spezialisiert haben, gemeinsam entwickelt wurde. Kreuzen Sie einfach die Spalte mit Ihren Werten an und beurteilen Sie selbst Ihr Risiko!

	Risiko:	Geringes bis akzeptables Risiko	Erhöhtes Risiko	
Blutzucker	**HbA1c**[1] in % in mmol/mol Hb	6,5 48	7,5 58	höher
	Nüchtern-Blutzucker[1] mg/dl mmol/l	100 5,6	125 6,9	höher
	Blutzucker nach dem Essen[1] mg/dl mmol/l	140 7,8	199 11,0	höher
Blutdruck	**Blutdruck**[2] mm Hg	niedriger	140/90	höher
Blutfette	**LDL-Cholesterin**[1] mg/dl mmol/l	niedriger	100 2,6	höher
	Rauchen[1]	☐ nicht Rauchen	☐ Rauchen	

Quellenangabe:
[1] Nationale VersorgungsLeitlinie „Therapie des Typ-2-Diabetes" (11/2014)
[2] DMP-Anforderungsrichtlinie (DMP-A-RL, 05/2018)

Langzeitzucker (HbA1c-Wert)

Die Güte Ihrer Blutzuckereinstellung lässt sich am besten mit Hilfe des Langzeitzuckerwertes (HbA1c) bestimmen. Die Methode ist recht einfach: Da sich der Zucker im Blut mit dem Farbstoff der roten Blutkörperchen (Hämoglobin, daher die Abkürzung Hb) verbindet, nimmt mit jedem Ansteigen des Blutzuckers die Verzuckerung der roten Blutkörperchen zu. Diese erneuern sich alle 8–12 Wochen. Will man wissen, wie hoch die durchschnittliche Blutzuckerkonzentration ist, muss man nur den Grad der Verzuckerung der roten Blutkörperchen im Blut bestimmen. Mit dem Langzeitzucker kann man daher feststellen, wie hoch im Durchschnitt die Blutzuckerwerte im Zeitraum der letzten 8–12 Wochen waren. Alle drei Monate sollte der Wert neu bestimmt werden.

Seit einiger Zeit wird der HbA1c nicht nur in der bekannten Einheit Prozent (%) angegeben, sondern auch in der neuen Einheit „mmol/mol Hb". Ein **HbA1c-Wert** von 5 % bedeutet, dass 5 % der roten Blutkörperchen mit Zucker verbunden sind. In der neuen Einheit sind dies 31 mmol/mol des Erwachsenen-Hämoglobins. Der Grund für die Einführung der neuen Einheit ist, dass die bisherigen HbA1c-Werte mit verschiedenen Methoden gewonnen wurden. Damit waren die Werte nicht direkt vergleichbar.

Neben der Standardisierung hat die neue Einheit einen weiteren Vorteil: Sie ist genauer und verlässlicher. Mit der neuen Einheit „mmol/mol Hb" werden Veränderungen des HbA1c-Wertes schneller sichtbar, so dass man bei der Behandlung entsprechend schneller reagieren kann.

Ein HbA1c-Wert unter 7,5 % (58 mmol/mol Hb) ist mit einem geringen bis akzeptablen Risiko verbunden, HbA1c-Werte über 7,5 % mit einem deutlich erhöhten Risiko. Sprechen Sie mit Ihrem Arzt, welchen Bereich des HbA1c-Wertes Sie anstreben sollten, um das Risiko für die Entwicklung von Folgeerkrankungen gering zu halten!

Falls Ihr HbA1c in Prozent (%) angegeben wird, fragen Sie immer Ihren Arzt nach den Normalwerten – das heißt nach der durchschnittlichen Höhe des Langzeitzuckerwerts bei Menschen ohne Diabetes!

Blutzucker

Einen befriedigenden Langzeitzuckerwert können Sie nur erreichen, wenn sich Ihre Blutzuckerwerte vor dem Essen (nüchtern) und jeweils nach dem Essen in einem akzeptablen Bereich bewegen. Wenn Sie morgens nach dem Aufstehen Ihren Blutzucker messen (**Nüchtern-Blutzuckerwert**), so sind Blutzuckerwerte unter 125 mg/dl (6,9 mmol/l) mit einem geringen bis akzeptablen Risiko für die

Entwicklung von Folgeerkrankungen verbunden, Werte darüber mit einem deutlich erhöhten Risiko. Das gleiche gilt für Ihre **Blutzuckerwerte nach einer Mahlzeit** (so genannte **postprandiale Blutzuckerwerte** oder kurz **pp-Werte**). Diese sollten 199 mg/dl (11,0 mmol/l) nicht überschreiten. Ihr Arzt hat sicher mit Ihnen besprochen, welche Blutzuckerwerte Sie anstreben sollen. Hierbei spielt auch eine Rolle, wie alt Sie sind und wie lange Sie den Diabetes schon haben.

Blutdruck

Beim **Blutdruck** unterscheidet man zwischen dem oberen (systolischen) und dem unteren (diastolischen) Blutdruckwert. Der obere Blutdruckwert sollte 140 mm Hg nicht überschreiten, der untere nach Möglichkeit bei 80 mm Hg liegen, 90 mm HG jedenfalls nicht überschreiten. Erhöhte Blutdruckwerte können Sie einfach selbst messen (siehe Kapitel „Bluthochdruck erkennen und behandeln"). Bei dauerhaft erhöhten Blutdruckwerten spricht man von einem Bluthochdruck (Hypertonie).

LDL-Cholesterin

Das **LDL-Cholesterin** sollte dagegen bei Ihnen niedrig sein und möglichst unter 100 mg/dl (2,6 mmol/l) liegen.

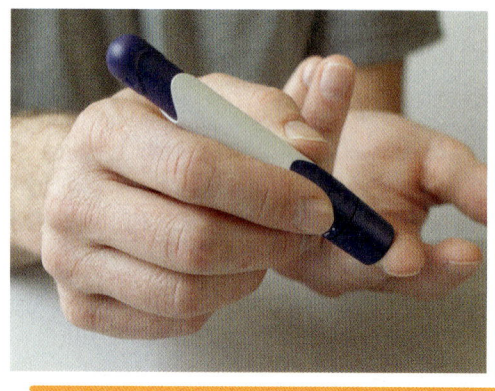
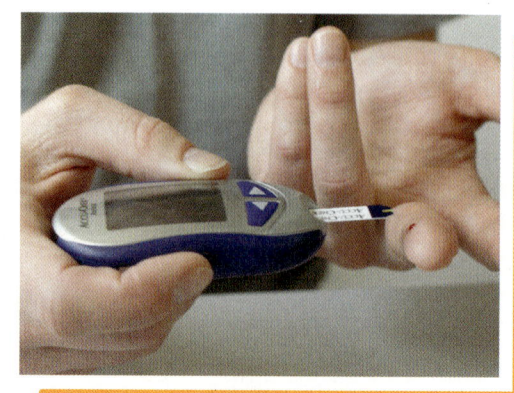

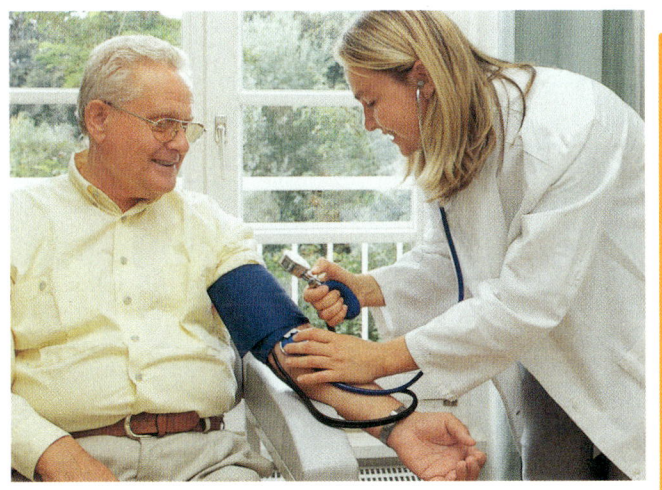
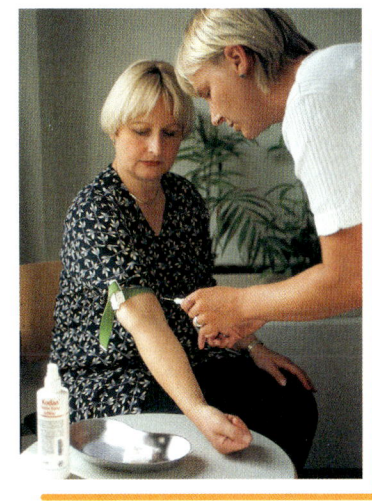
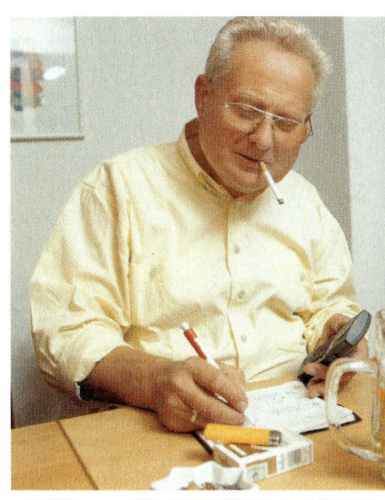

Rauchen

Rauchen Sie? Hier gibt es kein „mäßiges Risiko". Nur Nichtrauchen trägt dazu bei, Ihre Gefäße zu schonen.

Wo stehen Sie?

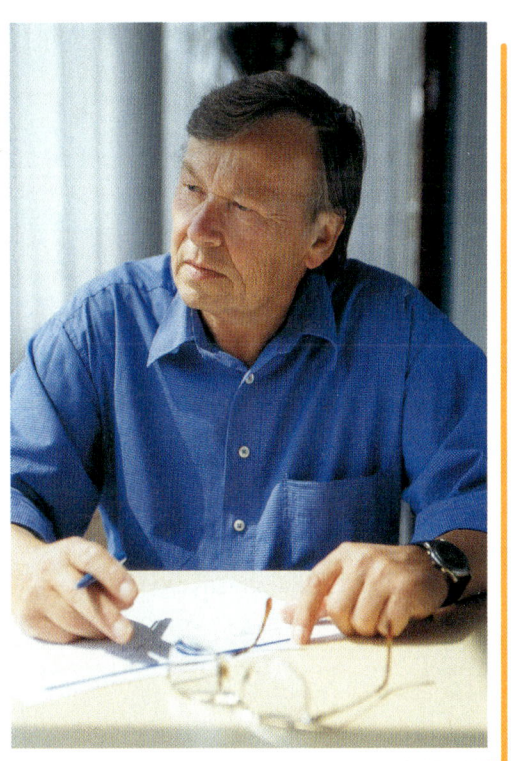

Die Beurteilung Ihrer Werte ist ganz einfach: Je mehr Werte bei Ihnen im grünen Bereich liegen, desto besser für Sie. Gelb heißt wie im Straßenverkehr: Achtung – aufgepasst! Bei Werten im roten Bereich liegt ein hohes Risiko vor, dass unangenehme Folgeerkrankungen auftreten werden. Jetzt heißt die Devise: nicht abwarten, sondern handeln! Besprechen Sie ausführlich mit Ihrem Arzt verschiedene Möglichkeiten, um die Werte der Risikofaktoren rasch zu verbessern!

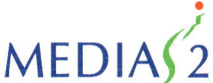

Den Stoffwechsel selbst kontrollieren

Erhöhte **Blutzucker-, Blutfett-** und **Blutdruckwerte** verursachen keine oder kaum Beschwerden. Diabetes tut nicht weh. Deshalb ist es so schwierig, selbst wahrzunehmen, ob diese Werte erhöht sind. Ihre Blutzucker- und Blutdruckwerte sind zudem nicht immer gleich, sondern schwanken im Verlauf eines oder mehrerer Tage. Gelegentliche Messungen beim Arzt reichen daher nicht aus, um beurteilen zu können, ob Ihre Werte in Ordnung sind. Auch benötigen Sie oft im Alltag zur Therapieanpassung Informationen, wie es um Ihre Werte steht. Die Lösung dieses Problems ist ganz einfach: Messen Sie doch selbst, dann wissen Sie Bescheid!

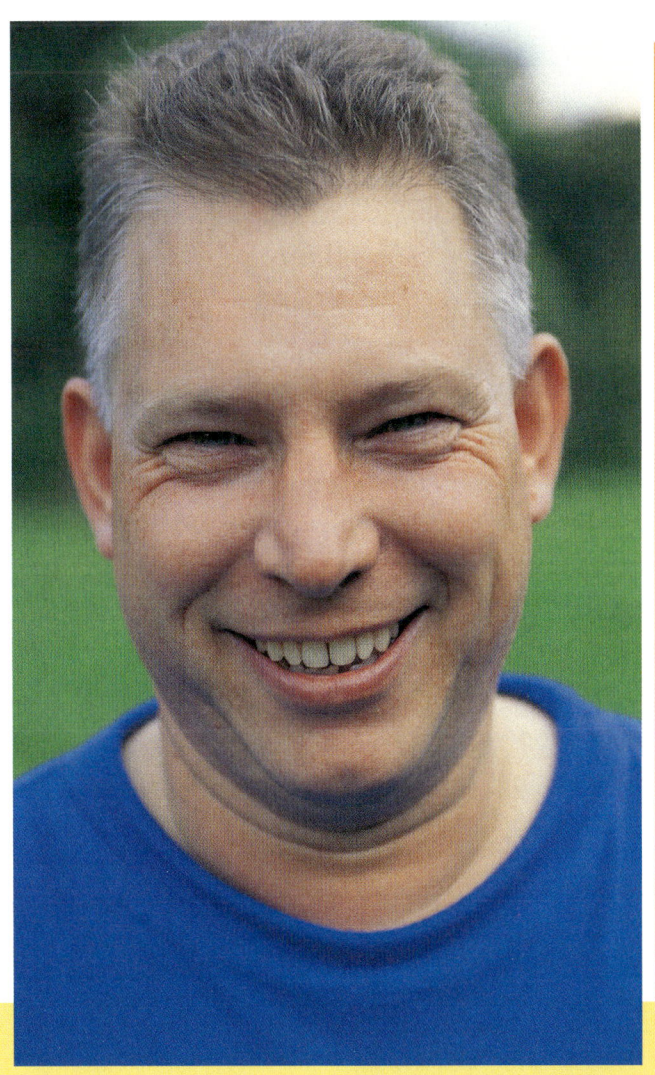

Selbst messen – gar nicht schwierig

Für die **Selbstbeobachtung** stehen Ihnen heute eine Reihe unterschiedlicher und anwendungsfreundlicher Messmöglichkeiten zur Verfügung. Die Technik der **Selbstkontrolle** ist denkbar einfach und in der Regel sehr leicht zu erlernen: Mit Teststreifen können Sie überprüfen, wie gut Ihre Blutzucker- und Blutfettwerte sind. Auch Ihren Blutdruck können Sie einfach zuhause mit tragbaren Geräten selbst messen, Ihr **Gewicht** mit Hilfe einer Waage ebenfalls.

Im Folgenden möchten wir Ihnen aus der **Bandbreite** möglicher Methoden der Zuckerbestimmung zwei unterschiedliche genauer vorstellen. Die Erste funktioniert über eine Messung des Harnzuckers und die Zweite ist die Blutzuckerselbstmessung. Zuletzt fügen wir noch ein paar Sätze zur modernsten Technik, der kontinuierlichen Glukosemessung im Gewebe, an.

Harnzuckermessung – hohe Blutzuckerwerte erkennen

Eine relativ einfache Methode zur Stoffwechselselbstkontrolle ist die Bestimmung des Harnzuckers. Bei der **Harnzuckermessung** macht man sich den Umstand zunutze, dass sich der Körper gegen stark überhöhte Blutzuckerwerte schützt, indem er den überschüssigen Blutzucker über die **Nieren** ausscheidet. Die Zuckerteilchen im Blut können bei stark erhöhtem Blutzucker die Nieren nicht mehr ungehindert passieren. Diese wirken wie eine Art Überlauf, welcher bewirkt, dass der überschüssige Zucker zusammen mit dem Harn ausgeschieden wird. Der Blutzuckerwert, ab dem sich in den Nieren der „Überlauf" öffnet, wird als **Nierenschwelle** bezeichnet. Die Nierenschwelle liegt bei den meisten Menschen zwischen 160 mg/dl (9,0 mmol/l) und 200 mg/dl (11,1 mmol/l), so dass man im Durchschnitt von einer Nierenschwelle um ca. 180 mg/dl (10,0 mmol/l) ausgehen kann. Mit der Harnzuckermessung bestimmen Sie somit den Zuckergehalt im Harn.

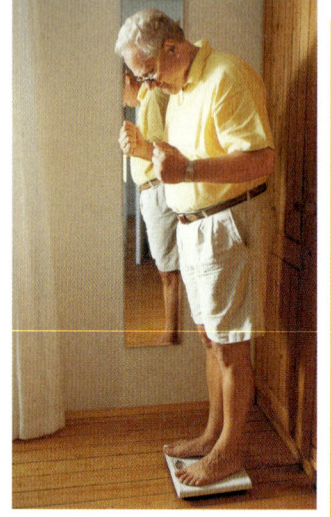

Gewicht kontrollieren

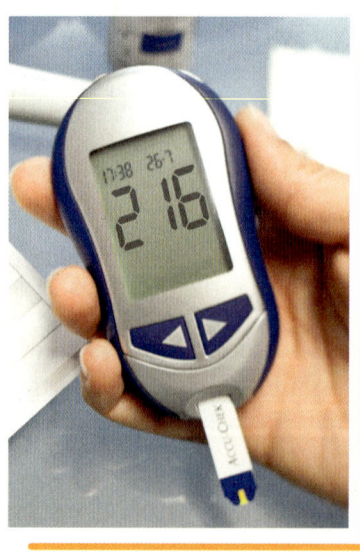

Blutzucker messen

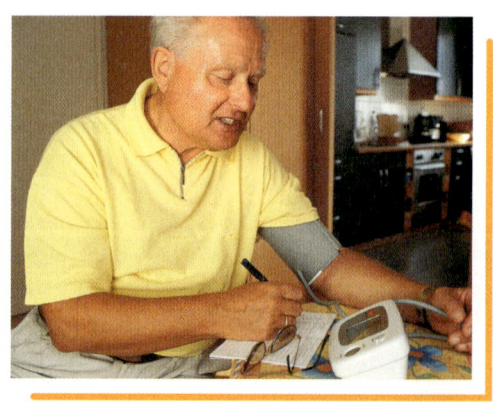

Blutdruck bestimmen

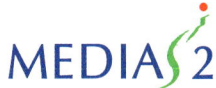

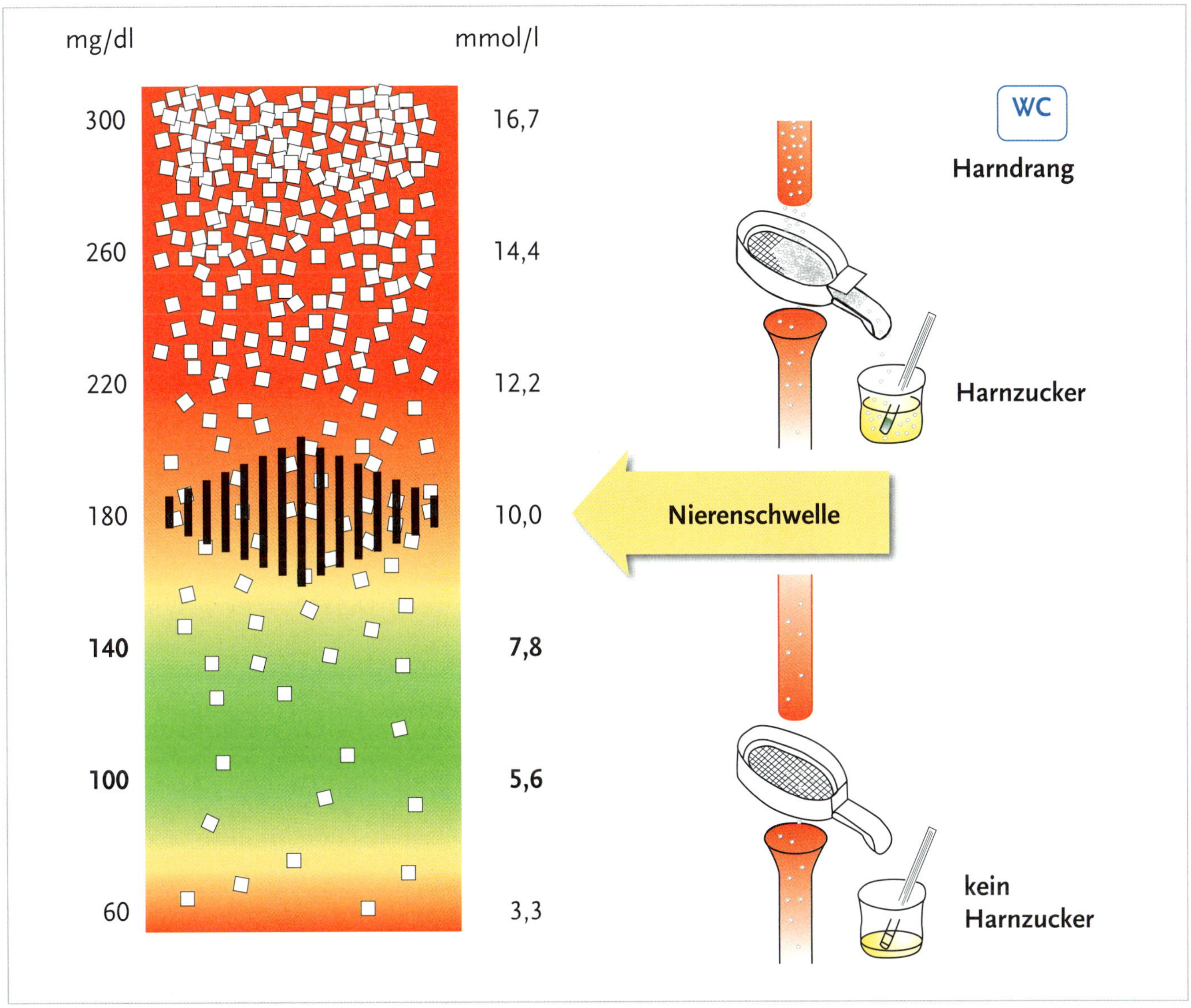

mg/dl		mmol/l
300		16,7
260		14,4
220		12,2
180		10,0
140		7,8
100		5,6
60		3,3

WC

Harndrang

Harnzucker

Nierenschwelle

kein Harnzucker

Bei Harndrang und vermehrtem Durst an erhöhte Blutzuckerwerte denken

Sie selbst bemerken das Überschreiten der Nierenschwelle vor allem daran, dass sie aufgrund eines starken Harndrangs öfter auf die Toilette müssen und mehr Durst haben. Beides ist ganz einfach zu erklären: Durch verstärkte Harnbildung versucht Ihre Niere, den zu hohen Zucker aus dem Körper zu schleusen. Dadurch verliert Ihr Körper jedoch viel Flüssigkeit, was sich bei Ihnen durch ein vermehrtes Durstgefühl bemerkbar macht.

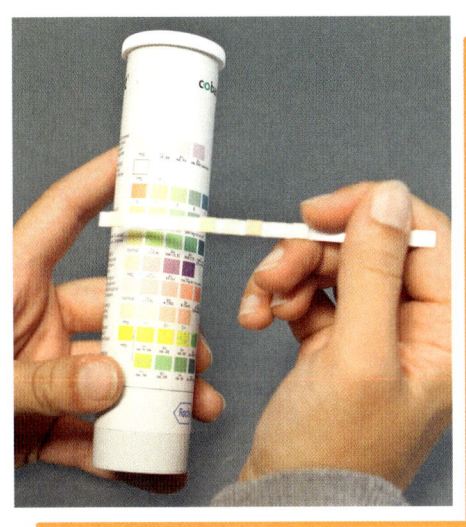

Harnzucker messen

Harnzucker kontrollieren – so wird es gemacht

Die Harnzuckerselbstkontrolle ist leicht zu erlernen. Sie wird mit Hilfe von Harnzuckerteststreifen durchgeführt. Außerdem benötigen Sie zur Messung eine Uhr mit Sekundenzeiger und einen Becher. Und so wird es gemacht:

▸ Führen Sie die Harnzuckerkontrolle am besten 2 Stunden nach einer Hauptmahlzeit durch!

▸ Fangen Sie einen Teil Ihres Harns in einem Becher auf!

▸ Tauchen Sie den Teststreifen kurz in den Harn!

▸ Streifen Sie den Teststreifen ab!

▸ Warten Sie 2 Minuten!

▸ Vergleichen Sie die Farbe des Teststreifens mit der Farbskala auf der Verpackung!

Harnzucker kontrollieren – das folgt daraus

Bleibt das Testfeld gelb, so ist kein Zucker im Harn nachweisbar (das Ergebnis ist negativ). Dies bedeutet, dass Ihr Blutzucker während der letzten Stunden unterhalb der Nierenschwelle lag, also niedriger als ca. 180 mg/dl (10,0 mmol/l) war. Ist der Harnzuckertest jeweils 2 Stunden nach einer Hauptmahlzeit negativ, so können Sie davon ausgehen, dass sich Ihre Blutzuckerwerte im Durchschnitt in einem akzeptablen Bereich befinden.

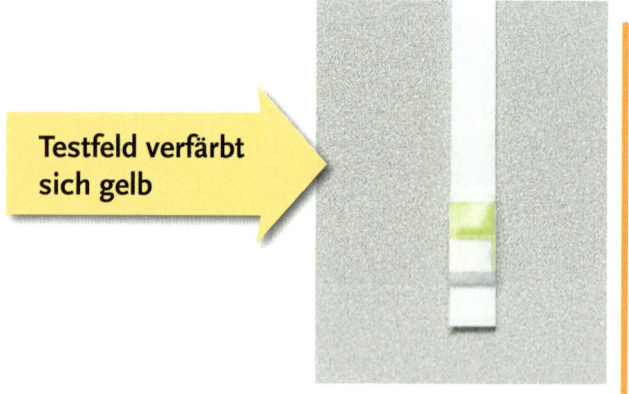

Testfeld verfärbt sich gelb

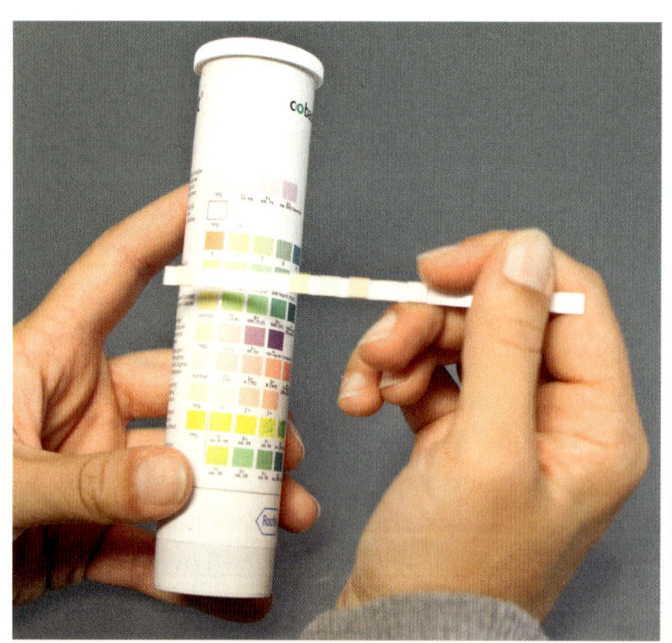

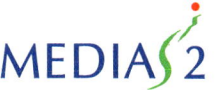

Verfärbt sich das Testfeld grün, so lag Ihr Blutzucker in den letzten Stunden vor der Harnzuckerkontrolle oberhalb der Nierenschwelle, also höher als ca. 180 mg/dl (10,0 mmol/l).

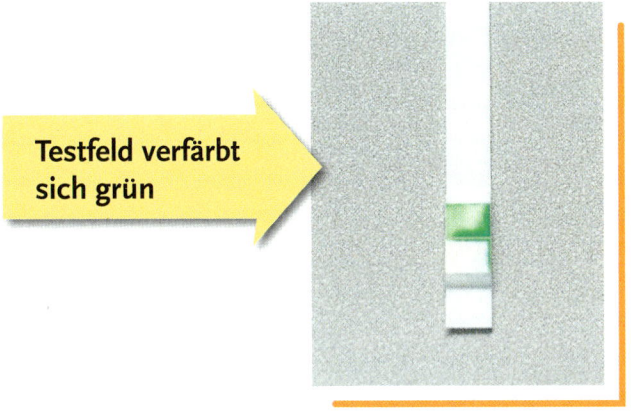

Testfeld verfärbt sich grün

Verfärbt sich der Teststreifen blau, so war der Blutzucker über mehrere Stunden stark erhöht. Eine solche Verfärbung spricht für Blutzuckerwerte von 250 mg/dl (13,8 mmol/l) und darüber. Bei solch starken Blutzuckererhöhungen können sich deutliche Beschwerden wie Durst, erhöhter Harndrang, Kraftlosigkeit und Müdigkeit einstellen. Bleibt Ihr Blutzucker über mehrere Tage in diesem hohen Bereich oder verschlimmern sich die oben erwähnten Beschwerden, sollten Sie unverzüglich Ihren Arzt aufsuchen.

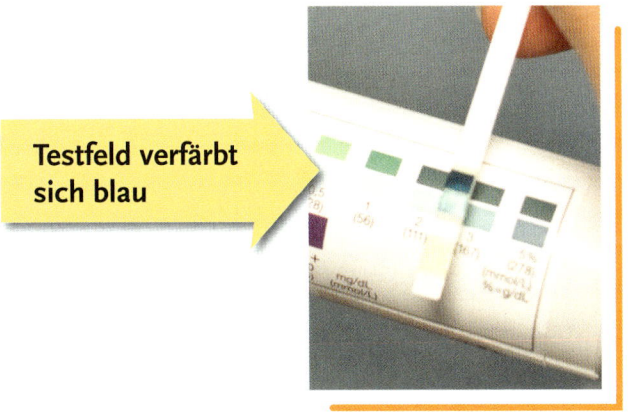

Testfeld verfärbt sich blau

Harnzucker kontrollieren – die Vor- und Nachteile

Die Vorzüge der Harnzuckermessung bestehen in der einfachen und schmerzlosen Durchführung. Darüber hinaus ist sie im Vergleich zur Blutzuckermessung wesentlich billiger. Leider können Sie mit der Harnzuckermessung jedoch nur bereits deutlich erhöhte Werte, nämlich Blutzuckerwerte oberhalb der Nierenschwelle, messen. Normale wie auch zu niedrige Blutzuckerwerte, bei denen die Gefahr einer Unterzuckerung besteht, lassen sich mit dieser Methode nicht bestimmen. Ebenfalls können Sie sich mit der Harnzuckertestung kein Bild von Ihrem aktuellen Blutzucker machen, sondern nur einen Überblick über die Situation der letzten Stunden vor dem Gang zur Toilette gewinnen. Eine Dosisanpassung von Diabetestabletten oder sogar Insulin ist daher mit Hilfe der Harnzuckermessung nicht möglich.

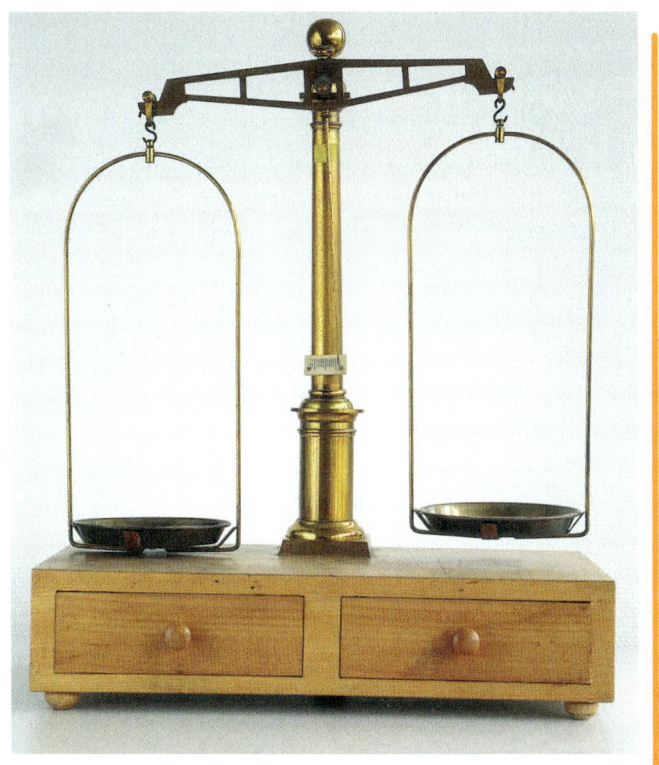

Blutzuckermessung – aktuelle Blutzuckerwerte bestimmen

Mit Hilfe der **Blutzuckerselbstkontrolle** können Sie den Zuckergehalt Ihres Blutes direkt messen. Dies hat gegenüber der Harnzuckermessung den Vorteil, dass jeweils der aktuelle Zuckerwert erhoben werden kann. Anders als bei der Harnzuckerkontrolle können durch die Blutzuckermessung auch die Werte, die unterhalb der Nierenschwelle liegen, bestimmt werden.

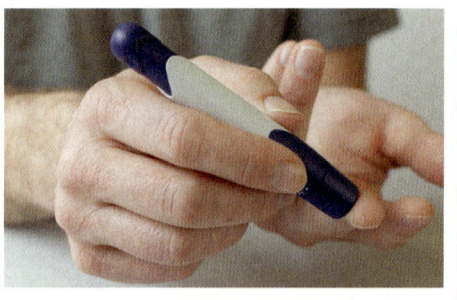

Fingerbeere seitlich anstechen

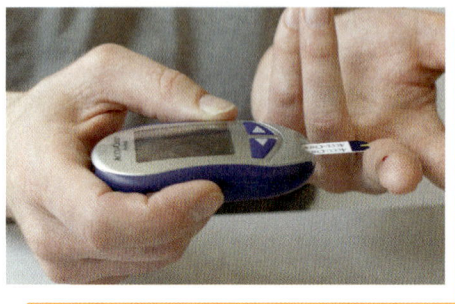

Blut in ausreichender Menge auf das Testfeld auftragen

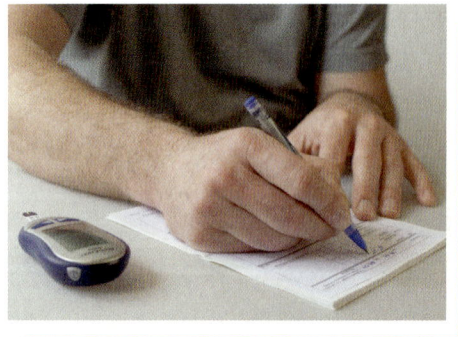

Blutzuckerwert ablesen und in das Selbstkontrollheft eintragen

Blutzucker kontrollieren – so wird es gemacht

Für die Bestimmung Ihres Blutzuckers benötigen Sie ein Meßgerät, die dafür vorgesehenen Blutzuckerteststreifen sowie eine Stechhilfe. Es gibt eine Fülle unterschiedlicher Messgeräte, die mit verschiedenen Methoden den Blutzucker bestimmen. Neuere Geräte sind meist einfach zu bedienen. Sie sind handlich, gut lesbar und messen schnell.

Bei der Messung gehen Sie am besten folgendermaßen vor:

▶ Fingerbeere seitlich mit einer Stechhilfe oder Lanzette anstechen!

▶ Blut in ausreichender Menge auf das Testfeld auftragen!

▶ Blutzuckerwert vom Gerät ablesen und in das Selbstkontrollheft eintragen!

Zwischen den verschiedenen Messgeräten gibt es natürlich Unterschiede in der Handhabung, die der jeweiligen Gebrauchsanweisung zu entnehmen sind.

Das Stechen in die Fingerkuppe wird von einigen Betroffenen als schmerzhaft empfunden. Eine neue Generation von Messgeräten erlaubt mittlerweile, dass die Zuckermessung auch an anderen Körperstellen, die weniger schmerzempfindlich sind (z.B. Unterarm), vorgenommen werden kann.

Darüber hinaus können im Einzelfall auch Systeme mit einer sensorgestützten, kontinuierlichen Zuckermessung im Gewebe zum Einsatz kommen.

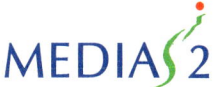

Blutzucker kontrollieren – Achtung, Fehlermöglichkeiten!

Eine Reihe von Fehlermöglichkeiten können das Ergebnis der Blutzuckermessung verfälschen. So können Zuckerreste an den Fingern bei der Messung, die unsachgemäße Lagerung der Teststreifen oder Bedienungsfehler die Messung verfälschen.

Fehlermöglichkeiten

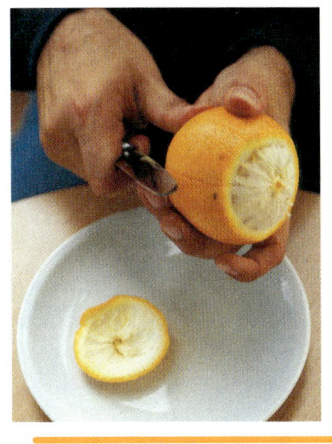

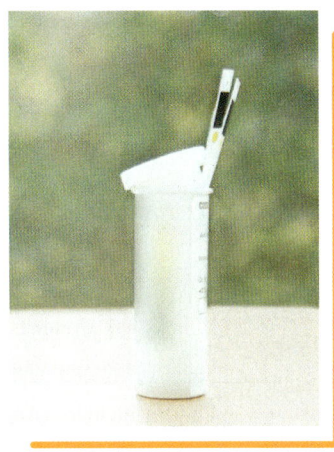

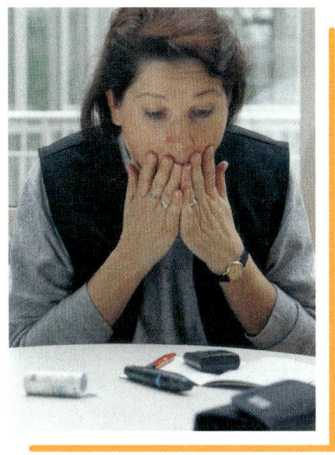

Zuckerreste an den Fingern, daher vorher Hände waschen

Teststreifen unsachgemäß gelagert

▶ **offene Teststreifendose**

▶ **Feuchtigkeit**

▶ **Sonneneinstrahlung**

▶ **zu kalt**

Messgerät fehlerhaft Bedienungsfehler

Blutzucker kontrollieren – die Vor- und Nachteile

Mit der **Blutzuckermessung** können Sie Ihren **aktuellen Blutzucker** genau bestimmen: niedrige, normale, leicht erhöhte wie auch zu hohe Werte. Dies ist der große Vorteil der Blutzuckerselbstkontrolle. Damit können Sie jederzeit und an jedem Ort leicht selbst feststellen, wie gut Ihre Behandlung ist. Allerdings ist die Messung teurer als die Harnzuckermessung. Zur Gewinnung eines Bluttropfens muss zudem ein kleiner Stich in die Haut erfolgen.

Glukosemessung

Mittlerweile gibt es auch die Möglichkeit, ohne Blutentnahme die Glukose im Gewebe kontinuierlich zu messen. Diese neuen Messmethoden heißen **CGM** (steht für **„Continuous Glucose Monitoring"**, also kontinuierliches Glukose-Monitoring) und **Flash Glukose-Monitoring** („Flash" steht für schnell).

CGM-Systeme messen mittels Sensoren kontinuierlich den Glukosegehalt in der Gewebeflüssigkeit. Bei Werten außerhalb eines vordefinierten Bereichs, d.h. bei erhöhten oder erniedrigten Werten, wird der Benutzer alarmiert und kann dann gegensteuern.

Bei Flash Glukose Monitoring-Geräten misst und speichert ein kleiner Sensor – zumeist am Oberarm – angebracht ebenfalls kontinuierlich die Glukose; über ein Lesegerät werden diese Werte dann einfach und wie bei CGM mit zusätzlichen Angaben (z.B. Trendpfeilen) abgerufen. Diese Geräte müssen nicht mehr vom Benutzer kalibriert werden.

Bei beiden Systemen können die Werte mit einer Software ausgelesen und analysiert werden; auch können sie anderen Personen (z.B. dem Diabetesteam) zugesandt werden.

Eine solche Fülle an Messwerten kann Ihnen und Ihrem Arzt wichtige Informationen über den Verlauf Ihrer Glukose liefern und vor allem eine Therapie mit Insulin erleichtern.

Selbstkontrolle – machen Sie sich selbst ein Bild

Jeder Mensch mit Typ-2-Diabetes sollte die Stoffwechselselbstkontrolle handhaben können und **regelmäßig** durchführen. Nur so haben Sie eine persönliche Erfolgskontrolle über Ihre Behandlung. Messbare Ergebnisse motivieren zudem viel eher, sich weiterhin um eine erfolgreiche Diabetesbehandlung zu bemühen. Sehr sinnvoll ist es auch, die erhobenen Werte in einem Selbstkontrollheft aufzuschreiben. Wir haben daher diesem Buch ein entsprechendes Heft für Sie beigefügt. Hierdurch gewinnen Sie selbst einen **Überblick**, welche Faktoren (wie z.B. Ernährung, Bewegung) Ihren Blutzucker beeinflussen. Dies erleichtert Ihnen und Ihrem Arzt die richtige Behandlung Ihres Diabetes. Zudem können Sie mit Hilfe der Stoffwechselselbstkontrolle frühzeitig eine mögliche Verschlechterung Ihrer Diabeteserkrankung bemerken und rechtzeitig handeln.

Leider können Harn- und Blutzuckerteststreifen nur unter bestimmten Voraussetzungen von Ihrem Arzt verordnet werden: Etwa bei häufigen Über- oder Unterzuckerungen oder wenn die Blutzuckerwerte deutlich außerhalb des Zielbereichs liegen. Weiterhin kann Ihnen der Arzt Teststreifen verordnen, wenn Sie erstmals blutzuckersenkende Tabletten erhalten oder diese umgestellt werden und wenn Sie an einem Schulungsprogramm im Rahmen eines **„Disease Management Programms"** (**DMP**) teilnehmen (siehe Kapitel „Über Ihre Rechte Bescheid wissen"). Außerdem kann Ihnen der Arzt auch vorsorglich Teststreifen verordnen, um möglichen Stoffwechselentgleisungen vorzubeugen, etwa vor Antritt einer Reise.

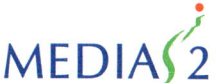

Richtig auf niedrige und hohe Zuckerwerte reagieren

Damit Sie sich selbst ein Bild machen können, wie gut Ihre Stoffwechseleinstellung ist, müssen Sie natürlich auch wissen, wie Sie die gemessenen Blut- oder Harnzuckerwerte (bzw. Glukosewerte) zu bewerten haben.

Selbstkontrolle ist natürlich nur dann sinnvoll, wenn Sie aus Ihren Messergebnissen Schlussfolgerungen ziehen und darauf reagieren. Bei so genannten **Stoffwechselentgleisungen** sollten Sie wissen, wie Sie Ihren Zucker rasch wieder selbst in den Griff bekommen können.

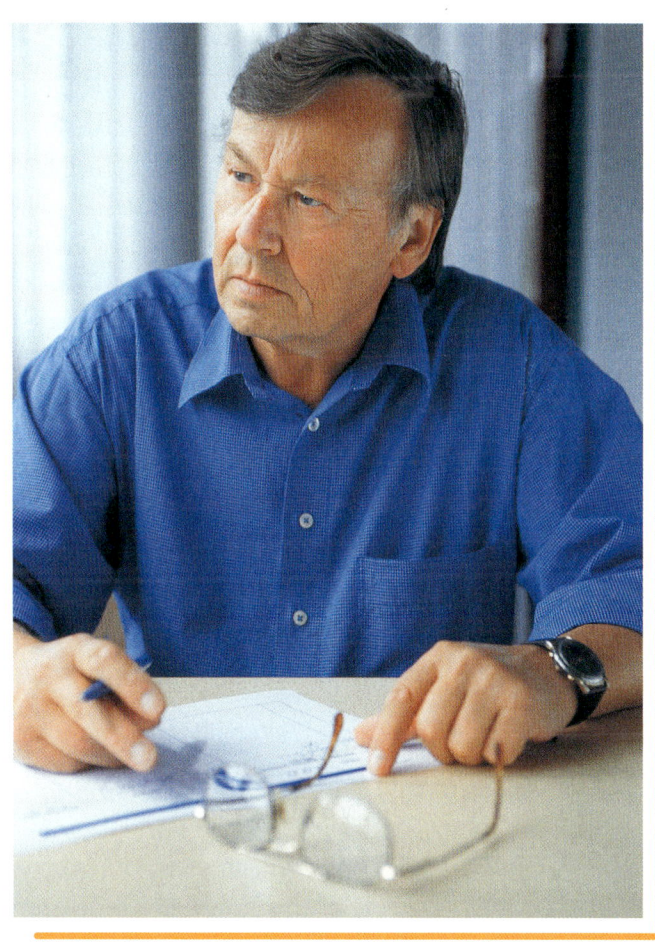

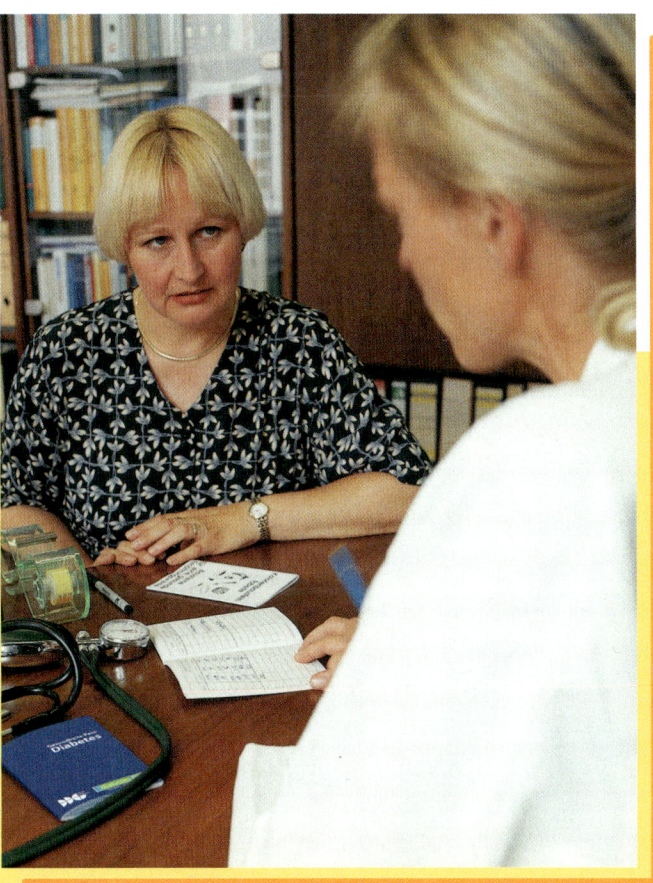

Zu hoch, zu niedrig: Welcher Bereich ist normal?

Ihre Blutzuckerwerte sind nicht immer gleich. Im Normalfall sind sie vor dem Essen am niedrigsten und erreichen nach dem Essen ihren Höchststand. Für die Beurteilung Ihrer Blutzuckerwerte ist es daher wichtig zu unterscheiden, ob sie nüchtern (also vor dem Essen) oder nach dem Essen gemessen wurden. Nüchtern sollten Ihre Blutzuckerwerte nicht über 125 mg/dl (6,9 mmol/l) liegen, nach dem Essen sollte ein Wert von 199 mg/dl (11,0 mmol/l) nicht überschritten werden.

Je häufiger Ihre Blutzuckerwerte über diesen „grünen Bereich" hinaus erhöht sind, desto mehr steigt langfristig Ihr Risiko, dass sich Folgeerkrankungen aufgrund des Diabetes entwickeln. Die **Überzuckerung** kann auch akut gefährlich werden, wenn Ihre Blutzuckerwerte im „dunkelroten Bereich" (mehr als 300 mg/dl bzw. 16,7 mmol/l) liegen. Man spricht hier von einer **„Stoffwechselentgleisung"**. Dann droht sogar die Entstehung eines so genannten **diabetischen Komas**. Aber auch zu niedrige Blutzuckerwerte können gefährlich werden – sogar kurzfristig –, da diese zu schweren **Unterzuckerungen** und eben auch zu Bewusstlosigkeit führen können.

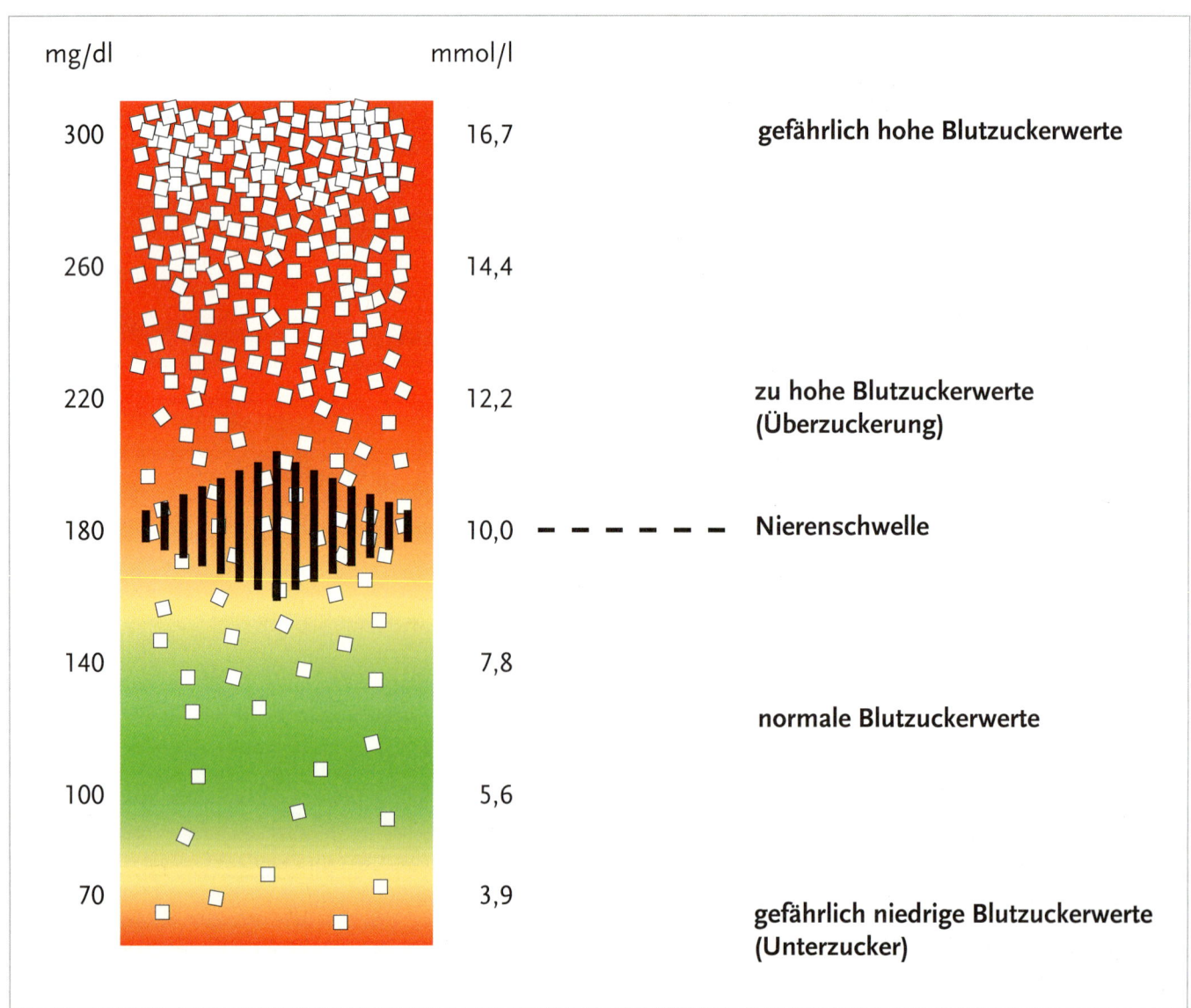

mg/dl	mmol/l	
300	16,7	**gefährlich hohe Blutzuckerwerte**
260	14,4	
220	12,2	**zu hohe Blutzuckerwerte (Überzuckerung)**
180	10,0 – – – – – –	**Nierenschwelle**
140	7,8	**normale Blutzuckerwerte**
100	5,6	
70	3,9	**gefährlich niedrige Blutzuckerwerte (Unterzucker)**

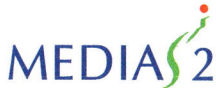

Wenn der Zucker zu hoch ist

Sollten bei Ihnen erhöhte Blutzuckerwerte auftreten, so ist es zunächst einmal sinnvoll, herauszufinden, warum der Zucker angestiegen ist. Sie sollten sich vor allem fragen, ob es sich hierbei eher um einen einmaligen „Ausreißer" handelt oder ob sich Ihre Blutzuckerwerte sehr häufig in einem ungünstigen Bereich bewegen.

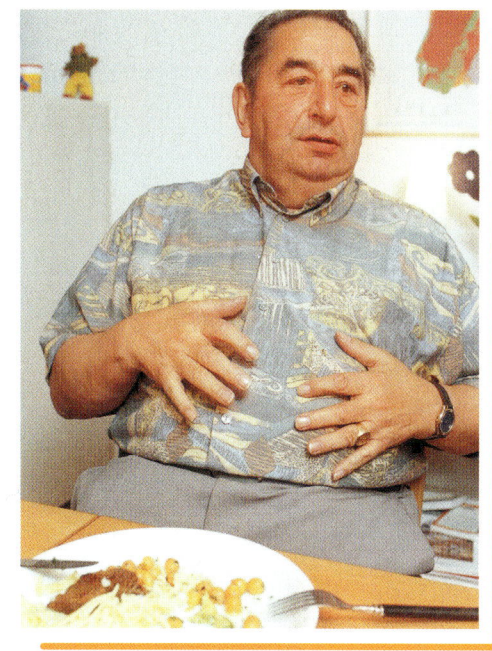

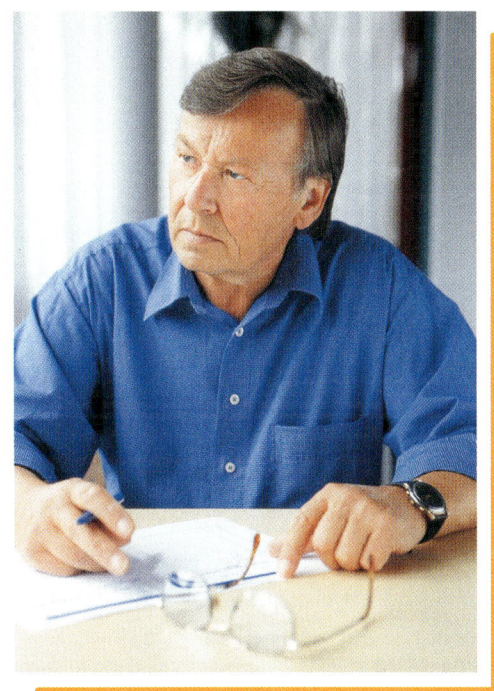

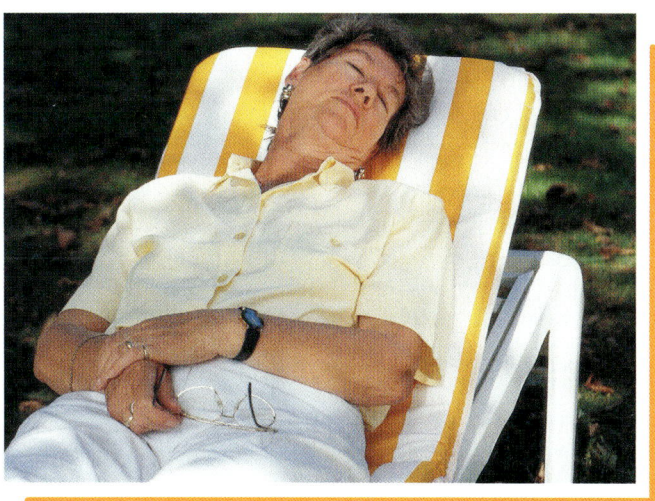

Einmalige Ausreißer können immer einmal passieren

Es kommt immer wieder einmal vor, dass kurzfristig Ihre Blutzuckerwerte erhöht sind. Dafür können eine ganze Reihe von Gründen verantwortlich sein. Vielleicht haben Sie etwas sehr Süßes gegessen, eine recht üppige Mahlzeit zu sich genommen oder etwas getrunken, was Ihren Blutzucker hat ansteigen lassen. Auch wenn Sie sich plötzlich weniger bewegen oder schlichtweg vergessen haben, Ihre Diabetesmedikamente einzunehmen, können sich Ihre Blutzuckerwerte verschlechtern. Erhöhte Blutzuckerwerte, die gelegentlich vorkommen, sind vergleichsweise harmlos. Hier reicht es im Allgemeinen aus, wenn Sie beim nächsten Mal darauf achten, dass Sie deren Ursache abstellen.

Dauerhaft erhöhte Blutzuckerwerte ernst nehmen

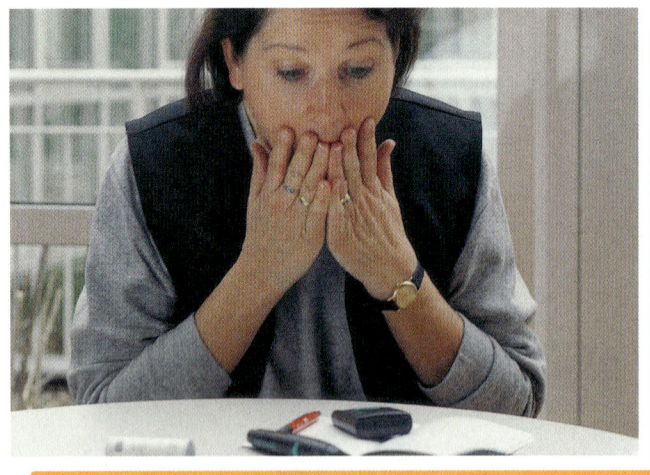

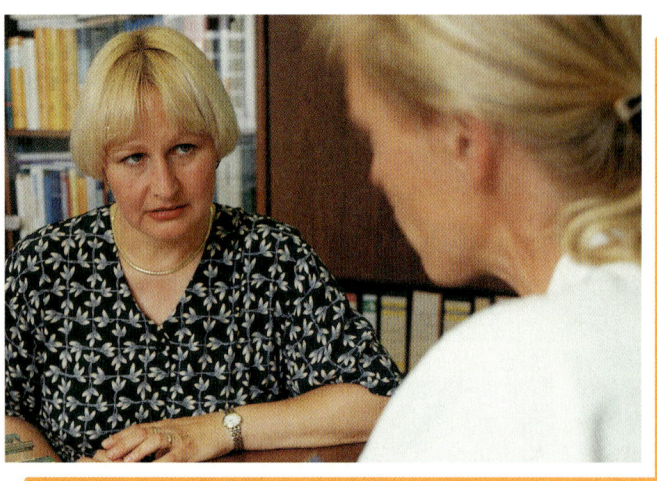

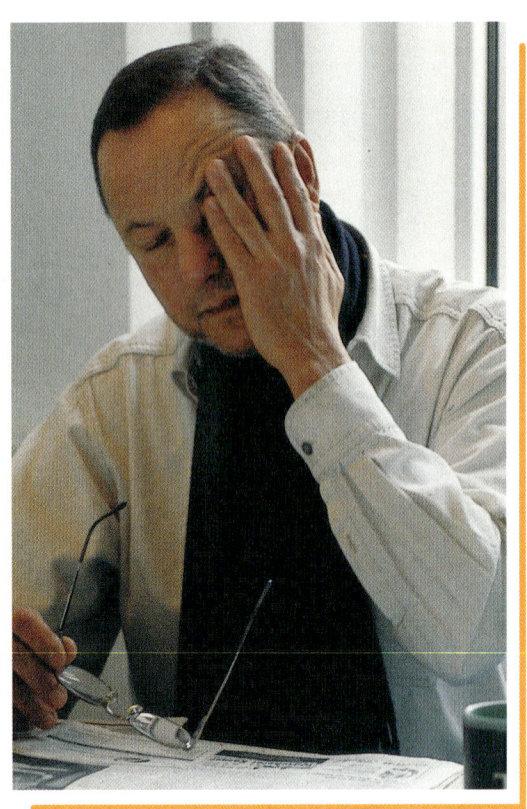

Kommen erhöhte Blutzuckerwerte häufiger vor, so sind diese für den Verlauf Ihrer Diabeteserkrankung schon wesentlich bedeutsamer. Versuchen Sie gemeinsam mit Ihrem Arzt, hierfür die Ursache herauszufinden. So können beispielsweise fiebrige Erkrankungen oder die **Nebenwirkungen** anderer Medikamente (z.B. **Cortison**) zu einer Verschlechterung Ihrer Blutzuckerwerte führen. Meist sind häufig erhöhte Blutzuckerwerte jedoch ein Hinweis darauf, dass die bisherige Diabetestherapie verändert werden muss. In einem solchen Fall sollten Sie mit Ihrem Arzt über Ihre weitere Diabetesbehandlung sprechen.

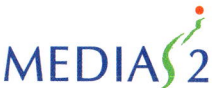

Achtung bei sehr stark erhöhten Blutzuckerwerten

Müdigkeit

Durst

Kraftlosigkeit

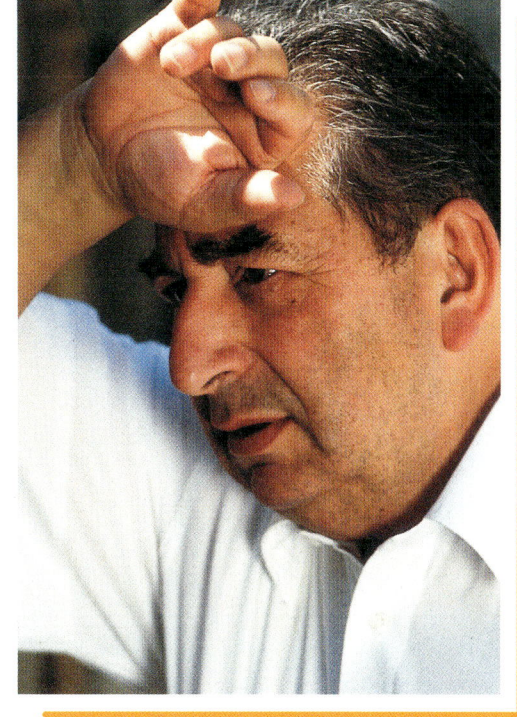

trockener Mund

Sehstörungen

Schwächegefühl

Harndrang

schlechte Wundheilung

Liegen Ihre Blutzuckerwerte wiederholt deutlich über 250 mg/dl (13,9 mmol/l), so sollten Sie ganz besonders auf Ihren Blutzucker Acht geben und ihn häufiger kontrollieren. Zusätzlich sollten Sie viel zuckerfreie Flüssigkeit trinken. Bei solch starken Blutzuckererhöhungen können sich deutliche Beschwerden wie Durst, erhöhter Harndrang, Kraftlosigkeit und Müdigkeit einstellen. Besonders jetzt sollten Sie überlegen, wie es zu dieser Blutzuckerentgleisung kam. Bleibt Ihr Blutzucker über mehrere Tage in diesem hohen Bereich oder verschlimmern sich die Beschwerden, sollten Sie unverzüglich Ihren Arzt aufsuchen.

Wenn der Zucker zu tief ist

Aber auch zu tiefe Werte – so genannte **Unterzuckerungen (Hypoglykämien)** – können beim Diabetes zum Problem werden. Von einer Unterzuckerung spricht man, wenn der Blutzucker unter einen Wert von 70 mg/dl (3,3 mmol/l) fällt. Diese tiefen Blutzuckerwerte machen sich bei Menschen mit einem Typ-2-Diabetes in der Regel sehr deutlich bemerkbar, so dass Sie eine mögliche Unterzuckerung im Normalfall sehr gut erkennen und schnell behandeln können. Dies ist wichtig, da

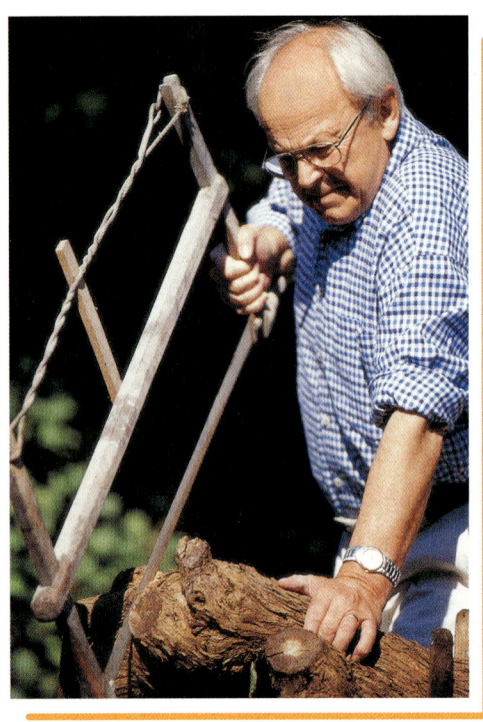

es im Verlauf eines unbehandelten Unterzuckers zu gefährlich niedrigen Blutzuckerwerten kommen kann. Im Extremfall können diese zu einer starken Eintrübung des Bewusstseins oder sogar zu **Bewusstlosigkeit** führen. Glücklicherweise ist das Risiko für solch extreme Unterzuckerungen bei Ihnen äußerst gering. Um dem Unterzucker jedoch von vornherein überhaupt keine Chance zu geben, ist es trotzdem sinnvoll, über die Entstehung, die Anzeichen und die richtige Behandlung eines Unterzuckers Bescheid zu wissen.

So entsteht ein Unterzucker

Unterzuckerungen können bei Ihnen nur dann auftreten, wenn Ihr Diabetes mit **Insulin freisetzenden Tabletten** oder mit **Insulin** behandelt wird. Gefährdet sind Sie vor allem, wenn Sie Insulin freisetzende Tabletten genommen oder Insulin gespritzt haben und

▶ zu wenig oder zu spät essen (fehlende **Kohlenhydrate**),

▶ sich außergewöhnlich stark körperlich belasten,

▶ zu viel **Alkohol** trinken.

In diesen Situationen sollten Sie besonders auf mögliche Anzeichen eines Unterzuckers achten.

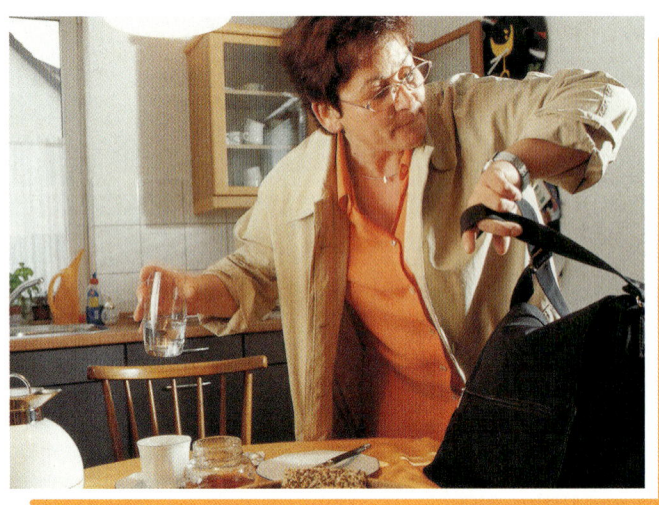

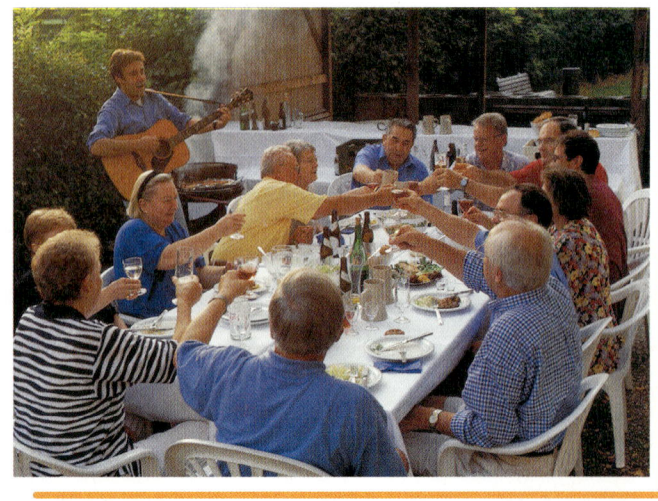

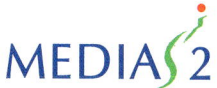

Gefahr erkannt – Gefahr gebannt

Im Normalfall können Sie davon ausgehen, dass sich ein **Unterzucker** bei Ihnen durch deutliche Anzeichen bemerkbar macht. So können plötzliches Schwitzen, Zittern, ein Schwäche- oder Schwindelgefühl sowie eine innere Unruhe auftreten. Vielleicht bemerken andere bei Ihnen, dass Sie plötzlich blass werden, unsicherer laufen oder Schwierigkeiten beim Sprechen haben. Auch ein unvermitteltes Hungergefühl kann ein typischer Vorbote einer Unterzuckerung sein.

Leider können diese Anzeichen, besonders wenn sie nur sehr leicht ausgeprägt sind, im Alltag auch aus anderen Gründen auftreten. Falls Sie die Möglichkeit haben, Ihren Blutzucker selbst zu messen, sollten Sie das bei solchen Anzeichen unverzüglich tun. Verfügen Sie nicht über die Möglichkeit der Blutzuckerselbstkontrolle, so ist es sinnvoll, den vermuteten Unterzucker sofort zu behandeln.

Sehstörungen

Nachlassende Konzentration

Schwitzen

Verlangsamung

Zittern

Kraftlosigkeit

Herzklopfen

Sprachstörungen

Innere Unruhe

Denkschwierigkeiten

Reizbarkeit

Heißhunger

Gleichgültigkeit

Verwirrtheit

Unsicherer Gang

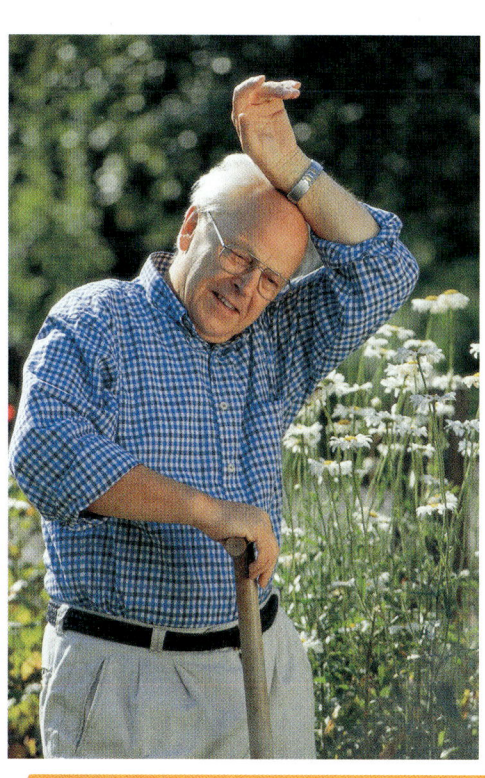

Mit niedrigen Blutzuckerwerten umgehen

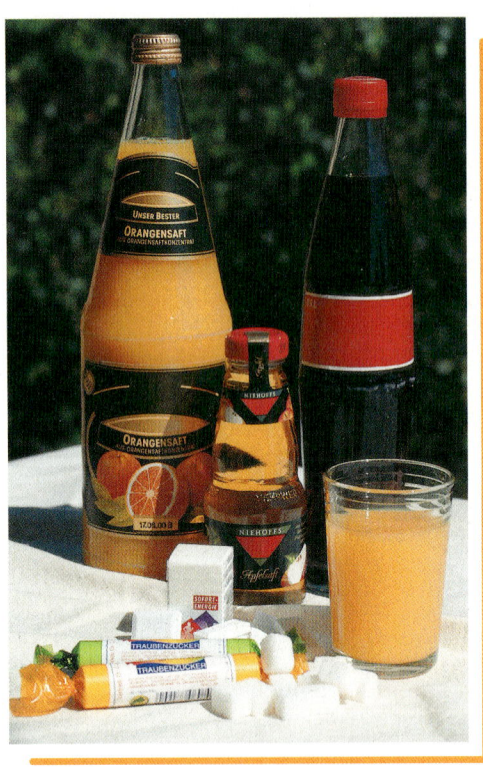

Ein Unterzucker lässt sich sehr einfach und wirkungsvoll behandeln, indem Sie sofort schnell wirksame **Kohlenhydrate** essen oder trinken. Dies sollten mindestens 2 BE/KE sein: 4 Täfelchen Traubenzucker oder ein Glas (0,2 l) Fruchtsaft oder zuckerhaltige Limonade, auch normale Cola.

Dadurch kommt es sehr rasch zu einer Erhöhung des niedrigen Blutzuckerspiegels. Wichtig ist, dass Sie zur Behandlung des Unterzuckers keine zuckerreduzierten Produkte (z. B. Cola-Light) oder süße Nahrungsmittel mit einem hohen Fettanteil (z.B. Schokolade) verwenden, da diese Ihren Blutzucker entweder gar nicht oder nicht rasch genug erhöhen.

So vermeiden Sie Unterzuckerungen

Bei einer erfolgreichen Diabetesbehandlung lassen sich leichte Unterzuckerungen nicht mit völliger Sicherheit ausschließen. Sollten bei Ihnen häufiger leichte Unterzuckerungen auftreten, so können Ihnen die folgenden Tipps helfen, schwere und gefährliche Unterzuckerungen zu vermeiden:

▸ *vorausschauen:* bei langer körperlicher Belastung **Insulin freisetzende Tabletten** reduzieren

▸ *kontrollieren:* auf Unterzuckerungsanzeichen achten und häufiger **Blutzucker** messen

▸ *auf Nummer Sicher gehen:* nach einer Unterzuckerung zusätzliche langsam wirksame **Kohlenhydrate** (Brot/Kekse) essen

▸ *analysieren:* nach jeder Unterzuckerung nach möglichen Ursachen suchen

▸ *informieren:* **Angehörige** und Bekannte über Unterzucker, dessen Anzeichen und Behandlung informieren

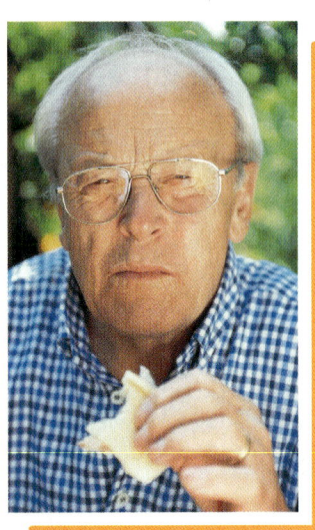

Treten bei Ihnen leichte Unterzuckerungen wiederholt auf, so sollten Sie dies mit Ihrem Arzt besprechen.

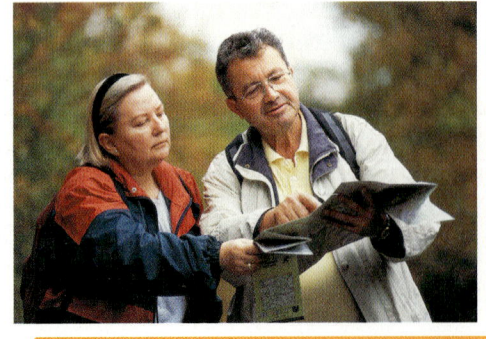

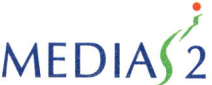

Bluthochdruck erkennen und behandeln

Sehr häufig tritt bei Menschen mit Diabetes auch gleichzeitig ein **Bluthochdruck** auf. Ähnlich wie bei erhöhten Blutzuckerwerten bereiten auch erhöhte Blutdruckwerte wenig oder keine Beschwerden. Sie fühlen sich wohl. Auch tut Bluthochdruck nicht weh, Sie spüren ihn eigentlich gar nicht richtig. Der Körper gewöhnt sich mit der Zeit an erhöhte Blutdruckwerte. Nicht wenige Menschen sind sogar der Meinung, dass sie sich mit höheren Blutdruckwerten eigentlich wohler fühlen als mit tieferen. Und wie der Diabetes ist auch der Bluthochdruck eine Erkrankung, um die Sie sich jeden Tag kümmern müssen. Das fällt nicht immer leicht. Auf der anderen Seite können Sie selbst eine Menge tun, um Ihren Bluthochdruck optimal zu behandeln.

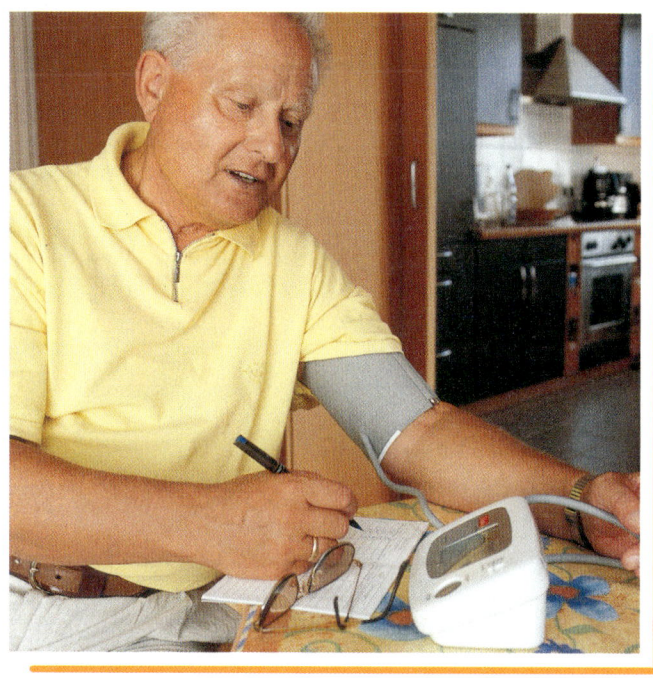

Bluthochdruck genauso wichtig nehmen wie den Diabetes

Eines ist mittlerweile klar: Gute **Blutdruckwerte** sind genauso wichtig wie gute Blutzuckerwerte. Denn wenn Sie zusätzlich zu Ihrem Diabetes auch einen **Bluthochdruck** haben, so erhöht sich Ihr persönliches Risiko für Folgeerkrankungen deutlich. Gefährdet sind dann besonders Ihr **Herz**, **Gehirn**, Ihre **Niere** und **Beine**.

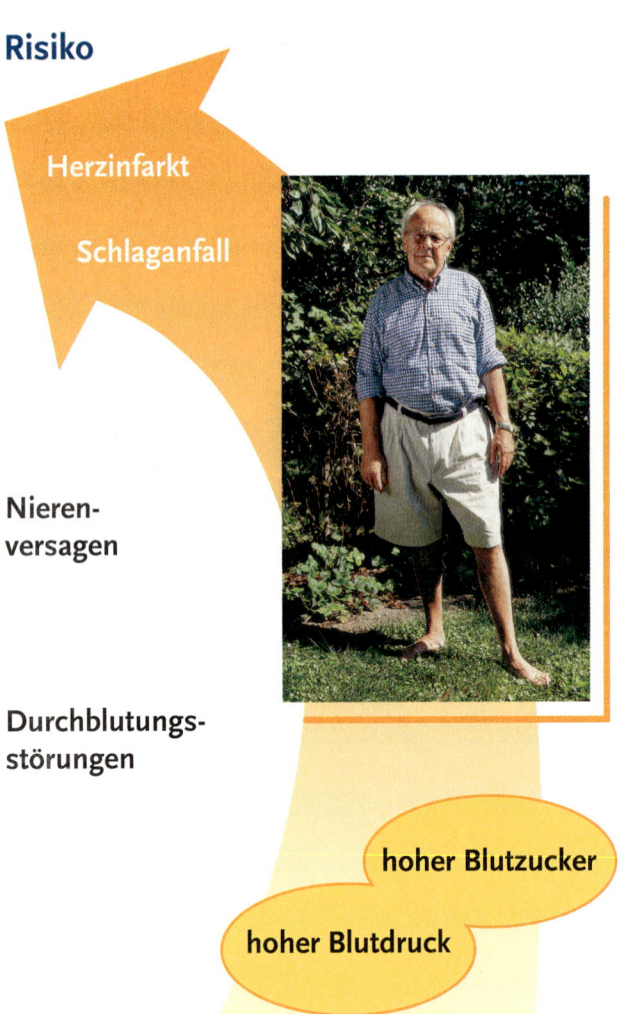

Risiko

Herzinfarkt

Schlaganfall

Nieren-
versagen

Durchblutungs-
störungen

hoher Blutzucker

hoher Blutdruck

Wenn der Druck steigt

Die beiden gemessenen Blutdruckwerte können Sie sich so vorstellen: Das Herz erzeugt in unseren Blutgefäßen den notwendigen Druck, damit das Blut fließen und so die verschiedenen lebenswichtigen Stoffe im Körper transportieren kann. Jedes Mal, wenn sich das Herz zusammenzieht, spüren wir einen **Herzschlag** und das Herz pumpt Blut in die Gefäße. In diesem Augenblick ist der Blutdruck am höchsten. Der obere Blutdruckwert, der zu diesem Zeitpunkt gemessen wird, heißt **systolischer Blutdruck**. Wenn sich das Herz wieder entspannt, damit neues Blut in die Herzkammern nachströmen kann, erreicht der Blutdruck seinen niedrigsten Wert. Diesen unteren Blutdruckwert bezeichnet man als **diastolischen Blutdruck**.

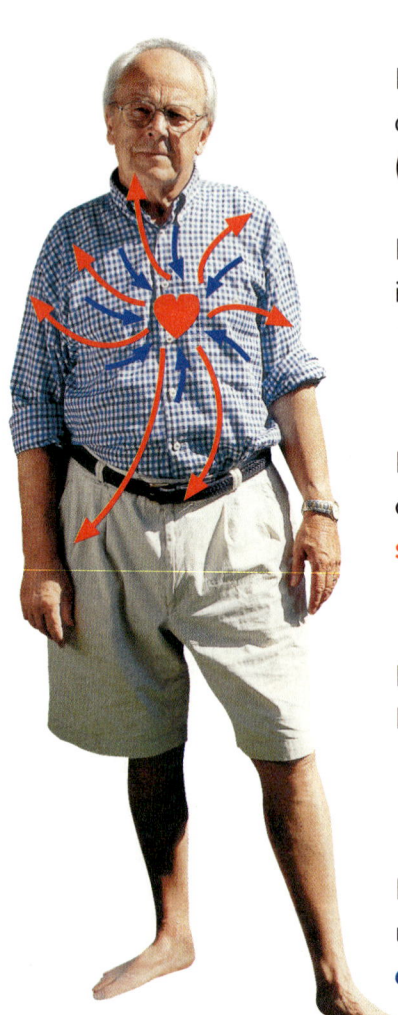

Herz erzeugt Druck, damit das Blut fließt **(Blut-Druck)**

Herz pumpt Blut in Gefäße

Blutdruck steigt, oberer Wert: **systolischer Blutdruck**

Herz entspannt sich, Herz füllt sich wieder

Blutdruck sinkt, unterer Wert: **diastolischer Blutdruck**

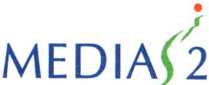

Gute Blutdruckwerte

Ihr Blutdruck ist nicht in allen Situationen gleich. So steigt er beispielsweise durch körperliche **Bewegung** oder **Stress** an, während er in Ruhephasen absinkt. Der Blutdruck sollte daher stets in Ruhe gemessen werden, damit die Ergebnisse der Messungen miteinander vergleichbar sind. Unter Ruhebedingungen gibt es für die beiden oben beschriebenen systolischen und diastolischen Blutdruckwerte verschiedene Grenzwerte:

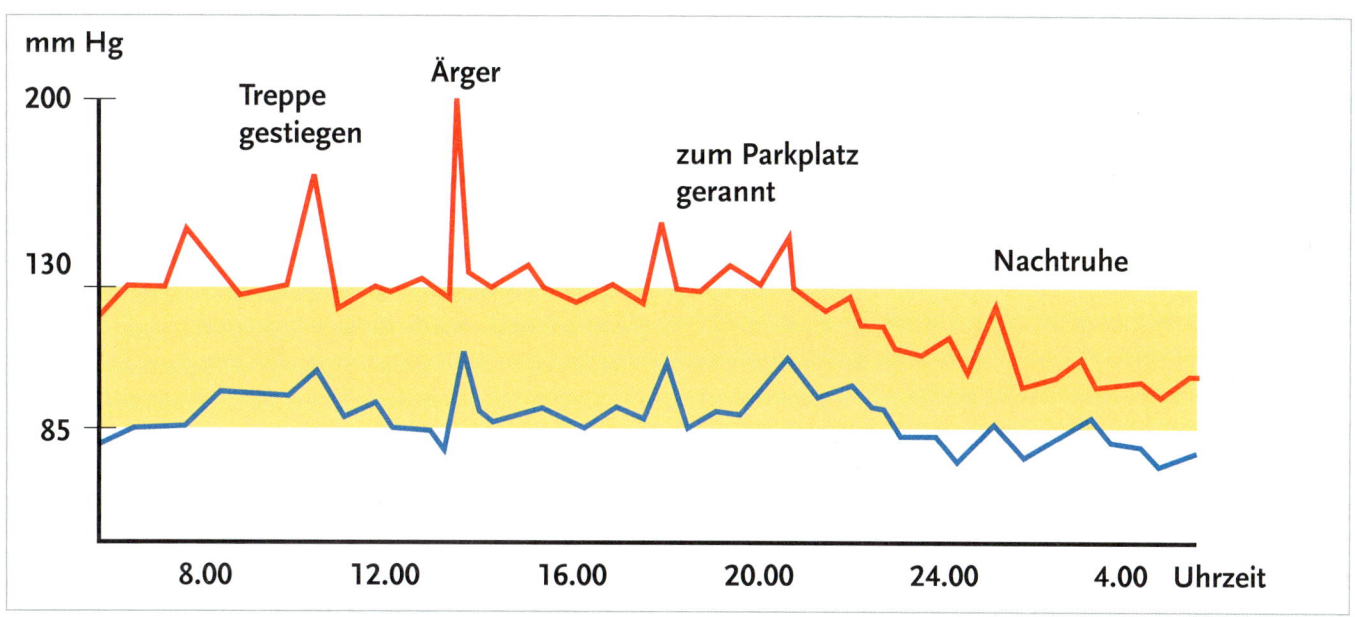

Der obere, systolische Wert sollte 140 mm Hg nicht überschreiten, der untere, diastolische Wert sollte bei 80 mm Hg liegen, den Wert von 90 mm Hg jedenfalls nicht übersteigen. Falls Ihre Blutdruckwerte mehrfach oberhalb dieser Grenzwerte liegen, so sollten diese behandelt werden. Man spricht dann von einem Bluthochdruck (**Hypertonie**).

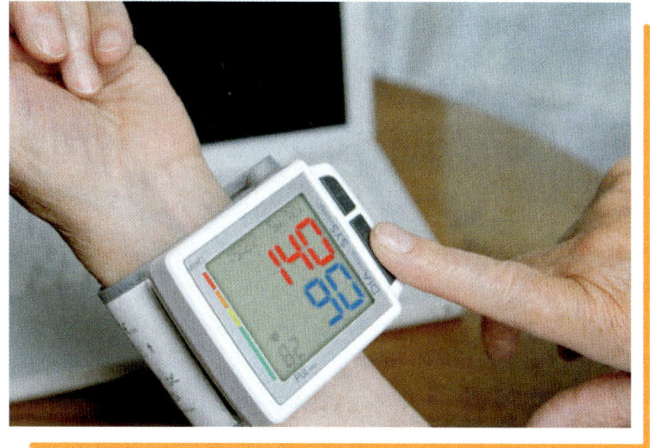

▶ **Blutdruckwerte in Ruhe am besten unter 140/80**

Bei jedem Arztbesuch: Blutdruck überprüfen

Lassen Sie regelmäßig, am besten bei jedem Arztbesuch, Ihren Blutdruck überprüfen!

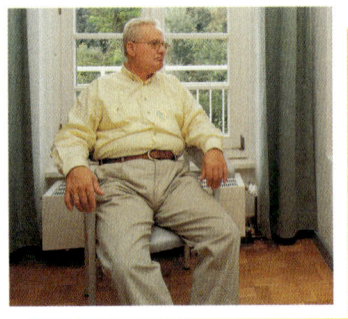

Vor der Messung: fünf Minuten lang ruhig sitzen

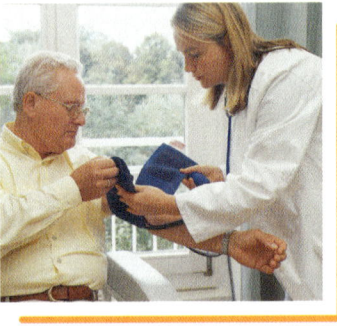

Die Manschette am Oberarm so anlegen, dass Blut ungehindert fließen kann

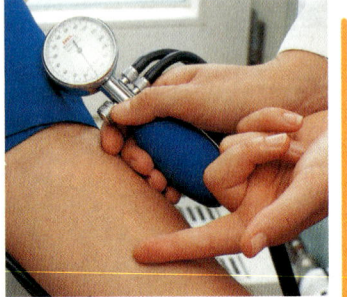

Hörrohr (Stethoskop) an Armschlagader anlegen, die Manschette aufpumpen

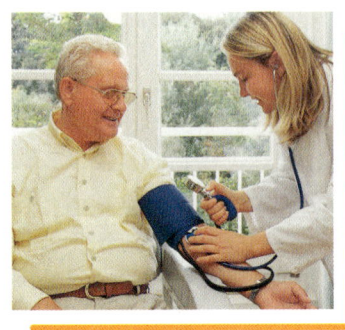

**Luft ablassen
Erstes Klopfen = oberer Wert
Klopfen gerade noch hörbar = unterer Wert**

24 Stunden-Blutdruckmessung

Ihr Arzt hat zusätzlich auch die Möglichkeit, eine **24-Stunden-Blutdruckmessung** durchzuführen. Hierbei wird der Blutdruck über 24 Stunden ständig gemessen. So kann Ihr Arzt ständig erhöhte Werte leicht von gelegentlichen Blutdruckerhöhungen unterscheiden. Ebenso hilft eine solche 24-Stunden-Messung Ihrem Arzt auch, die richtige Dosierung von **Blutdruckmedikamenten** zu finden.

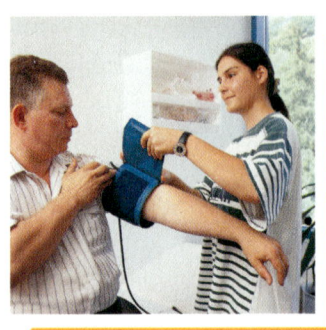

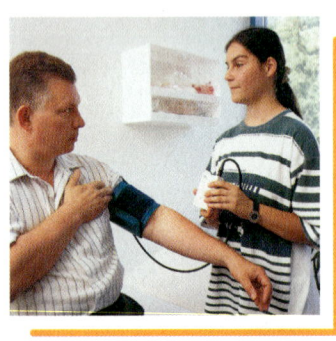

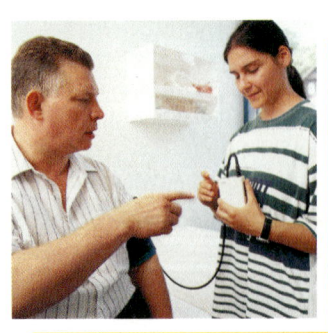

Selbst messen

Da sich der Blutdruck ständig verändert, liefern gelegentliche Messungen beim Arzt oder in der Apotheke lediglich so etwas wie eine Momentaufnahme. Den besten Überblick über Ihren Blutdruck können Sie sich jedoch sehr einfach selbst verschaffen, indem Sie regelmäßig Ihren Blutdruck messen und die entsprechenden Werte in Ihrem Selbstkontrollheft eintragen. So können Sie einen erhöhten Blutdruck frühzeitig erkennen. Anhand Ihrer Ergebnisse kann sich auch Ihr Arzt ein zuverlässigeres Urteil darüber bilden, ob Ihr Blutdruck richtig behandelt ist.

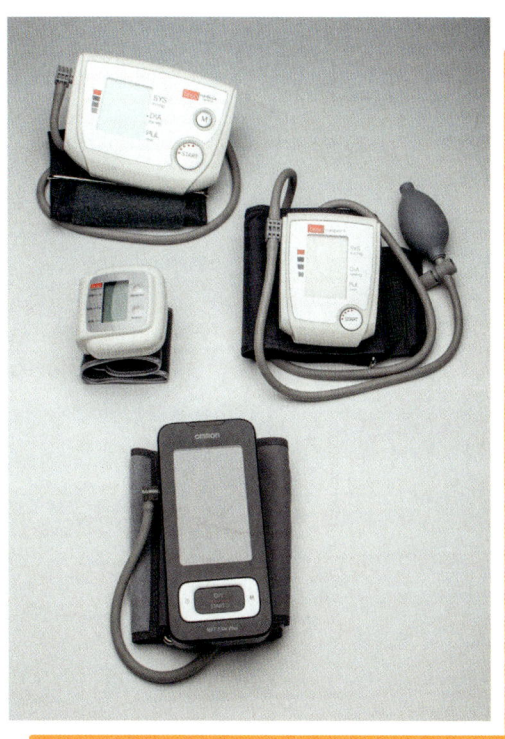

Blutdruck selbst messen – so geht's!

Für die Selbstmessung des Blutdrucks stehen Ihnen entweder voll- oder halbautomatische Blutdruckmessgeräte zur Verfügung. Die Bedienung der vollautomatischen Geräte ist denkbar einfach:

▶ Manschette am Oberarm (hier ist die Messung genauer) oder am Handgelenk anlegen. Dann Handgelenk auf Herzhöhe legen

▶ Manschette wird maschinell aufgeblasen; ebenso wird die Luft automatisch abgelassen

▶ Blutdruckwerte werden optisch angezeigt

Halbautomatische **Blutdruckmessgeräte** sind in der Regel preislich günstiger als vollautomatische Geräte. Der einzige Unterschied besteht häufig nur darin, dass die Manschette bei diesen halbautomatischen Geräten per Hand mit Luft aufgepumpt werden muss.

Fragen Sie Ihren Arzt, ob für Sie die Anschaffung eines Gerätes zu erwägen ist! In bestimmten Fällen werden die Kosten durch Ihre Krankenkasse übernommen oder zumindest bezuschusst.

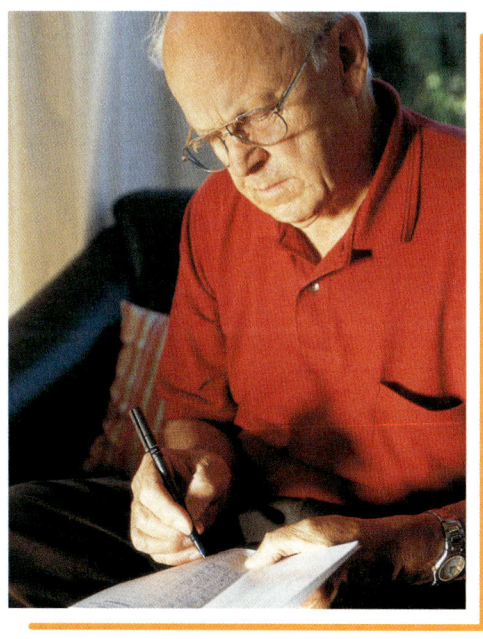

Wie Bluthochdruck entsteht

Für die Entwicklung eines erhöhten Blutdrucks gibt es ein ganzes Bündel verschiedener Ursachen. Sicher ist, dass neben einer **Veranlagung** für Bluthochdruck **Übergewicht**, ungünstige **Ernährung**, übermäßiger **Alkoholgenuss**, **Rauchen** wie auch **Stress** den Bluthochdruck fördern. Auch kann durch die Schädigung anderer Organe Bluthochdruck entstehen.

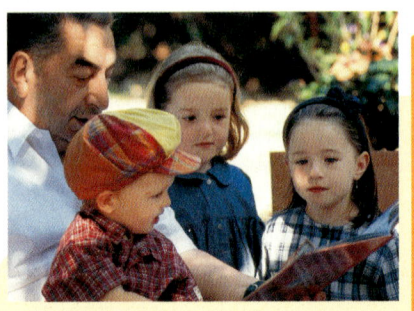

Vererbung

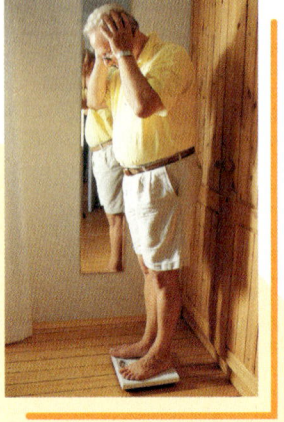

Übergewicht

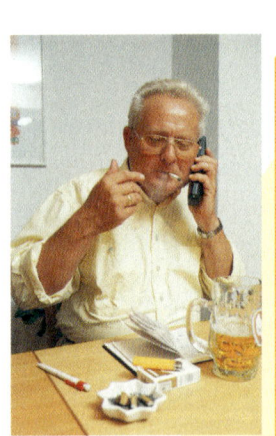

Rauchen

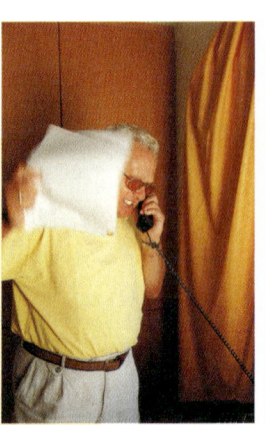

Stress

Ursachen

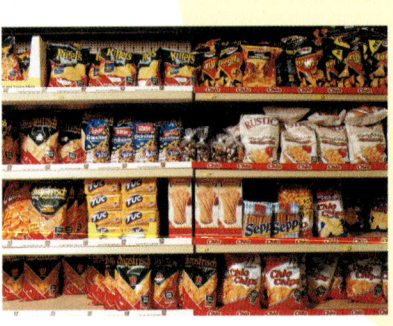

Salzreiche Ernährung

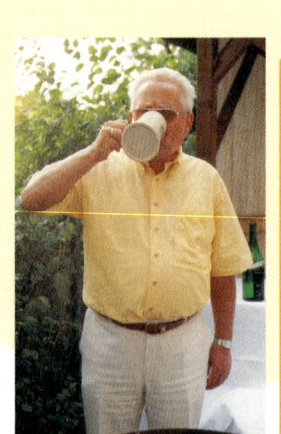
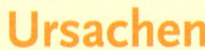

Übermäßiger Alkoholkonsum

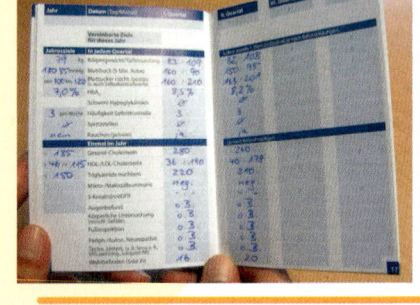

Organschäden (z. B. Nieren)

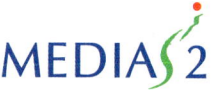

Bluthochdruck gut behandeln

Damit ist auch klar, wie Sie Ihren Bluthochdruck am besten behandeln:

▶ **Gewicht** abnehmen – denn mit weniger Pfunden geht es auch Ihrem Blutdruck besser

▶ regelmäßige **körperliche Bewegung** – sich regen, bringt auch für Ihre Blutdruckwerte Segen

▶ mit dem **Rauchen** aufhören – haben Sie sich dies nicht schon öfter vorgenommen?

▶ weniger **Alkohol** trinken – Sie brauchen nicht völlig auf Alkohol zu verzichten, aber in Maßen trinken

▶ **Stress** vermeiden – lernen Sie gezielte Entspannungstechniken

▶ **salzhaltige Speisen** einschränken – fragen Sie Ihren Arzt, ob dies für Sie erforderlich ist

Sie können somit eine Menge selbst tun. In der Regel wird jedoch eine langfristig erfolgreiche Behandlung des Bluthochdrucks nicht ohne die zusätzliche Einnahme von Medikamenten auskommen.

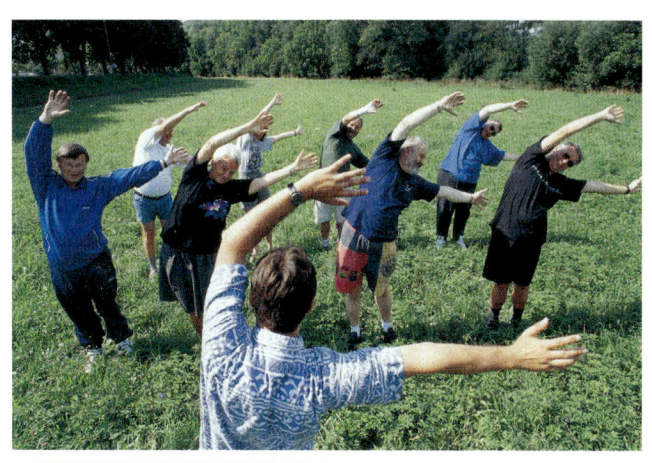

Bewegung

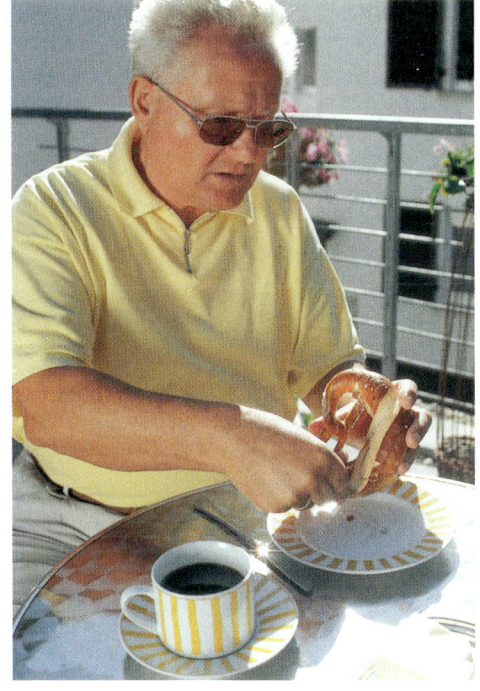

Salzarme Ernährung

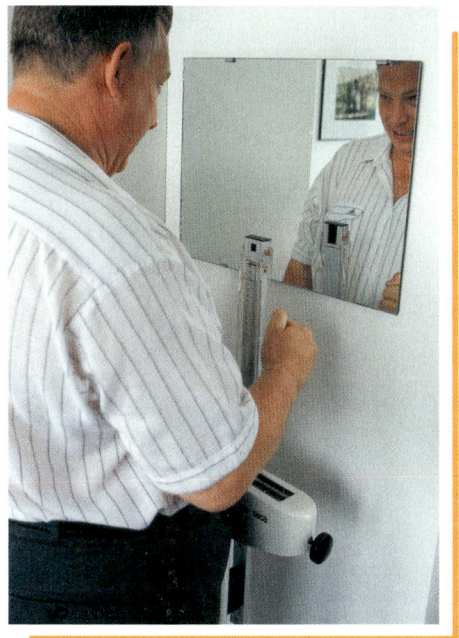

Gewicht

Komplizierte Steuerung

Wie Ihr Blutdruck gesteuert wird, ist nicht so einfach zu verstehen. Denn eine ganze Reihe von Faktoren regulieren den Blutdruck. Ihr Blutdruck ist umso höher, je kräftiger Ihr **Herz** schlägt, je mehr sich die Blutgefäße verengt haben und je mehr Blut fließt. Dies wird unter anderem über das **Gehirn** und die Ausschüttung von Botenstoffen (**Hormonen**) gesteuert.

Für die Behandlung des Blutdrucks stehen eine ganze Reihe von **Blutdruckmedikamenten** zur Verfügung. Sie versuchen, die unterschiedlichen Steuerungsmechanismen des Blutdrucks zu beeinflussen. Während einige Medikamentengruppen versuchen, das Gehirn und die Ausschüttung der Botenstoffe zu beeinflussen, entlasten andere das Herz, fördern die Entwässerung oder erweitern die **Blutgefäße**.

Wie wird der Blutdruck gesteuert?

Gehirn
Nerven aktivieren/hemmen
den Kreislauf

Blutgefäße
werden eng/weit
gestellt

Herzaktivität
Herz pumpt kräftig/
weniger kräftig

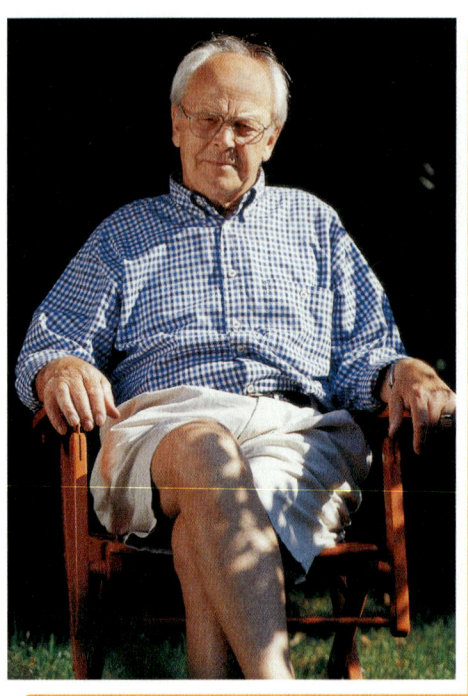

Flüssigkeit
wird viel/wenig
ausgeschieden

Botenstoffe (Hormone)
werden viel/wenig ausgeschüttet

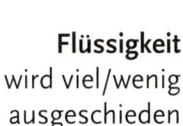

Blutdrucksteuerung:
Viele Organe sind beteiligt

Daher: Verschiedene medikamentöse Behandlungsansätze – oft auch in Kombination – sind sinnvoll

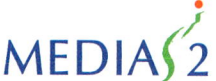

Gut kombiniert ist gut geschützt

Da der Blutdruck von so verschiedenen Faktoren gesteuert wird, ist es häufig vorteilhaft, mehrere Medikamente zur **Blutdrucksenkung** miteinander zu kombinieren. Hierdurch kann an mehreren Wirkorten der **Blutdrucksteuerung** gleichzeitig angesetzt werden. Dies hat zur Folge, dass diese

Medikamente geringer dosiert werden können und somit weniger **Nebenwirkungen** entstehen. Es ist daher in diesem Fall viel sinnvoller, lieber mehr als weniger Medikamente zu nehmen, dafür diese aber geringer zu dosieren, so dass weniger Nebenwirkungen entstehen.

Wie wirken Blutdruckmedikamente?

Unterstützen Blutdrucksteuerung im Gehirn:

z. B. Moxonidin*

Erweitern Gefäße:
z. B. Angiotensin-II-Antagonisten*,
Alpha-1-Blocker*,
Calcium-Antagonisten*

Entlasten Herz:
z. B. Beta-Blocker

Fördern Entwässerung:
Diuretika

Beeinflussen Botenstoffe:
z. B. ACE-Hemmer

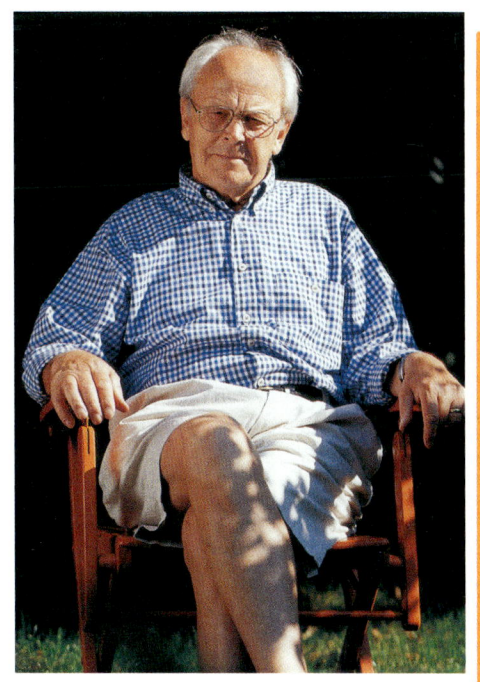

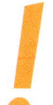 **Zur Blutdruckbehandlung sind oft mehrere Medikamente in Kombination sinnvoll.**

* Bisher keine Langzeitbelege für die Wirksamkeit bzw. für die Sicherheit zur Erreichung der Therapieziele vorliegend.

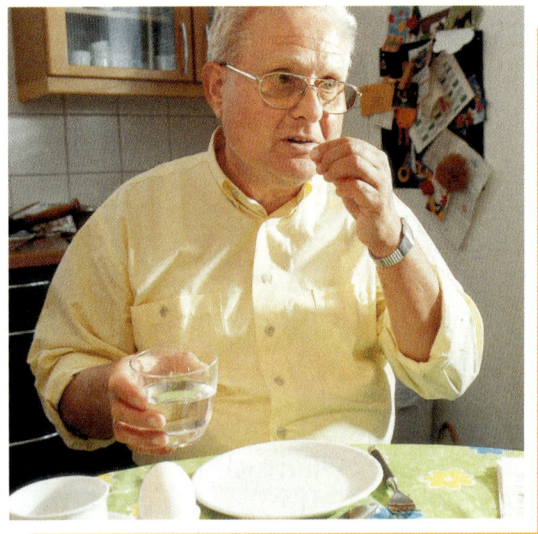

Regelmäßig einnehmen

Manchmal mag es Ihnen widersinnig erscheinen, diese Medikamente auch dann einzunehmen, wenn Sie sich wohl fühlen. Für eine langfristig erfolgreiche Blutdruckbehandlung ist jedoch die regelmäßige Einnahme der **Blutdruckmedikamente** notwendig. Sie sollten daher Ihre Medikamente auf keinen Fall einfach weglassen, wenn Sie wieder einen guten Blutdruck erreicht haben, sondern vorher unbedingt mit Ihrem Arzt sprechen.

Noch einige Worte zu den Nebenwirkungen

Blutdruckmedikamente sind im Allgemeinen gut verträglich. Da sich Ihr Körper möglicherweise an überhöhte Blutdruckwerte angepasst hat, benötigt die erneute Gewöhnung an normale Blutdruckwerte häufig einige Zeit. Hierdurch sind Sie zu Behandlungsbeginn vielleicht müde, haben **Kreislaufprobleme** und fühlen sich energieloser als sonst.

Diese Beschwerden bessern sich normalerweise nach einer kurzen Eingewöhnungsphase. Hier lautet die Devise: Die Flinte nicht zu früh ins Korn

werfen und mit der medikamentösen Blutdruckbehandlung nicht einfach aufhören!

In relativ seltenen Fällen kann es auch zu **Potenzproblemen** oder **Schwindel** als **Nebenwirkung** der Blutdruckmedikamente kommen. Dauern diese Beschwerden über einen längeren Zeitraum an, sprechen Sie darüber mit Ihrem Arzt!

Bei sehr hohen Blutdruckwerten

Blutdruck liegt über 210/115 mm Hg

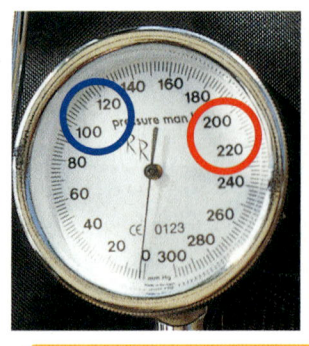

Blutdruckwerte über 210/115 mm Hg stellen eine Gefahr für Ihre Gefäße und Organe dar. Sie sollten dann sofort handeln:

▶ Jede Anstrengung und Stress vermeiden!

▶ Erneute Blutdruckmessung (ca. nach 15 Minuten)!

▶ Bei unverändert hohen Werten: Arzt benachrichtigen oder Einnahme eines schnell wirksamen Blutdruckmedikaments!

▶ Messen, bis Blutdruck den ungefährlichen Bereich erreicht!

▶ Wichtig: Ursachen abklären!

▶ Blutdruckbehandlung überprüfen!

Bei auftretenden Beschwerden wie Herzschmerzen, Sehstörungen, Atemnot und Bewusstseinstrübungen sind Ihr Herz und Gehirn in Gefahr. Sie sollten dann umgehend den Arzt rufen.

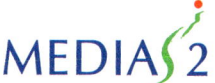

Folgeerkrankungen vermeiden

Am besten ganz verhindern

Diabetes ist mit einem erhöhten Risiko verbunden, **Folgeerkrankungen** zu bekommen. Dies ist leider eine Tatsache, die durch viele Untersuchungen belegt ist. Aber genauso sicher ist: Folgeerkrankungen sind keine unmittelbare Folge der Erkrankung an Diabetes, sondern entstehen hauptsächlich als Folge von **dauerhaft** erhöhten Blutzucker-, Blutdruck- und Blutfettwerten. Dieser Unterschied ist sehr wichtig. Denn daraus lassen sich die beiden

wichtigsten Schlussfolgerungen ziehen, wie Sie Ihr Risiko, Folgeerkrankungen zu bekommen, vermindern können:

▶ **Vermeiden** Sie erhöhte Blutzucker-, Blutdruck und Blutfettwerte!

▶ **Reagieren** Sie sofort auf erhöhte Blutzucker-, Blutdruck- und Blutfettwerte, damit diese nicht lange Zeit erhöht bleiben und so in Ihrem Körper Schaden anrichten können!

Das Risiko für Folgeerkrankungen des Diabetes hängt entscheidend davon ab, wie gut Sie es schaffen, Ihren Diabetes und die damit verbundenen **Risikofaktoren** zu behandeln. Mit einer guten **Stoffwechseleinstellung** haben Sie es in der Hand, das Risiko auf ein Minimum zu verringern.

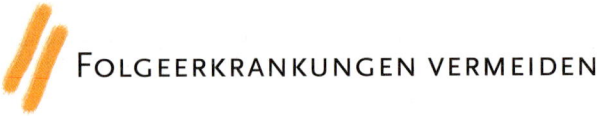
Wie denken Sie darüber?

Es ist sehr menschlich, dass man sich nicht gerne mit dem Thema Folgeerkrankungen beschäftigt. Schließlich ist es nicht angenehm, sich mögliche Folgeerkrankungen und deren Auswirkungen auf das eigene Leben vorzustellen.
Und obwohl die meisten Menschen mit Diabetes angeben, dass die Vermeidung von Folgeerkrankungen für sie das wichtigste Ziel der Diabetesbehandlung darstellt, bedeutet dies noch lange

nicht, dass diese „guten Vorsätze" auch in die Tat umgesetzt werden.
Auf der anderen Seite können Folgeerkrankungen ihr Leben negativ beeinflussen.

Überlegen Sie doch einmal, wie Sie bisher über Folgeerkrankungen gedacht haben, bevor wir uns näher damit beschäftigen, wie Sie diese möglichst früh erkennen und gut behandeln können!

Folgeerkrankungen des Diabetes: Wie denken Sie darüber?

Wo ordnen Sie sich ein?

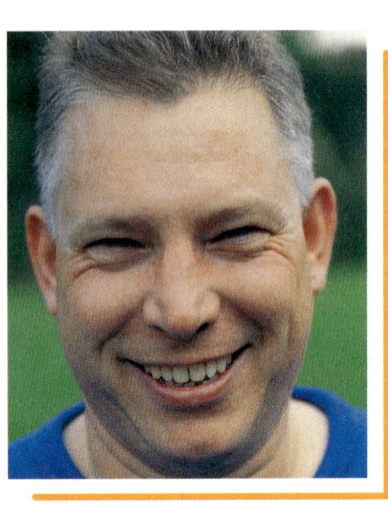
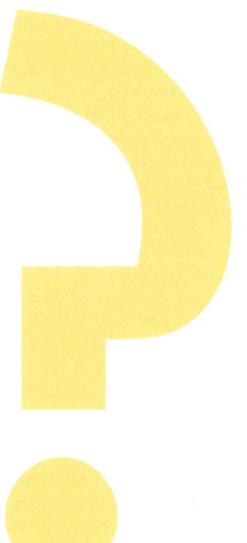
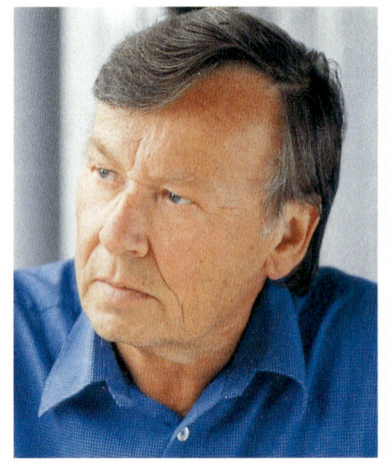

Sorglos

„Bisher ging alles gut.
Mir wird schon nichts passieren."

„Angst vor Folgeerkrankungen?
Keine Spur."

„Ich denke nicht an Folgeerkrankungen."

Sehr besorgt

„Das Risiko für Folgeerkrankungen
ist immens hoch."

„Ich habe starke Angst vor
Folgeerkrankungen."

„Gedanken an Folgeerkrankungen
belasten mich stark."

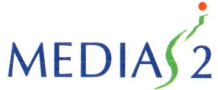

▶ Haben Sie das Risiko von Folgeerkrankungen bisher ernst genommen?

▶ Glauben Sie, dass Ihre bisherigen Bemühungen um eine gute Diabetesbehandlung ausreichend sind, um Folgeerkrankungen zu vermeiden?

▶ Wie wichtig ist Ihnen das Ziel einer guten Diabetesbehandlung?

▶ Wo würden Sie sich auf einer Skala von „sorglos" bis „sehr besorgt" selbst einstufen, wenn Sie Ihre Einstellung zu Folgeerkrankungen auf den Punkt bringen sollten?

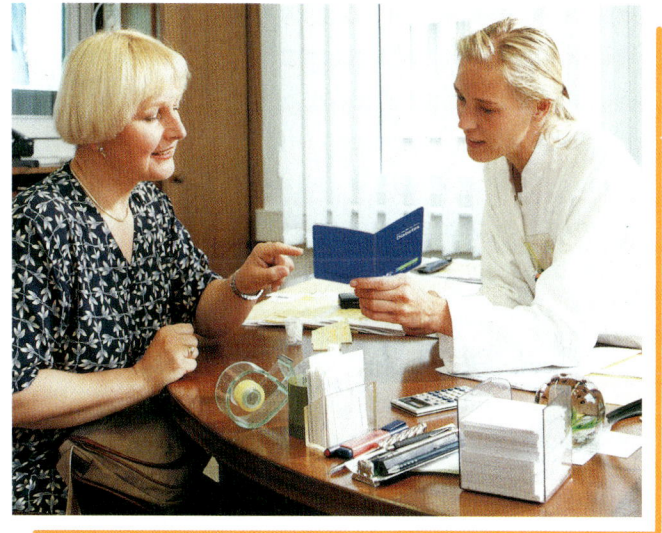

Wo stufen Sie sich ein?

Diabetes:

sorglos   **Folgeerkrankungen des Diabetes**   sehr besorgt

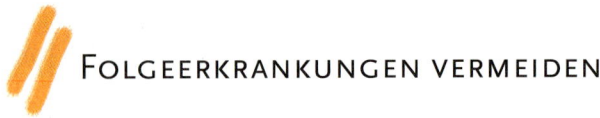
Erste Anzeichen erkennen

Leider sind die ersten Anzeichen von Folgeerkrankungen im Anfangsstadium meist nicht
spürbar. Deshalb sind die regelmäßigen **Kontrolluntersuchungen** bei Ihrem Arzt so wichtig.

Beginnende Folgeerkrankungen können sich durch
eine gute Stoffwechseleinstellung wieder zurückbilden. Je weiter die Schädigung jedoch fortgeschrit-
ten ist, desto weniger ist dies möglich. Weiterhin
gilt: Je frühzeitiger beginnende Folgeerkrankungen
behandelt werden, desto wirkungsvoller ist ihre
Therapie.

Nicht den Kopf in den Sand stecken

Aber auch, wenn bei Ihnen bereits Folgeerkrankungen festgestellt wurden, sollten Sie auf keinen
Fall den Kopf in den Sand stecken. Jetzt gilt es,
sich genau über die richtigen Behandlungsmöglichkeiten für Ihr Problem zu informieren und
Ärzte aufzusuchen, die sich besonders auf die
Behandlung von Folgekomplikationen spezialisiert
haben.

Es gibt mittlerweile eine ganze Reihe wirksamer
Behandlungsmöglichkeiten für bereits beste-
hende Folgeerkrankungen. Und natürlich ist jetzt
eine gute Stoffwechseleinstellung von größter
Bedeutung, damit die körperlichen Schäden nicht
schlimmer werden.

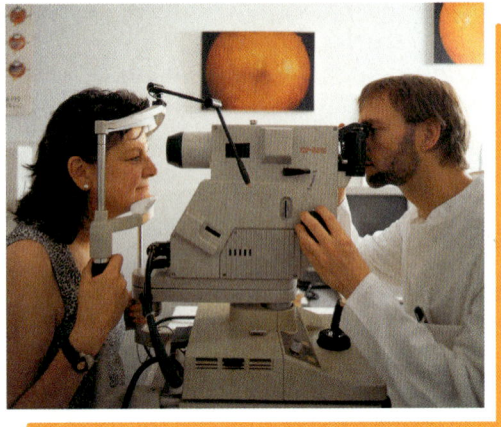

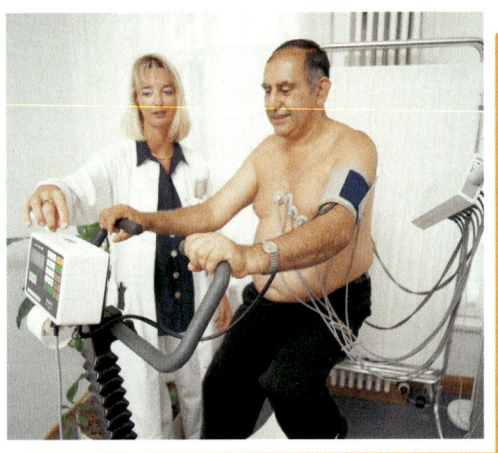

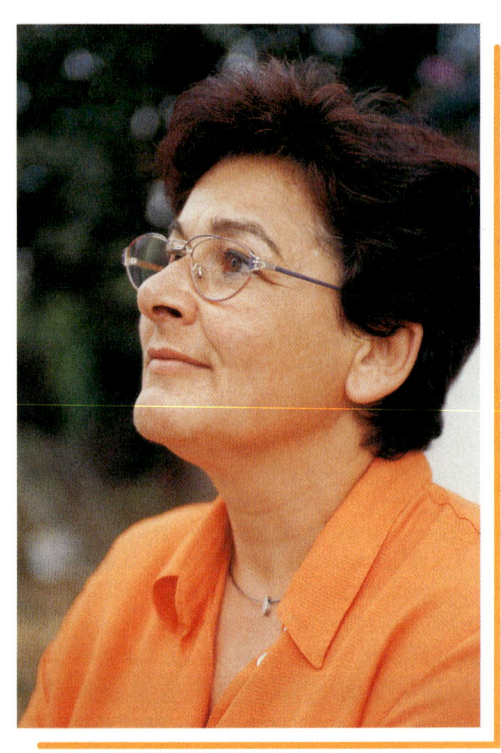

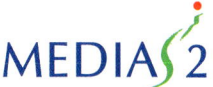

Folgeerkrankungen betreffen den ganzen Körper

Die Folgeerkrankungen des Diabetes können den ganzen Körper von Kopf bis Fuß betreffen. Im Folgenden beschreiben wir Ihnen, welche es gibt, wie Sie sie erkennen können und welche die wichtigsten Behandlungsmöglichkeiten sind.

Gehirn

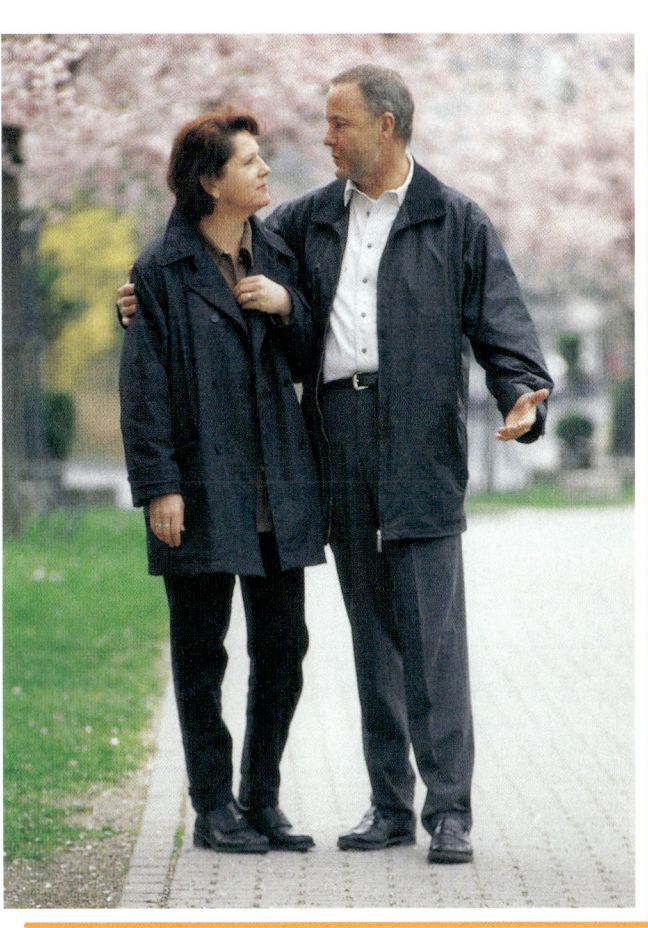

Augen

Niere

Nerven

Herz

Magen
Darm

Geschlechts-
organe

Füße

Augen

Was kann passieren?

Bei Menschen mit Diabetes können die Blutgefäße in den **Augen** geschädigt werden. Hierdurch kann die Sehfähigkeit eingeschränkt werden, was im Extremfall zur Erblindung führen kann. Fachleute bezeichen die Folge-erkrankungen am Auge als **„Retinopathie".**

Wie erkennen?

Erste Veränderungen am **Augenhintergrund** sind meist nicht spürbar, da die Sehkraft dadurch normalerweise nicht beeinträchtigt wird. Nur der Augenarzt kann diese feststellen, indem er mit einem Gerät Ihren Augenhintergrund näher betrachtet. Dies ist die einzige Möglichkeit, Probleme an Ihren Augen frühzeitig festzustellen.

Gehen Sie daher regelmäßig (je nach Risiko alle ein bis zwei Jahre) zur **Augen-untersuchung** zu Ihrem Augenarzt! Im Bedarfsfall, bei bereits eingetretenen Schädigungen des Auges, können auch häufigere Kontrolluntersuchungen notwendig werden. Je früher mögliche Schädigungen am Auge erkannt werden, desto besser können diese behandelt werden. Handeln Sie gleich zu Beginn von Augenveränderungen richtig, so können Sie erreichen, dass sich diese wieder zurückbilden oder zumindest nicht weiter fortschreiten.

Wie behandeln?

Selbst wenn bereits Augenschäden aufgetreten sind, stehen heute sehr gute Behandlungsmöglichkeiten zur Verfügung, um das Fortschreiten der Augener-krankung und den damit verbundenen Verlust der **Sehkraft** zu verhindern. Diese Behandlungen sollten allerdings nur von Spezialisten durchgeführt werden. Dazu zählen **Laserbehandlungen** oder auch Operationen am Auge.

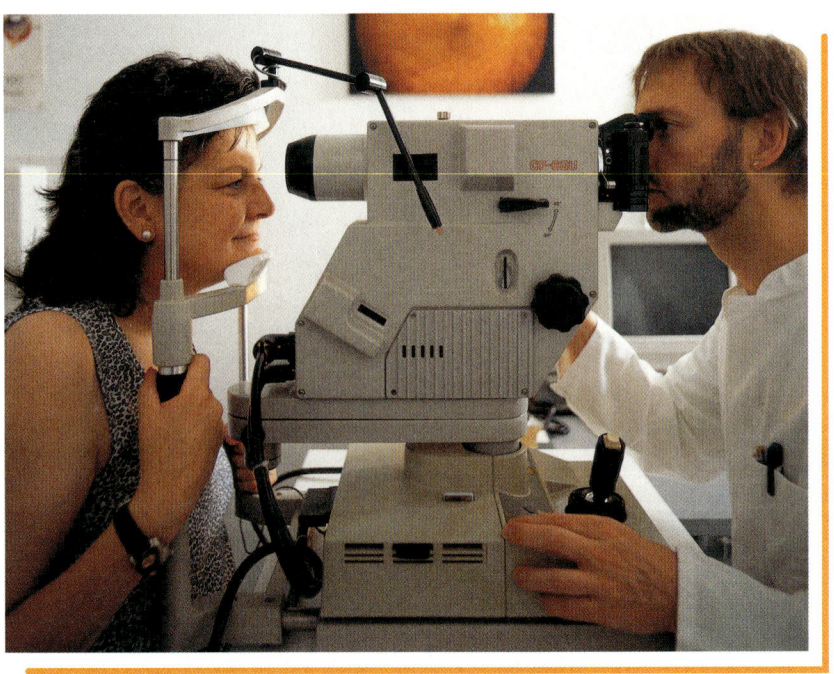

Nieren

Diabetes kann auch die Filterfunktion der **Nieren** beeinträchtigen. Hierdurch kommt es zu einer verminderten Ausscheidung von Schadstoffen. Im Extremfall können die Nieren sogar komplett versagen. Der Fachausdruck für diese Folgeerkrankung lautet **„Nephropathie".**

Was kann passieren?

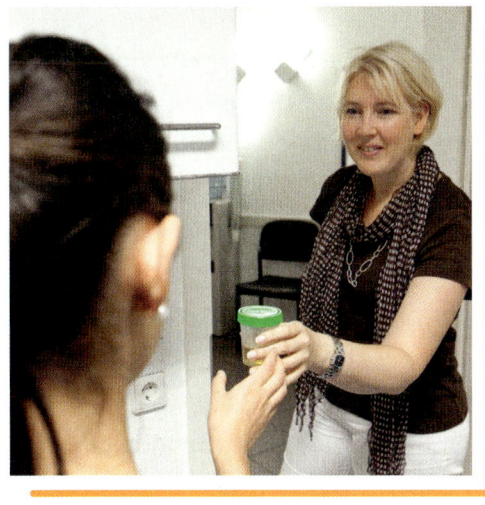

Eine Nierenschädigung kündigt sich vielfach frühzeitig durch eine erhöhte Ausscheidung eines Eiweißbausteins **(Albumin)** im Harn und später durch eine Erhöhung des **Kreatininwertes** im Blut an. Diese Anzeichen einer Nierenschädigung kann Ihr Arzt durch relativ einfache Laboruntersuchungen bestimmen. Mindestens einmal im Jahr sollte daher Ihr Harn untersucht werden, ob sich darin **Albumin** befindet.

Wie erkennen?

Der Kreatininwert sollte ebenfalls mindestens einmal im Jahr bestimmt werden. Im Bedarfsfall kann es auch sinnvoll sein, diese Untersuchungen häufiger durchzuführen. Ebenso sollte jährlich die geschätze glomeruläre Filtrationsrate (eGFR) ermittelt werden, um die Funktionsfähigkeit Ihrer Nieren einschätzen zu können.

Bei ersten Anzeichen einer Schädigung der Niere gilt: jetzt schnell handeln! Bei einer guten Blutzuckereinstellung können sich im Anfangsstadium erste Veränderungen wieder zurückbilden und das Fortschreiten der Nierenschädigung kann gestoppt werden. Je weiter die Schädigung an der Niere fortschreitet, desto eher kommt es zu bleibenden Schäden.

Wie behandeln?

Bei einer Nierenschädigung ist neben einer guten Blutzuckereinstellung vor allem eine gute **Blutdruckbehandlung** wichtig. Eine **eiweißarme Ernährung** ist ab einem bestimmten Grad der Nierenschädigung ebenfalls empfehlenswert. Kommt es zu einem kompletten **Nierenversagen**, so kann nur noch eine **Nierenersatztherapie (Dialyse)** helfen.

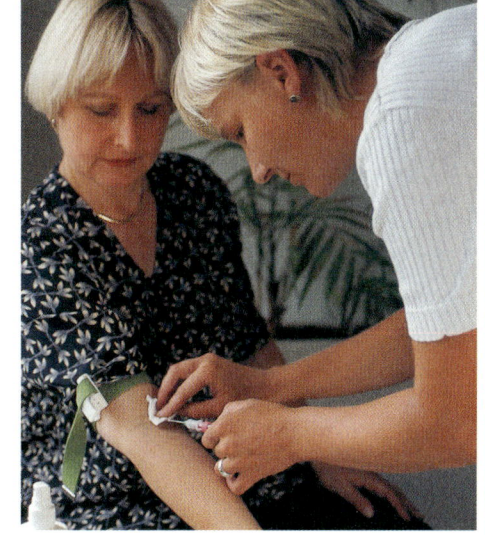

Nerven

**Was kann
passieren?**

Erhöhte Blutzuckerwerte können auch die **Nerven** im ganzen Körper schädigen. Bevorzugt sind hiervon die Nerven in den **Beinen** betroffen. Vielfach stellen sich Beschwerden wie Kribbeln, Brennen oder Taubheitsgefühl ein. Dies ist oft sehr unangenehm, weil sie vor allem im Ruhezustand auftreten (z.B. nachts). Fachleute sprechen dann von einer **„Neuropathie".**

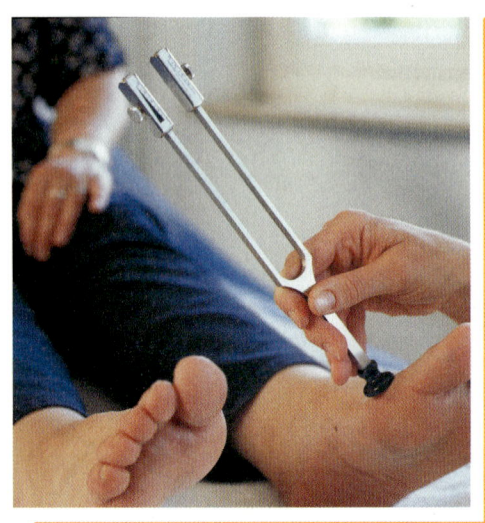

Ein weiteres Problem der Nervenschädigungen besteht in einer nachlassenden Empfindlichkeit für Schmerzen, so dass zum Beispiel Verletzungen oder Druckstellen an den Füßen zu spät bemerkt werden **(sensible Nervenschädigungen).** Ebenso können auch Nerven geschädigt werden, welche die Funktion bestimmter Organe wie die des **Herzens**, des **Darms** oder der **Blase** steuern. Dadurch können diese Organe nicht mehr richtig arbeiten.

Missempfindungen in den Beinen in Ruhe und eine nachlassende Empfindungsfähigkeit sind Hinweise dafür, dass bei Ihnen eine diabetesbedingte Nervenstörung vorliegen kann.

Wie erkennen?

Ihr Arzt hat spezielle Untersuchungsmethoden zur Verfügung, mit denen er diese Erkrankungen feststellen kann. Diese Untersuchungen sind in der Regel sehr einfach und nicht schmerzhaft. Beispielsweise kann er prüfen, ob Sie die Schwingungen einer **Stimmgabel** spüren, die auf Ihren Fuß aufgesetzt wird. Diese Untersuchung sollte mindestens einmal im Jahr durchgeführt werden.

Darüber hinaus gibt es noch weitere Untersuchungsmethoden (z.B. Messung der **Nervenleitgeschwindigkeit**), die in der Regel vom Facharzt durchgeführt werden.

Wie behandeln?

Diabetesbedingte Nervenstörungen bessern sich häufig, wenn es gelingt, gute Blutzuckerwerte zu erreichen. Dies ist daher die wichtigste Maßnahme bei der Behandlung der Nervenstörungen. Daneben können auch **Medikamente** eine Hilfe darstellen, die Beschwerden zu lindern und das Fortschreiten der Nervenstörung zu verhindern. Bei chronischen Schmerzen infolge einer diabetesbedingten Nervenstörung kommen eine **medikamentöse** und/oder **psychologische Schmerzbehandlung** in Betracht. Teilweise haben sich auch alternative Methoden der **Schmerztherapie** (z.B. Akupunktur) als hilfreich erwiesen. Spezialisierte Einrichtungen bieten mittlerweile Schulungen für Menschen mit Diabetes und Neuropathie an (Schulungsprogramm NEUROS).

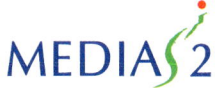

Herz

Durchblutungsstörungen der **Herzkranzgefäße** können das Herz schädigen und seine Leistungsfähigkeit vermindern. Im Extremfall kann ein **Herzinfarkt** auftreten. Von Fachleuten werden diese Folgeerkrankungen als „**koronare Herzerkrankung" (KHK)** bezeichnet.

Was kann passieren?

Solche Durchblutungsstörungen verursachen häufig sehr typische Beschwerden im Brustbereich wie ein Gefühl der Enge, Druckgefühl oder Atemnot. Meist treten solche Anzeichen erstmalig während einer körperlichen Belastung auf. Falls Sie solche Anzeichen bei sich bemerken, sollten Sie unverzüglich beim Arzt eine gründliche Untersuchung Ihres Herzens durchführen lassen.

Wie erkennen?

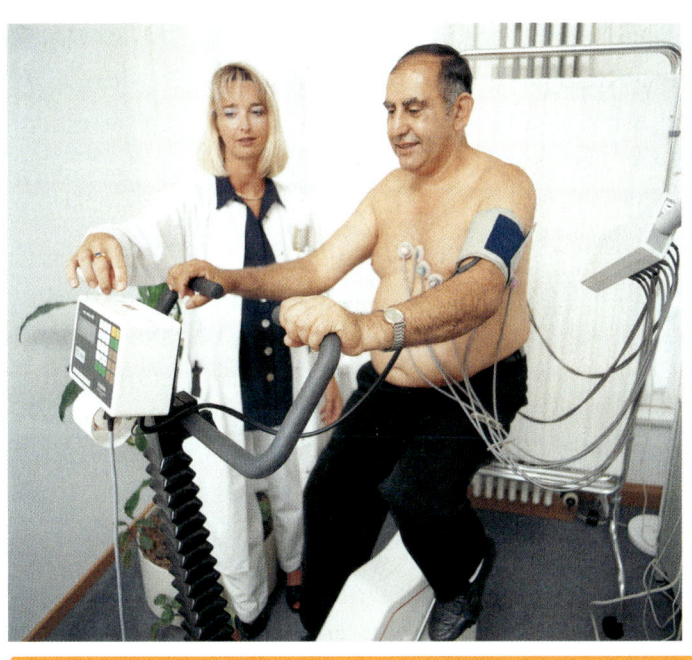

Hierfür gibt es eine ganze Reihe von Methoden. Eine der wichtigsten Methoden zur Untersuchung des Herzens ist das **EKG (Elektrokardiogramm)**, das entweder unter Ruhe oder unter Belastung durchgeführt wird. Eine solche Untersuchung sollte routinemäßig mindestens einmal pro Jahr durchgeführt werden.

Herzerkrankungen können mit **Medikamenten** behandelt werden. Häufig sind jedoch auch Erweiterungen verengter Gefäße oder Operationen notwendig. Voraussetzung für einen guten Behandlungserfolg sind jedoch gute **Blutzucker-**, **Blutdruck-** und **Blutfettwerte**. Auch auf das **Rauchen** sollten Sie verzichten.

Wie behandeln?

Erektionsstörungen

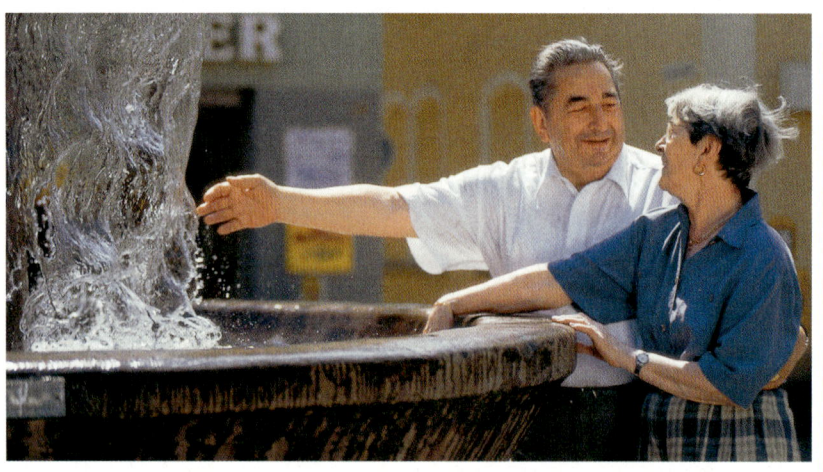

Was kann passieren?

Durchblutungsstörungen und Nervenschädigungen können bei Männern die Potenz beeinträchtigen und zu so genannten Erektionsstörungen führen. Von Fachleuten wird diese Folgeerkrankung daher auch als **„erektile Dysfunktion"** bezeichnet.

Dies macht sich durch eine mangelnde oder fehlende Versteifung des männlichen Gliedes bemerkbar. Sehr viele Männer mit Diabetes sind davon betroffen. Genauere Untersuchungsmethoden und bessere Behandlungsmöglichkeiten haben in den letzten Jahren dazu geführt, dass sich viel mehr Männer trauen, dieses Problem bei ihrem Arzt anzusprechen und nach Lösungsmöglichkeiten zu suchen.

Wie erkennen?

Heute ist es relativ einfach, die genauen Ursachen von Erektionsstörungen abzuklären. Hierfür steht eine Reihe moderner Untersuchungsmethoden zur Verfügung. Der Fachmann für diese Abklärung ist der **Urologe**.

Wie behandeln?

Die Behandlung von **Erektionsstörungen** hängt zum einen von dem Ergebnis der Spezialuntersuchungen, aber natürlich auch von Ihren Wünschen und denen Ihres Partners ab. Neben Medikamenten zur Verbesserung der Erektionsfähigkeit (so genannte **PDE-5-Hemmer**) stehen Hilfsmittel zur Erzeugung einer künstlichen Erektion (z.B. **SKAT**), mechanische Erektionshilfen (z.B. **Vakuumpumpen**) oder operative Maßnahmen (z.B. **Penisprothese**) zur Verfügung. Eine **psychologische Beratung** oder Therapie kann gegebenenfalls auch einen Beitrag für eine erfolgreiche Behandlung dieser Problematik leisten.

Sexualstörungen bei Frauen

Was kann passieren?

Diabetesbedingte sexuelle Funktionsstörungen werden bei Frauen ebenfalls durch Durchblutungsstörungen und Nervenerkrankungen verursacht. Diese können bewirken, dass die **Schleimhäute** der Geschlechtsorgane nicht mehr

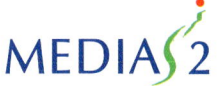
ausreichend anschwellen und feucht werden. Schlechte Blutzuckerwerte begünstigen zudem Infektionen mit Pilzen oder Bakterien, was zu einer Scheidenentzündung führen kann.

Wie erkennen?

Typische Anzeichen von Sexualstörungen bei Frauen ist eine nachlassende Lust auf Sexualität, Orgasmusstörungen, eine mangelnde Feuchtigkeit der Schleimhäute, eine verringerte Sensibilität im Genitalbereich, Schmerzen beim Geschlechtsverkehr sowie eine erhöhte Anfälligkeit für Blasen- und Scheidenentzündungen. Ein unwillkürlicher Harnabgang aufgrund einer Blasenschwäche kann für Frauen ebenfalls unangenehm sein und das sexuelle Verlangen verringern.

Wie behandeln?

Manchmal hilft schon eine bessere Blutzuckereinstellung zur Verringerung der Beschwerden. **Gleitmittel** wie Cremes, Gels oder Salben helfen bei Scheidentrockenheit. Bei einem Hormonmangel kann die Verabreichung von **Hormonen** in Form von Pflastern, Zäpfchen oder Tabletten hilfreich sein. **Beckenbodengymnastik** oder die Verwendung von Beckenbodentrainern stärken die Muskeln des Beckenbodens. Eine **psychologische Beratung** kann ebenfalls helfen.

Verschlusskrankheiten in den Beinen

In den Beinen kann es auch zu **Durchblutungsstörungen** kommen. Dabei werden die Unterschenkel und Füße nicht mehr ausreichend mit Blut versorgt. Mediziner sprechen dann von einer „**arteriellen Verschlusserkrankung (AVK)**".

Was kann passieren?

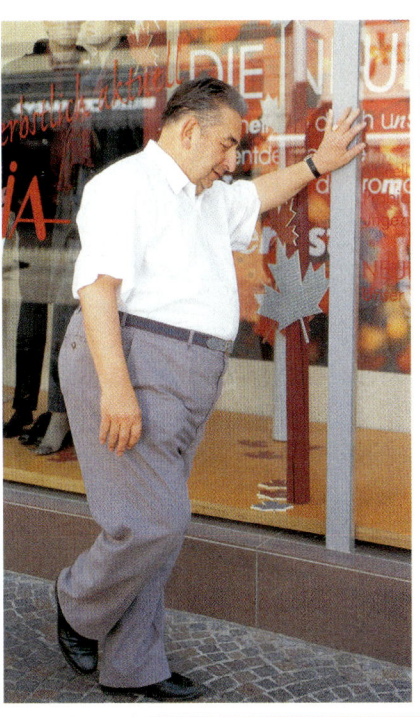

Durchblutungsstörungen können Sie an einer blassen Hautfärbung erkennen. Es treten häufig nach kurzen Gehstrecken Schmerzen auf, die sich nach dem Stehenbleiben bessern. Daher spricht man auch von einer „**Schaufensterkrankheit**". Ihr Arzt kann durch das Tasten Ihrer **Fußpulse** feststellen, ob Ihre Füße noch ausreichend durchblutet werden. Diese Untersuchung sollte mindestens einmal im Jahr durchgeführt werden. Die Durchblutung kann mit Hilfe einer **Doppleruntersuchung** von Ihrem Arzt sehr genau gemessen werden.

Wie erkennen?

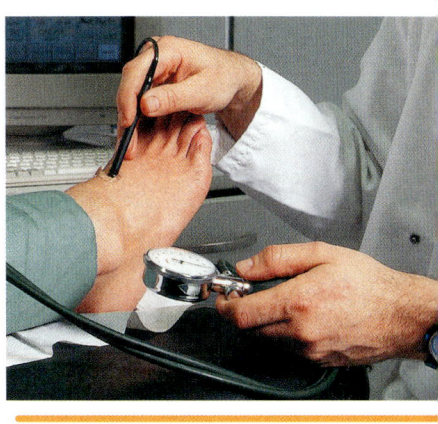

Falls Sie rauchen, sollten Sie spätestens jetzt überlegen, ob Sie nicht mit dem

Wie behandeln?

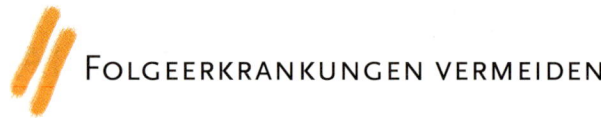
Rauchen aufhören wollen. Auch bei Durchblutungsstörungen stehen eine Reihe von medikamentösen Behandlungsmöglichkeiten zur Verfügung. Bei schwerwiegenden Durchblutungsstörungen hilft häufig nur eine Operation.

Schlaganfall

Was kann passieren?

Durchblutungsstörungen können auch die Gefäße betreffen, die das Gehirn versorgen. Die Gefäße können plötzlich verstopfen oder es kann zu einer Einblutung in das Gehirn kommen. In beiden Fällen spricht man von einem Schlaganfall.

Wie erkennen?

Sehr häufig kündigen sich Schlaganfälle vorher an. Betroffene haben Gleichgewichtsstörungen (mit oder ohne Schwindel), Seh- oder Hörstörungen, Sprachstörungen, Empfindungsstörungen oder Lähmungen in Armen, Beinen, Gesicht (oft halbseitig). Diese bilden sich jedoch nach wenigen Minuten oder Stunden wieder zurück. Bei diesen „Vorboten" heißt es „aufgepasst": Suchen Sie sofort einen Arzt auf, der die Durchblutung der hirnversorgenden Gefäße mittels einer Doppleruntersuchung oder anderer Verfahren überprüft!

Wie behandeln?

Bei Verdacht auf Schlaganfall ist es enorm wichtig, sofort medizinische Hilfe anzufordern – jede Minute zählt! Durchblutungsstörungen können durch Medikamente behandelt werden, die auch bei Herzerkrankungen verordnet werden. Manchmal ist auch die Erweiterung verengter Blutgefäße durch eine Operation nötig. Sehr wichtig: Schlaganfällen kann durch die Verminderung der Risikofaktoren ‚erhöhter Blutzucker', ‚erhöhter Blutdruck' und ‚erhöhte Blutfettwerte' vorgebeugt werden.

Folgeerkrankungen – das Risiko im Griff haben

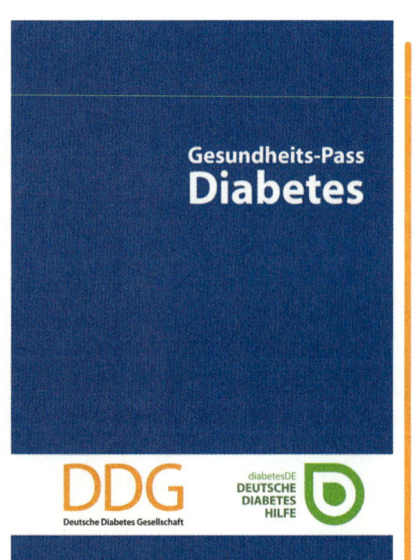

Bei dem Thema Folgeerkrankungen kommt es grundsätzlich darauf an, das Risiko im Griff zu behalten. Eine wichtige Hilfe hierbei bietet Ihnen der **Gesundheits-Pass Diabetes**.

Darin sind nicht nur die Werte Ihrer Risikofaktoren enthalten, sondern auch die Ergebnisse der Kontrolluntersuchungen, mit denen Sie einen Überblick über den Verlauf Ihres Diabetes erhalten und sehen können, wie gut Ihre Stoffwechseleinstellung ist.

Ebenso gibt Ihnen der Gesundheits-Pass Diabetes Empfehlungen, wie häufig Sie diese Kontrolluntersuchungen bei Ihrem Hausarzt oder bei einem Spezialisten durchführen lassen sollten. Denn das frühzeitige Erkennen und Behandeln von Folgeerkrankungen bietet die beste Gewähr, Ihre Gesundheit möglichst lange zu erhalten.

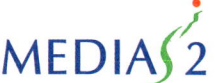

Lebensgewohnheiten ändern

Mit dem Auftreten des Diabetes stehen Sie vor der Aufgabe, sich mit diesem nun lebenslangen Begleiter zu arrangieren. Das geht nur, wenn Sie Ihre bisherigen **Lebensgewohnheiten** überdenken, einiges verändern und neue Verhaltensweisen ausprobieren. Dabei stehen ganz wichtige persönliche Themen auf dem Prüfstand.

▶ Wie bewusst lebe ich, wie wichtig ist mir meine Gesundheit und vor allem auch der Erhalt der Gesundheit?

▶ Wie sorgsam gehe ich mit mir und meinem Körper um?

▶ Wie wichtig ist mir eine gesunde Ernährung?

▶ Wie wichtig ist es mir, körperlich fit zu bleiben?

▶ Wie viel bin ich bereit zu „investieren", um eine Veränderung von ungünstigen Lebensgewohnheiten zu erreichen?

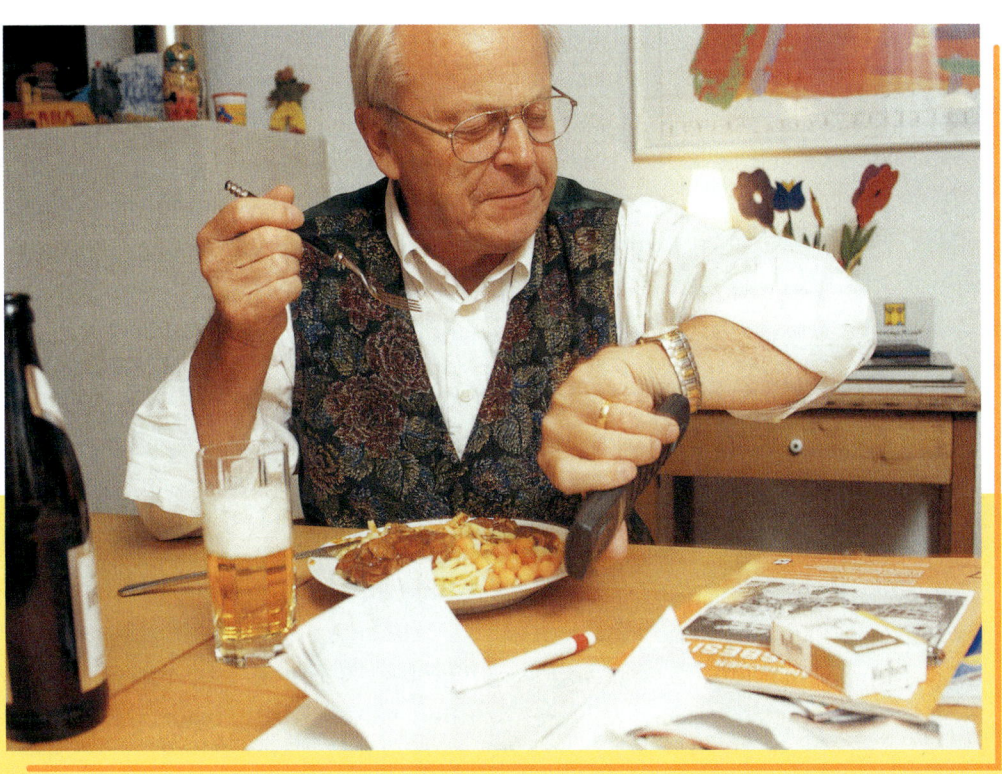

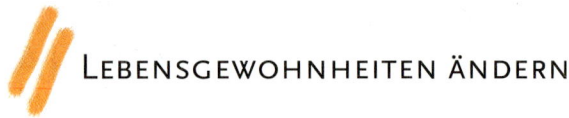

Nicht ganz einfach

Wahrscheinlich geht es Ihnen wie vielen anderen Menschen: Die **Vorsätze**, sich möglichst gut um die eigene Gesundheit zu kümmern, sind schon vorhanden. Bei Meinungsumfragen geben die meisten Menschen an, dass der Erhalt der Gesundheit für sie das wichtigste Lebensziel darstellt. Gesundheit ist ein hohes Gut.

Die Umsetzung dieser „guten Vorsätze" ist allerdings schon viel schwieriger. Vielleicht haben auch Sie bereits feststellen müssen, dass es gar nicht so einfach ist, bisherige Lebensgewohnheiten zu verändern. Schließlich geht es dabei um ganz zentrale Bereiche in Ihrem Leben, die alle meist etwas mit Genuss zu tun haben: Essen und Trinken, Bewegung, Rauchen ... Kurzum: lauter oft lieb gewonnene **Lebensgewohnheiten**, die sehr schwer von heute auf morgen zu ändern sind. Auch der Alltag mit seinen vielen Verpflichtungen erschwert es häufig, die Vorsätze dauerhaft in die Tat umzusetzen. Ein Körnchen Wahrheit steckt eben schon in dem Sprichwort „Der Geist ist willig, aber das Fleisch ist schwach"...

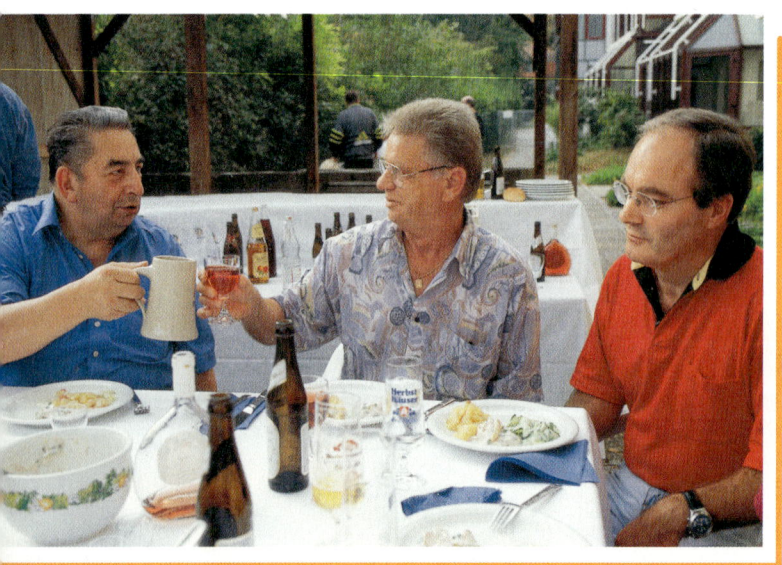

Gesundheit lässt sich nicht verordnen

Grundlegende Veränderungen im Leben wollen gut durchdacht und reiflich überlegt sein. Bevor Sie sich beispielsweise für eine bestimmte Arbeitsstelle oder für Ihren Wohnort entschieden haben, haben Sie sich sicherlich länger Gedanken gemacht und sich vielleicht mit nahestehenden Menschen beraten.

Selbst bei alltäglichen Entscheidungen wie etwa vor dem Kauf eines Haushaltsgerätes, aber auch bei wichtigen Entscheidungen etwa für oder gegen einen Wohnungsumzug wägen Sie in Gedanken ab. Sie überlegen sich:

▶ Überwiegen eher die **Vorteile** oder eher die Nachteile? Lohnt sich ein solcher Schritt? Wie hoch belaufen sich die Kosten? Wieviel Energie und Zeit müssten Sie für ein solches Vorhaben aufbringen?

Gedanken an eine Veränderung werden Sie wahrscheinlich schnell auf sich beruhen lassen, wenn Sie sich eher Nachteile ausrechnen würden und der zu erwartende Aufwand den Nutzen übersteigt.

▶ Sicherlich bedenken Sie bei einer Entscheidung, wie wichtig Ihnen ein anstehender Schritt ist. Weniger Wichtiges werden Sie eher auf später verschieben.

▶ Bei Entscheidungen, die für Sie oberste Priorität haben, werden Sie sich auch Gedanken darüber machen, ob Sie eine Veränderung überhaupt schaffen können. Sie überlegen sich, wer Ihnen helfen könnte, wenn Sie ein Vorhaben allein nicht schaffen.

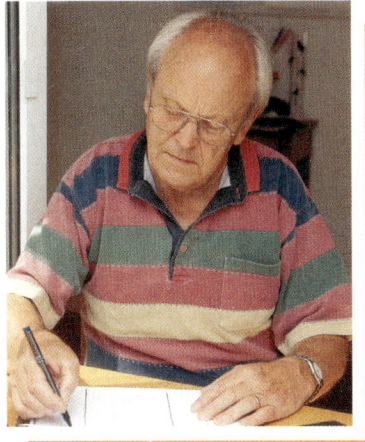
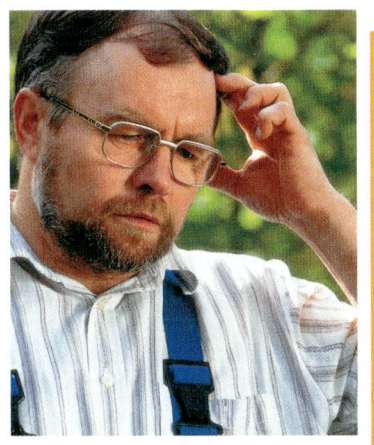
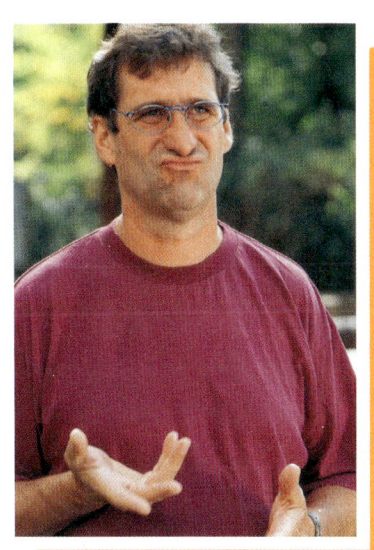

Egal, was Sie vorhaben: Je nachdem, wie Sie diese Fragen für sich beantworten, fällt Ihre Entscheidung aus.

Ähnlich ist es mit Ihrer Gesundheit. Letztlich stehen aufgrund des Diabetes Entscheidungen an, wie Sie künftig die Therapieempfehlungen Ihres Arztes handhaben.

Im Grunde sind bei allen ärztlichen Ratschlägen Sie es, die entscheiden, ob und welche Gewohnheiten Sie in Ihrem Leben ändern. Entscheidungen zu Ihrem **Gesundheitsverhalten** kann Ihnen Ihr Arzt weder abnehmen, noch kann er sie verordnen.

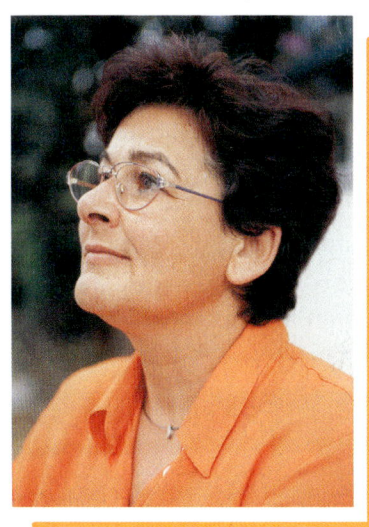

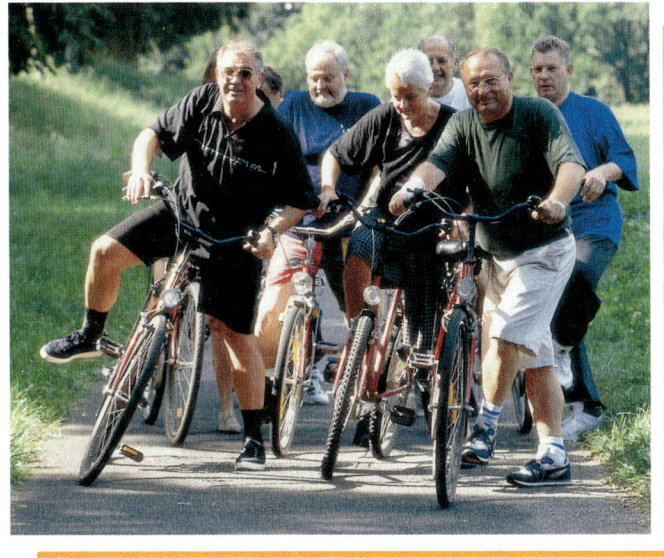

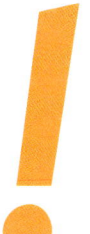

Niemand anderes als Sie kann entscheiden, ob und welche Gewohnheiten Sie in Ihrem Leben verändern möchten.
Sie müssen dies selbst wollen, es muss für Sie ein erstrebenswertes Ziel darstellen.

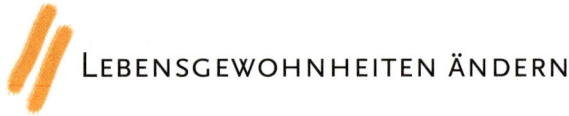
Selbstverantwortung übernehmen – so geht's!

Neben dem Willen, etwas zu verändern, kommt es natürlich auch auf die Vorgehensweise an, wie Sie eine Veränderung planen und dann auch umsetzen. Hier kommen einige Anregungen.

Die eigene Motivation überprüfen

Nur wenn Sie motiviert sind, ein selbst gestecktes **Ziel** zu erreichen, werden Sie sich auch richtig anstrengen. Fragen Sie sich deshalb zuerst, wie wichtig es für Sie ist, anders zu essen, Gewicht zu reduzieren, sich mehr körperlich zu bewegen, auf Ihre Blutzucker-, Blutdruck- und Blutfettwerte zu achten oder mit dem Rauchen aufzuhören!

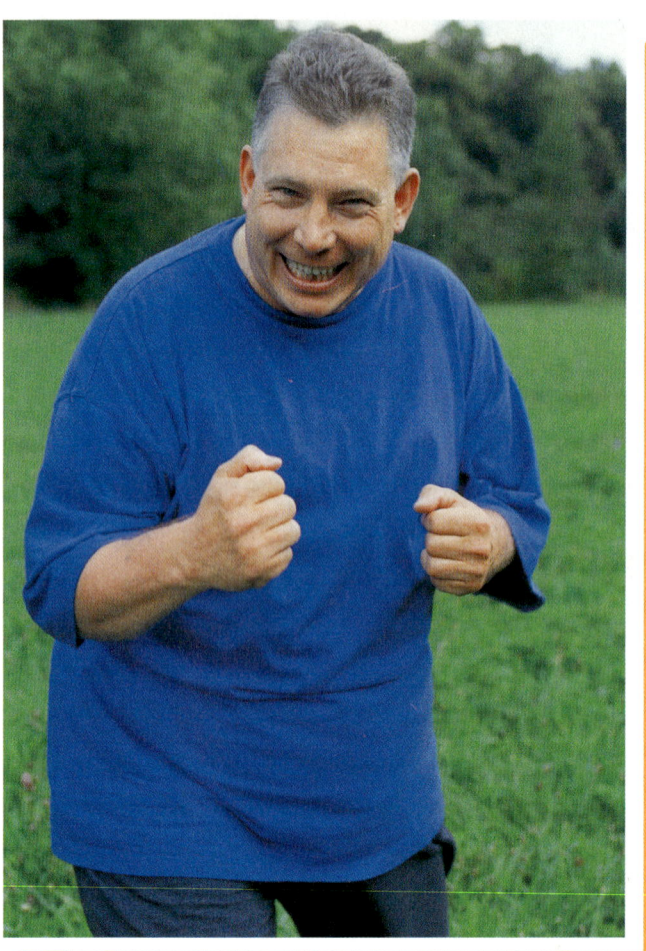

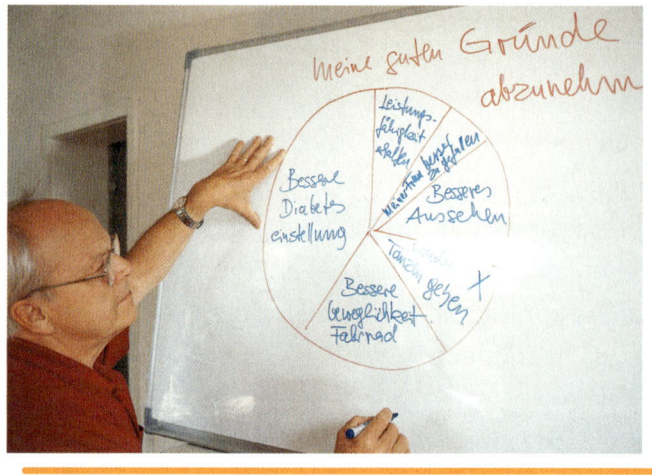

Einmal einen genauen Blick auf Ihre Gewohnheiten werfen

Viele Gewohnheiten sind Ihnen wahrscheinlich sprichwörtlich bereits „in Fleisch und Blut" übergegangen. So sehr, dass Sie darüber gar nicht mehr bewusst nachdenken. Schauen Sie doch einmal genauer hin und nehmen Sie Ihr Ess- und Bewegungsverhalten genauer unter die Lupe, damit Sie überhaupt wissen, was Sie verändern sollten!

Eine empfehlenswerte Methode besteht darin, bestimmte tägliche Gewohnheiten ein paar Tage hintereinander **aufzuschreiben**. Zum Beispiel, wie intensiv und häufig Sie sich bewegen, was und wie viel Sie normalerweise essen oder wie Sie bisher Ihre Füße gepflegt haben. Die beigelegten Arbeitsblätter 9/10, 13 und 17 sind dafür gedacht.

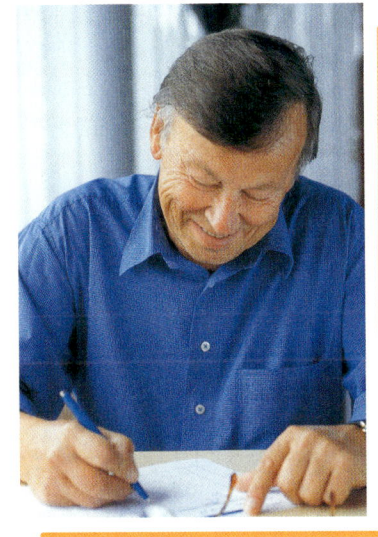

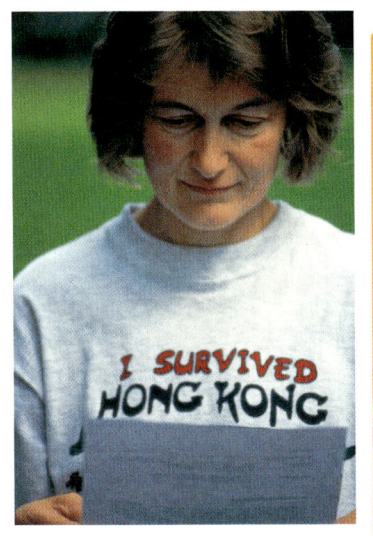

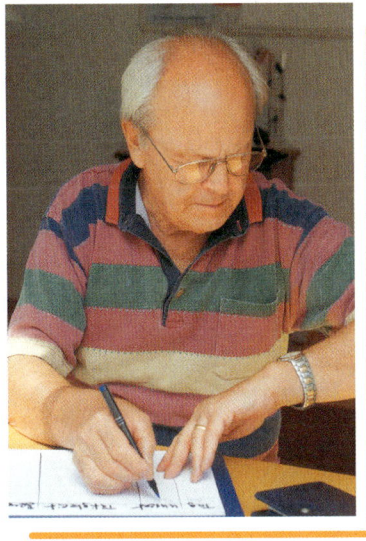

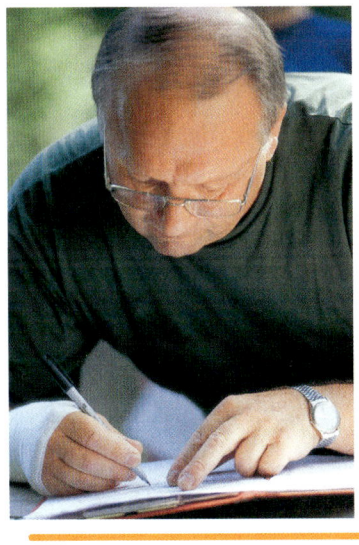

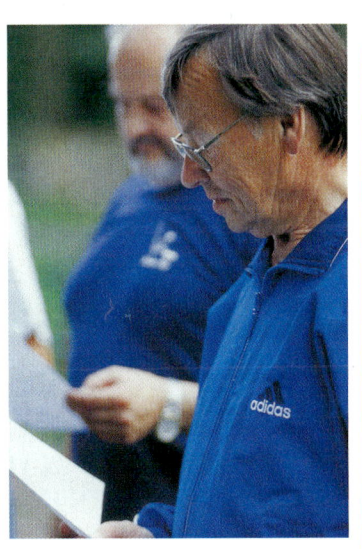

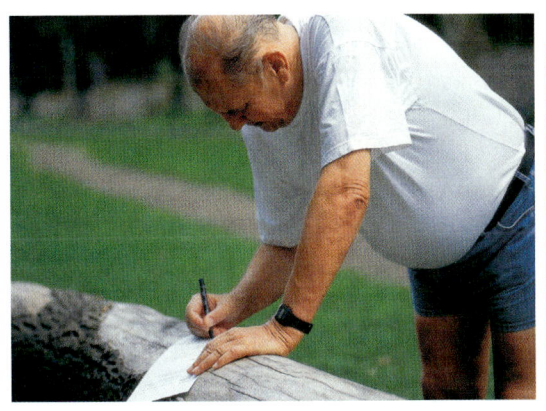

Eine solche systematische **Selbstbeobachtung** kann Ihnen helfen, sich zunächst einmal einen klaren Überblick über Ihre bisherigen Lebensgewohnheiten zu verschaffen. Häufig entdeckt man sehr überraschende Dinge, wenn man auf die eigenen Verhaltensweisen einmal genauer achtet ...

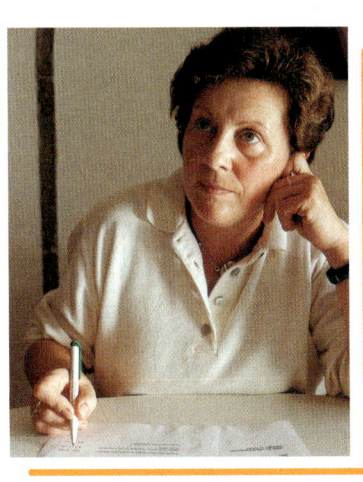

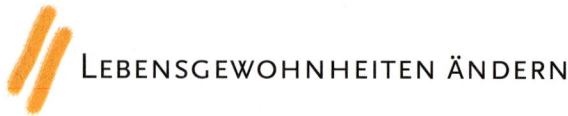

Wie zufrieden sind Sie mit Ihren Lebensgewohnheiten?

Schauen Sie sich nach mehreren Tagen einmal Ihre Aufzeichnungen genauer an! Vielleicht finden Sie bestimmte Regelmäßigkeiten in Ihrem Ernährungs- und Bewegungsverhalten. Möglicherweise sind Sie ja angenehm überrascht und sind im Großen und Ganzen mit Ihren bisherigen Lebensgewohnheiten zufrieden. Vielleicht finden Sie aber auch bestimmte Dinge, bei denen Sie sich eine Veränderung vorstellen können.

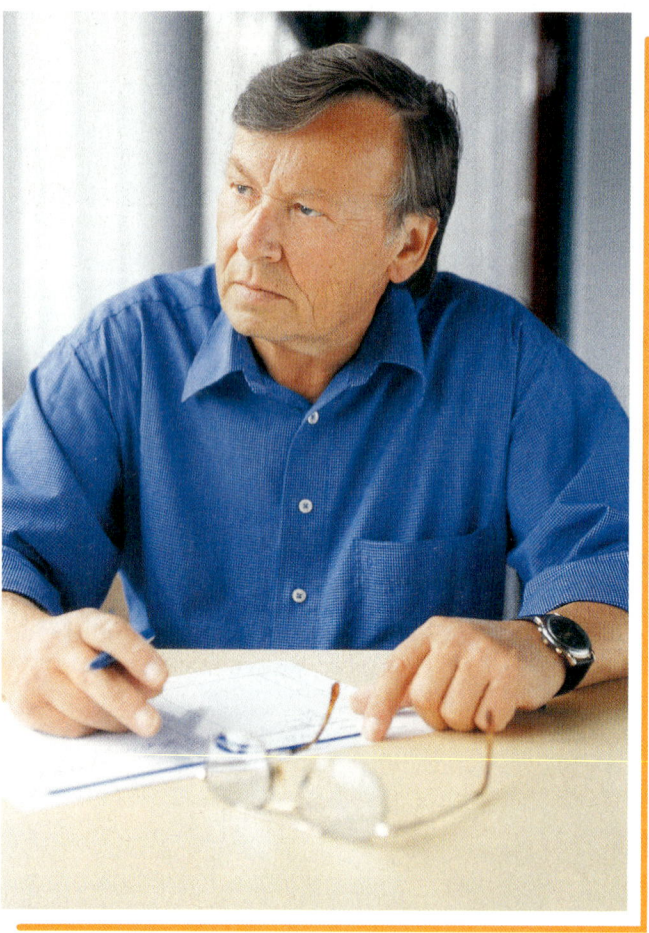

Sich konkrete und realistische Ziele setzen

Nur, wenn Sie ein Ziel haben, hinter dem Sie auch stehen können, werden Sie wahrscheinlich bereit sein, sich auf eine Veränderung einzulassen.

Hierbei gilt:

▶ Je konkreter Ihre Ziele sind, desto besser! Zum Beispiel statt „Ich will meine Gesundheit erhalten" besser ein konkretes Ziel wie „In den nächsten 4 Wochen will ich jeden Tag meinen Zucker messen".

Sich selbst Ziele setzen

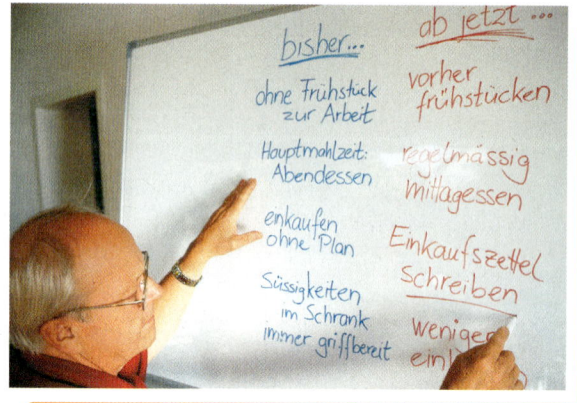

▶ Je **konkreter** Ihre Ziele, desto besser

▶ Weniger ist manchmal mehr

▶ Stecken Sie sich Ihre Ziele nicht zu hoch

▶ Ziele **positiv** formulieren

▶ Setzen Sie sich **Etappenziele**

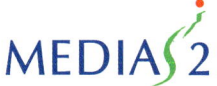

▶ Weniger ist manchmal mehr: Setzen Sie sich lieber wenige Ziele, die Sie auch erreichen können, als viele Ziele, die Sie vielleicht überfordern!

▶ Stecken Sie Ihre Ziele nicht zu hoch: „Niemand ist perfekt" – setzen Sie sich zu Beginn lieber leicht erreichbare Ziele! Sind Sie mit diesen ersten Veränderungen Ihrer bisherigen Lebensgewohnheiten erfolgreich, so motiviert Sie dies, mehr zu versuchen. Denn nichts motiviert mehr als der Erfolg.

▶ Formulieren Sie Ihre Ziele positiv: Etwas Positives zu erreichen, spornt viel mehr an. Auch sollten Ziele immer attraktiv sein, damit Sie sie gern verfolgen.

▶ Etappenziele einplanen: Für das Verändern von seit Jahrzehnten bestehenden Lebensgewohnheiten brauchen Sie einen langen Atem. Planen Sie möglichst viele kleine Etappenziele und versuchen Sie, diese mit einem Schuss Gelassenheit möglichst nach und nach zu erreichen!

Ausprobieren

Die besten Vorsätze helfen natürlich nichts, wenn sie nicht in die Tat umgesetzt werden. Überlegen Sie daher nicht zu lange, sondern fangen Sie gleich an, in Ihrem Alltag etwas Neues auszuprobieren.

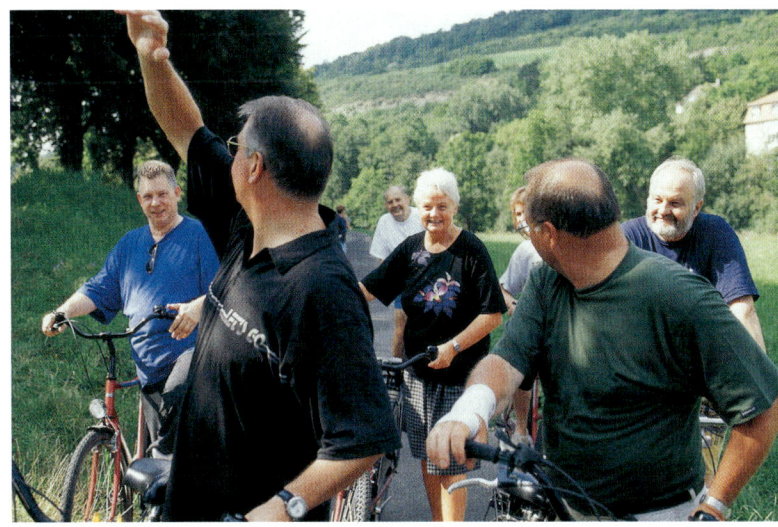

Nach Hilfsmöglichkeiten suchen

„Nur du allein kannst es schaffen, aber alleine schaffst du es nicht." Dieser Spruch drückt sehr gut aus, dass eine Veränderung von Lebensgewohnheiten in einer Gruppe Gleichgesinnter zumeist leichter fällt. Neben der **Diabetes-Schulungsgruppe** können **Angehörige** und **Freunde** Ihnen helfen, Ihren Weg mit dem Diabetes zu finden und zu gehen.

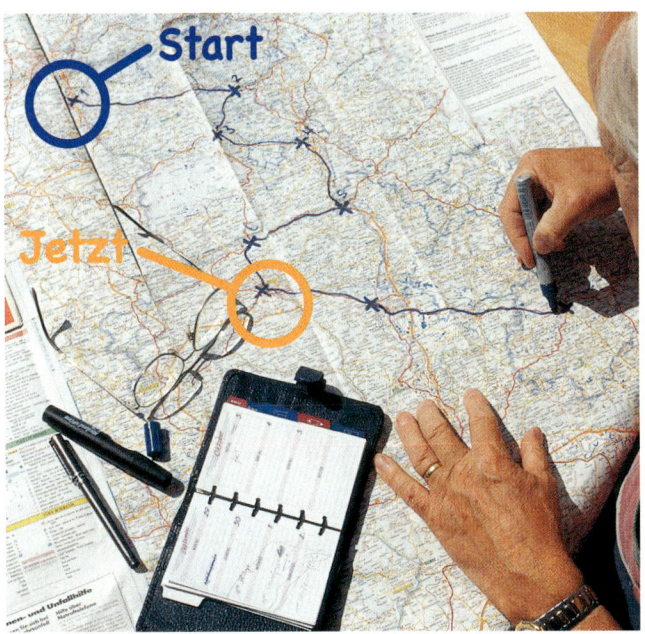

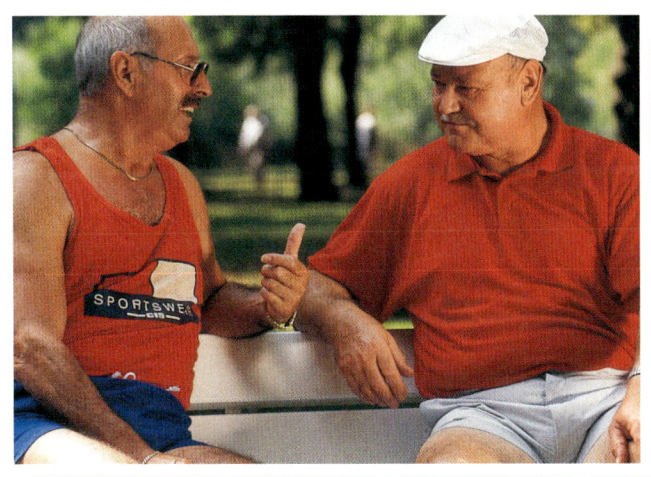

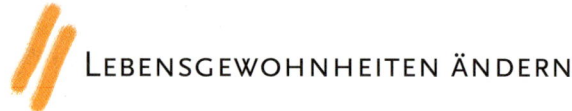
Bilanz ziehen

Nehmen Sie sich Zeit, nach einem gewissen Zeitraum bewusst Bilanz zu ziehen, wo Sie stehen, was Sie erreicht haben und ob Sie damit zufrieden sind! Im Alltag schleifen sich viele Dinge wieder ein, die einem nicht mehr richtig auffallen. Zum Bilanzieren bietet sich das Ende des **Schulungskurses** besonders an. Aber auch die vierteljährlichen oder jährlichen **Kontrolltermine** bei Ihrem Arzt zur Untersuchung Ihres Risikos für Folgeerkrankungen könnten geeignete Zeitpunkte darstellen, um Bilanz zu ziehen.

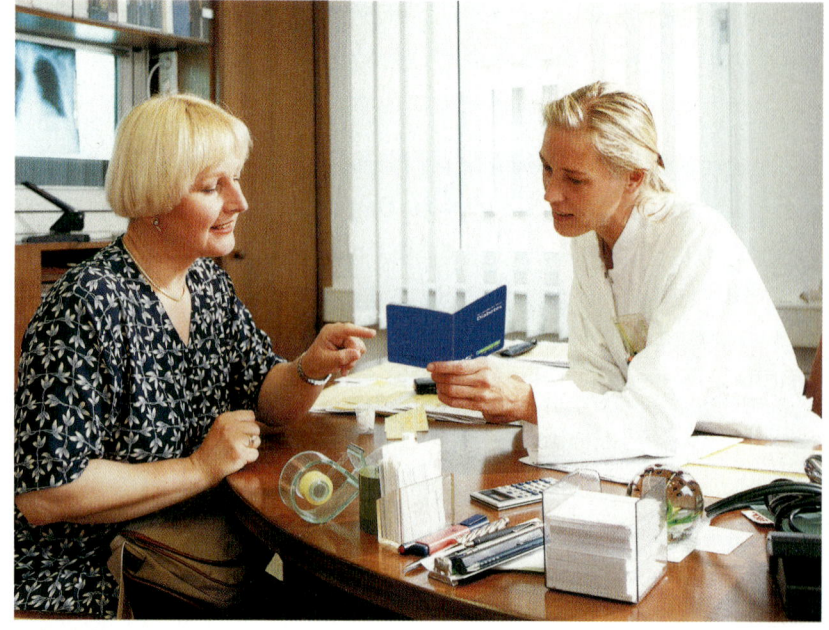

Gewicht abnehmen

Übergewicht ist einer der Hauptgründe für die Entstehung des Typ-2-Diabetes. Immerhin sind 80–90 % aller Menschen mit Diabetes übergewichtig. Falls dies auch für Sie zutrifft, haben Sie sicher auch bereits von Ihrem Arzt die Empfehlung bekommen, Gewicht abzunehmen. Ihr Diabetes kann tatsächlich deutlich gebessert werden, wenn es Ihnen gelingt, einige Pfunde zu verlieren.

Aber einfach ist es eben auch nicht. Vielleicht haben Sie auch bereits die eine oder andere Methode ausprobiert, um abzunehmen. Nicht wenige Menschen kommen dabei zu dem immer gleichen Ergebnis: Freude darüber, wenn am Anfang die Waage nach unten zeigt, und Frust, wenn die mühsam abgespeckten Pfunde bald wieder zum Vorschein kommen.

Gewichtsabnahme ist keine kurzfristige Maßnahme. Es geht weniger darum, schnelle Erfolge zu haben, sondern auf lange Sicht das Gewicht zu senken. Wenn Sie abnehmen und dieses verminderte Körpergewicht auch halten möchten, müssen Sie Ihre Gewohnheiten auf Dauer umstellen und in erster Linie Ihre Ernährung und meist auch die Bewegung ändern. Nicht unbedingt weniger, sondern vor allem anders essen, lautet das Erfolgsrezept beim Abnehmen! Und natürlich mehr Bewegung!

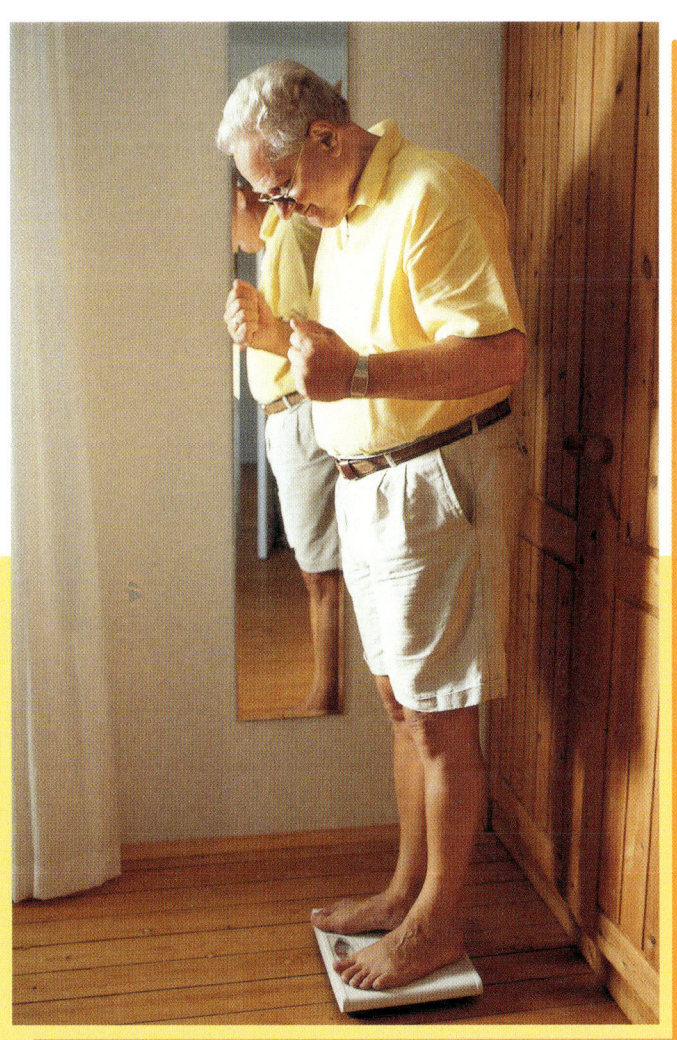

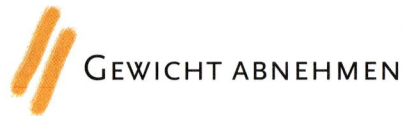

Sind Sie übergewichtig?

Wenn Sie überprüfen möchten, ob Sie normal- oder übergewichtig sind, so können Sie dies recht einfach selbst abschätzen. Sie müssen nur das Verhältnis zwischen Ihrem Gewicht und Ihrer Körpergröße berechnen. Dieser so genannte **Körper-Masse-Index** – englisch Body-Mass-Index, kurz BMI – wird nach folgender Formel bestimmt:

$$BMI = \frac{\text{Körpergewicht in kg}}{\text{quadrierte Körpergröße in m}^2}$$

Es geht aber auch einfacher: Nehmen Sie das Arbeitsblatt 5 (siehe Anhang)! Bestimmen Sie das Feld, in dem Ihre Körpergröße und ihr Körpergewicht aufeinander treffen! Kreuzen Sie Ihren BMI einfach direkt an!

In unserem Beispiel ist eine Person 1,75 m groß und wiegt etwa 100 kg. Anhand der Tabelle ergibt sich ein BMI von 32. Das liegt im roten Bereich und bedeutet „deutliches Übergewicht" – medizinisch **„Adipositas"** genannt.

Ihr Body-Mass-Index (BMI)

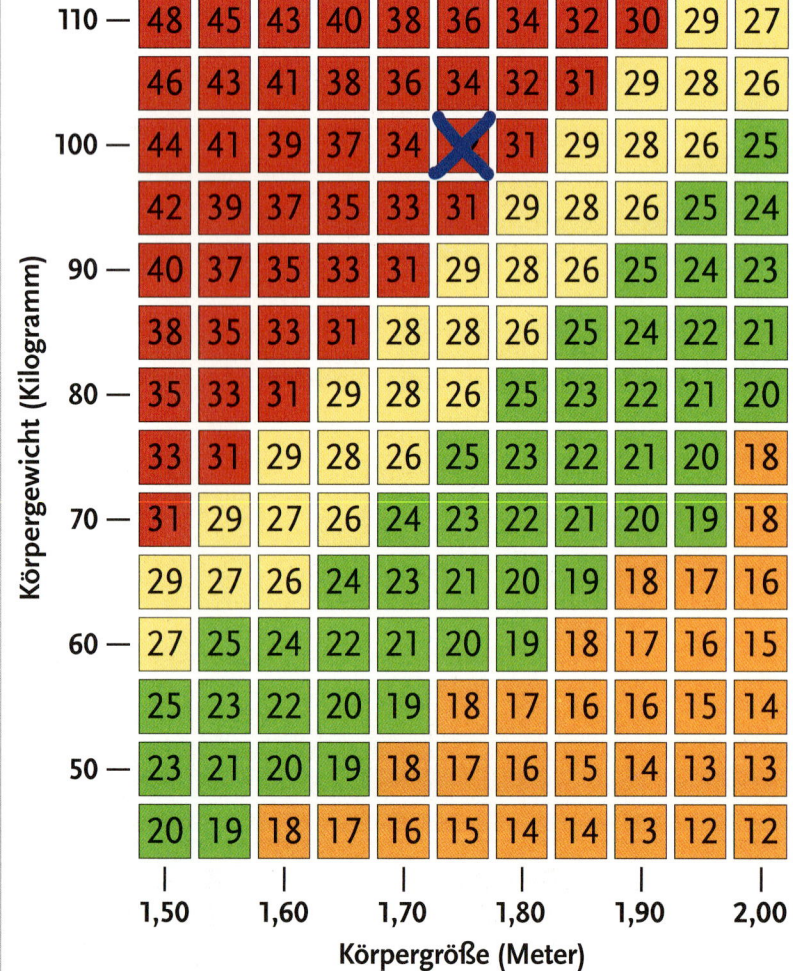

So errechnen Sie Ihren BMI:

▶ Bestimmen Sie das Feld, in dem Ihre Körpergröße und Ihr Körpergewicht aufeinander treffen!

▶ Kreuzen Sie Ihren BMI an!

Wie ist Ihr BMI?

32

🟥 Adipositas
🟨 Übergewicht
🟩 Normalgewicht
🟧 Untergewicht

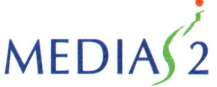

Was ist Ihr Wohlfühlgewicht?

Der Körper-Masse-Index BMI ist ein guter Anhaltspunkt, um Ihr Gewicht zu beurteilen, da er Körpergewicht in Relation zur Körpergröße setzt. Was allerdings nicht zu kurz kommen sollte, ist Ihr Empfinden, mit welchem Gewicht Sie sich in Ihrer Haut wohl fühlen. Schließlich müssen Sie mit Ihrem Körpergewicht auch zufrieden sein. Überlegen Sie doch einmal, wie viel Ihr **„Wohlfühlgewicht"** betragen würde!

Jedes Kilo weniger zählt

Nach den Daten des Robert-Koch-Instituts waren in Deutschland zuletzt ca. 67 % der Männer und 53 % der Frauen übergewichtig. Von starkem Übergewicht waren 23 % der Männer und 24 % der Frauen betroffen. Allem Anschein nach ist jedoch in den letzten Jahren der Anteil von mäßig übergewichtigen Menschen nicht angestiegen. Gleichwohl zeichnet sich in den letzten beiden Jahrzehnten vor allem bei Männern und bei jungen Erwachsenen eine Zunahme von starkem Übergewicht ab.

Übergewicht gilt als der wichtigste Faktor für die Entstehung des Typ-2-Diabetes; Abnehmen ist eine wesentliche Behandlungsmaßnahme des Typ-2-Diabetes. Gelingt es Ihnen, ein paar Kilo leichter zu werden, so verbessern sich in der Regel alle Stoffwechselwerte: Nicht nur der Blutzucker sinkt, sondern auch der Blutdruck und die Blutfettwerte. Es lohnt sich also: Jedes Kilo weniger zählt!

Vorteile von Gewichtsabnahme bei Diabetes

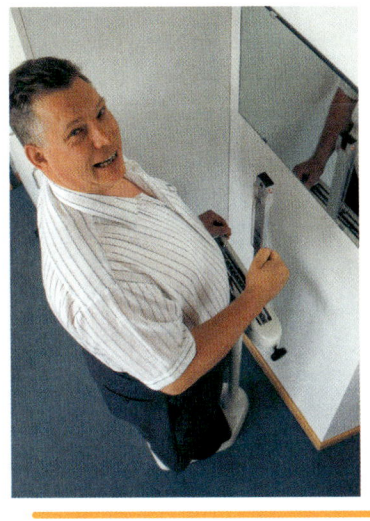
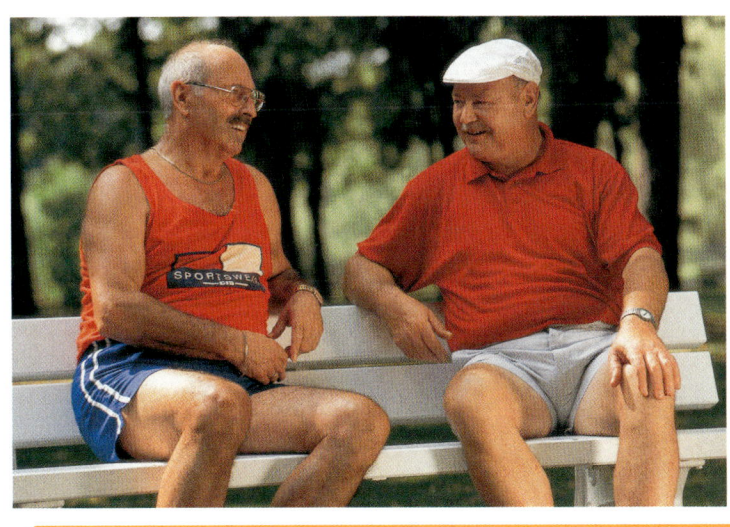

Blutzucker	**Blutdruck**	**Blutfette**	**Beweglichkeit**

Zelltüren funktionieren besser: Blutzucker sinkt	Blutdruck sinkt	Blutfette sinken	Bessere Beweglichkeit

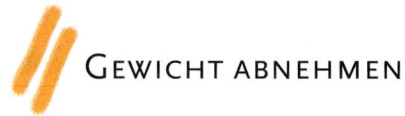
Bessere Blutzuckerwerte

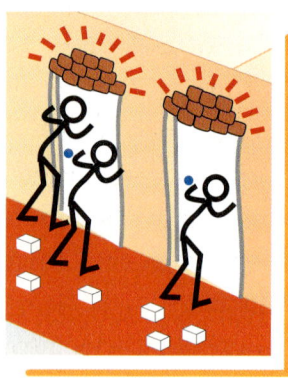
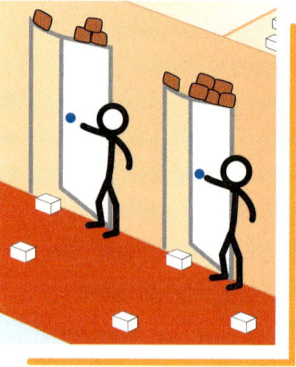

Erinnern Sie sich? Das Grundproblem des Typ-2-Diabetes besteht darin, dass sich die Zelltüren nur schwer öffnen lassen. Übergewicht ist ein wesentlicher Grund dafür. Denn die Wirkung des Übergewichts lässt sich mit einer Last vergleichen, welche die Rahmen der Zelltüren verzieht, so dass diese klemmen. Dadurch gelingt es den „Türöffnern" **Insulin** nur unter großer Anstrengung, manchmal auch gar nicht, die schwergängigen Türen zu öffnen. Der Zucker gelangt somit nicht schnell genug in die Zelle und staut sich in den Gefäßen. Die Folge: Erhöhte Blutzuckerwerte. Die **Bauchspeicheldrüse** versucht, durch erhöhte Anstrengungen das Problem zu beheben, indem sie mehr Insulin bereitstellt. Und natürlich muss sie mit Zunahme von Fettzellen immer mehr „Türöffner" Insulin zur Verfügung stellen. Dies führt dazu, dass sie den Zuckerstau nur schwer beseitigen kann, da die „Türöffner" Insulin nicht ausreichend wirksam sind (siehe Kapitel „Diabetes verstehen").

Eine Lösung des Problems besteht darin, Gewicht abzunehmen. Dadurch wird die Gewichtslast, die auf den Türrahmen drückt, geringer. Die Türen der Zellen gehen wieder besser auf, der Zucker staut sich nicht in den Gefäßen. Gleichzeitig benötigen Sie bei geringerem Körpergewicht weniger Insulin und schonen somit Ihre Bauchspeicheldrüse.

Bessere Blutdruckwerte

Abnehmen ist ebenfalls eine sehr wirksame Maßnahme zur Behandlung von **Bluthochdruck**. Selbst wenn Sie Tabletten gegen Bluthochdruck einnehmen, haben Ihre Bemühungen um gute **Blutdruckwerte** noch bessere Erfolgschancen.

Bessere Blutfettwerte

Auch bei erhöhten **Blutfettwerten** kann eine Gewichtsabnahme zu besseren Werten führen.

Bessere Beweglichkeit

Einige Pfunde weniger entlasten spürbar Ihre Gelenke. Sie werden insgesamt beweglicher und können Verschleißprozesse verhindern oder zumindest verlangsamen. Und dann macht Bewegung auch gleich wieder mehr Spaß.

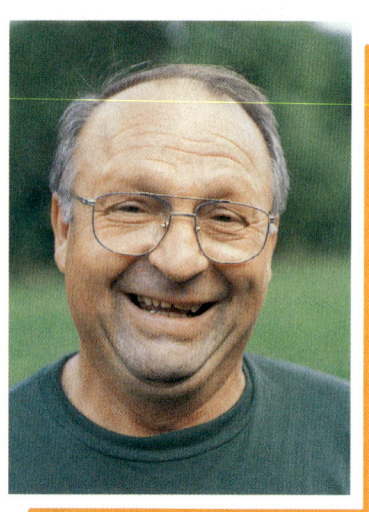

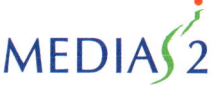

Zu dick – selbst schuld?

Es gilt heute als gesichert, dass die Entwicklung von Übergewicht wesentlich durch erbliche Faktoren gesteuert wird. Die **Veranlagung**, dick zu werden, wird einem in die Wiege gelegt. Sicher haben Sie sich, wenn Sie übergewichtig sind, insgeheim auch schon einmal darüber geärgert, dass einige Menschen viel essen oder trinken können, ohne zuzunehmen, während andere ständig mit Gewichtsproblemen zu kämpfen haben. Umgekehrt gilt dasselbe: Während beim Abnehmen bei einigen Menschen die Pfunde nur so purzeln, bewegt sich bei anderen der Zeiger der Waage nur im Schneckentempo nach unten.

Sind wir daher unseren **Genen** ausgeliefert? Mitnichten, denn von nichts kommt nichts! Vererbt wird nämlich nicht das Übergewicht, sondern nur eine Veranlagung dafür. Übergewicht kann jedoch nur entstehen, wenn der Körper über eine längere Zeit mehr Energie durch Essen und Trinken aufnimmt, als er verbraucht. Energie wird für die Grundversorgung des Körpers **(Grundumsatz)**, die Wärmebildung und körperliche Bewegung benötigt. Bleibt Energie übrig, so lagert der Körper diese in Form von Fett ein. Dies hat unseren Vorfahren in Zeiten, in denen keine Nahrung verfügbar war, sehr geholfen und entscheidend zum Überleben der Menschheit beigetragen. Heute, im Zeitalter des Nahrungsüberangebotes, wird diese biologische Ausstattung oft zum Bumerang.

Es liegt jedoch in Ihrer Hand, wie viel und was Sie essen und trinken, ob und in welchem Ausmaß Sie sich körperlich bewegen. Übergewicht ist kein unabänderbares Schicksal, das Sie überhaupt nicht beeinflussen können.

Wie entsteht Übergewicht?

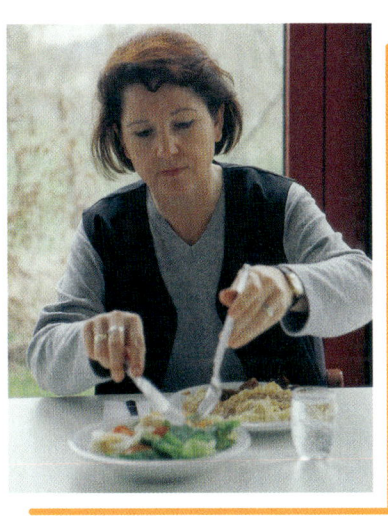

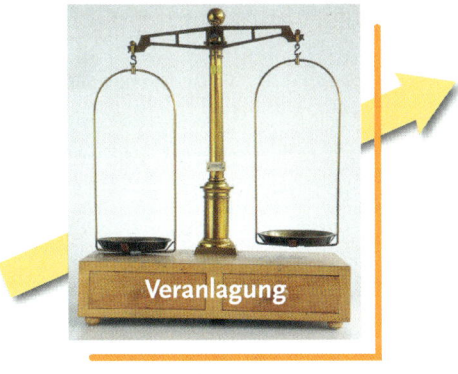

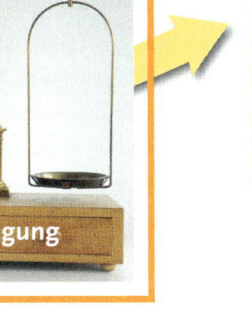

Veranlagung

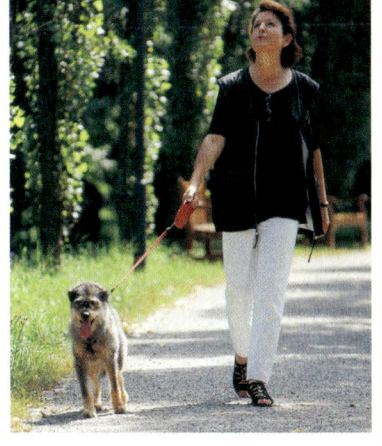

Energieverbrauch
(Grundumsatz + Bewegung)

größer als

Energieaufnahme
(Essen)

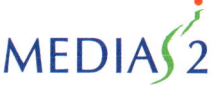

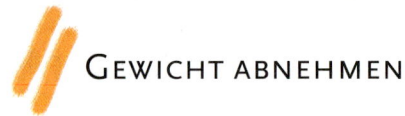

Die lieben Kalorien ...

Die Energie, die Sie bei der Bewegung verbrauchen, aber auch die, die in der Nahrung steckt, wird in **Kilokalorien** (kcal) oder **Kilojoule** (kJ) gemessen. In der Umgangssprache hat sich der Begriff „Kalorien" durchgesetzt.

Wenn Sie also zum Beispiel eine Tafel Schokolade essen, nehmen Sie etwa 530 Kalorien an Energie zu sich. Wenn Sie diese durch körperliche Bewegung wieder verbrennen möchten, müssen Sie ungefähr 5–6 Stunden spazierengehen oder 1–2 Stunden Fahrrad fahren. Da es sehr viel einfacher ist, bei der Auswahl und Zubereitung der Nahrungsmittel zu sparen, als die aufgenommene Energie mühsam wieder durch körperliche Betätigung zu verbrennen, lohnt es sich, einen Blick auf den **Energiegehalt** der verschiedenen Bestandteile der Nahrung zu werfen.

So viel Energie verbrauchen Sie etwa in einer Stunde ...

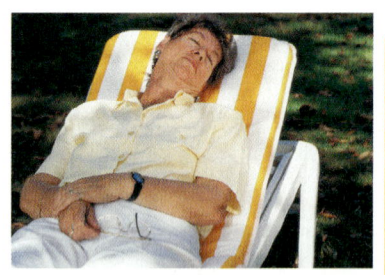

ca. 40 – 50 kcal

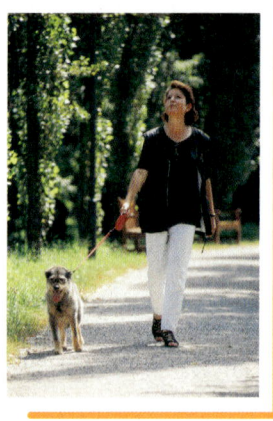

ca. 100 kcal

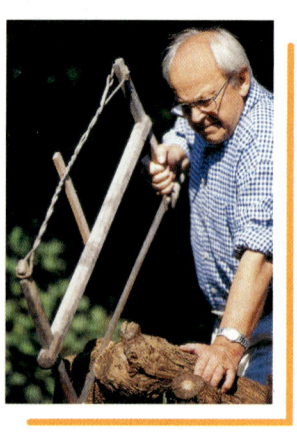

ca. 200 – 400 kcal

**Zum Vergleich:
enthält ca. 530 kcal**

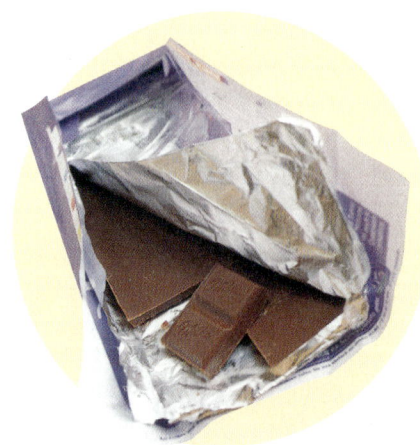

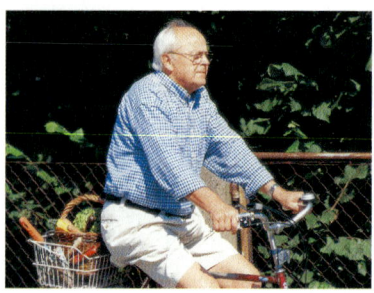

ca. 200 – 400 kcal

ca. 400 – 600 kcal

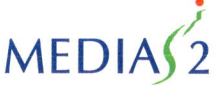

Weniger essen – jede Kalorie zählt

1 Gramm **Kohlenhydrate** wie auch 1 Gramm **Eiweiß** schlagen mit 4 Kalorien zu Buche, während dieselbe Menge **Fett** mehr als das Doppelte an Kalorien (9 kcal) beinhaltet. Auch 1 Gramm **Alkohol** enthält mit 7 Kalorien mehr Energie. Einmal anders betrachtet: Wenn Sie zunehmen möchten, ist es ratsam, viel fetthaltige Nahrungsmittel zu essen und auch auf Alkohol nicht zu verzichten. Wollen Sie hingegen abnehmen, empfiehlt es sich, so wenig fettreiche Nahrungsmittel wie möglich zu sich zu nehmen und den Alkoholgenuss einzuschränken.

Beim Abnehmen kommt es vor allem darauf an, weniger Energie zu sich zu nehmen. Eine clevere Strategie besteht daher darin, stark fetthaltige Lebensmittel einzuschränken und dafür mehr „Sattmacher" – wie Kohlenhydrate oder Gemüse – zu essen, die weniger Energie enthalten.

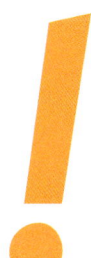

Jede Kalorie zählt – das Erfolgsrezept zum Abnehmen:

Weniger Energie aufnehmen: stark fetthaltige Lebensmittel einschränken! Mehr Energie verbrauchen: körperliche Bewegung verstärken!

Wie viel Energie steckt in der Nahrung?

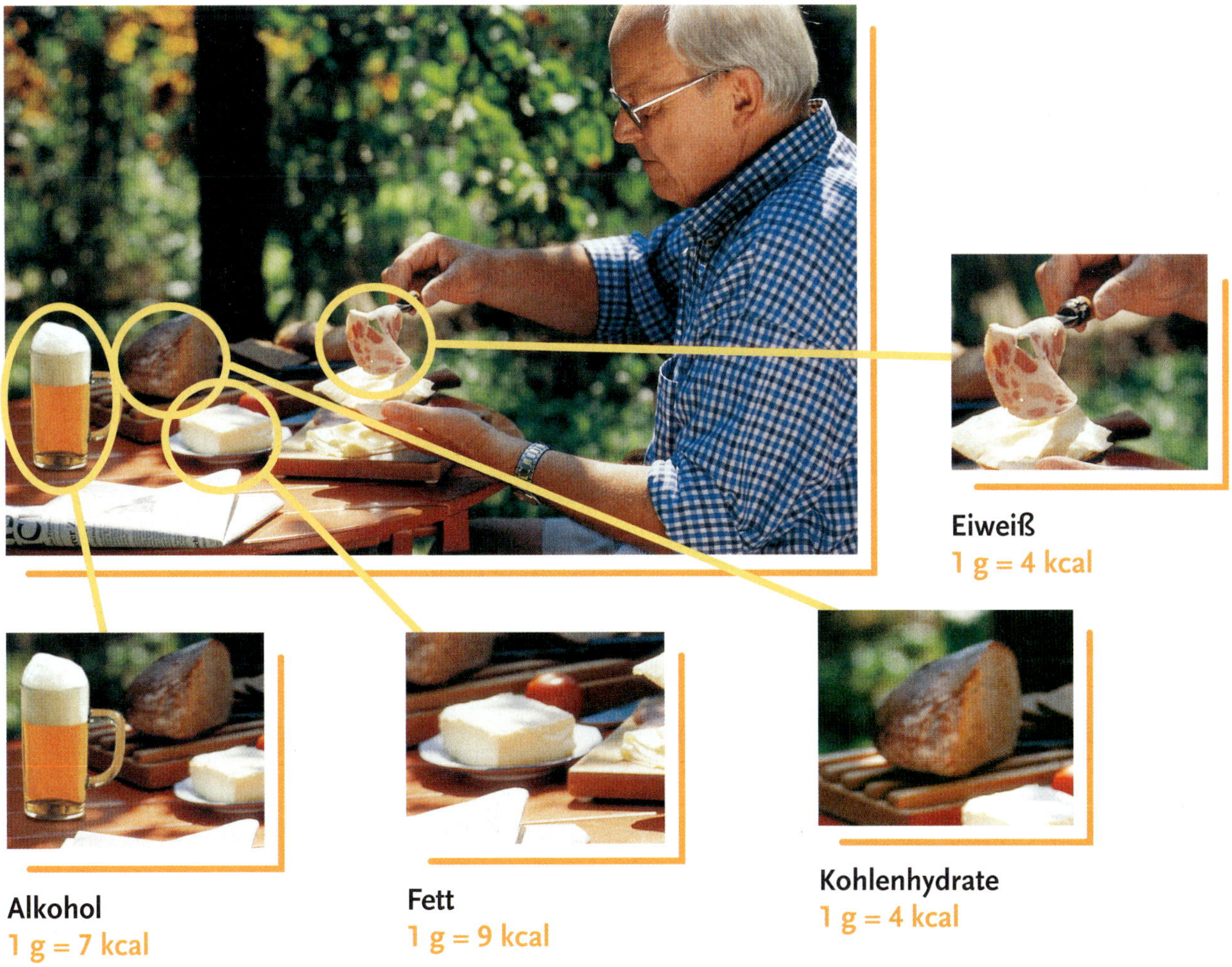

Eiweiß
1 g = 4 kcal

Kohlenhydrate
1 g = 4 kcal

Alkohol
1 g = 7 kcal

Fett
1 g = 9 kcal

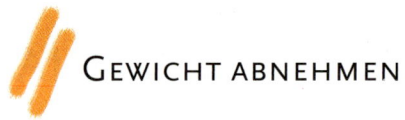
Gewicht abnehmen – gewusst wie!

Meine Lebensgewichtskurve

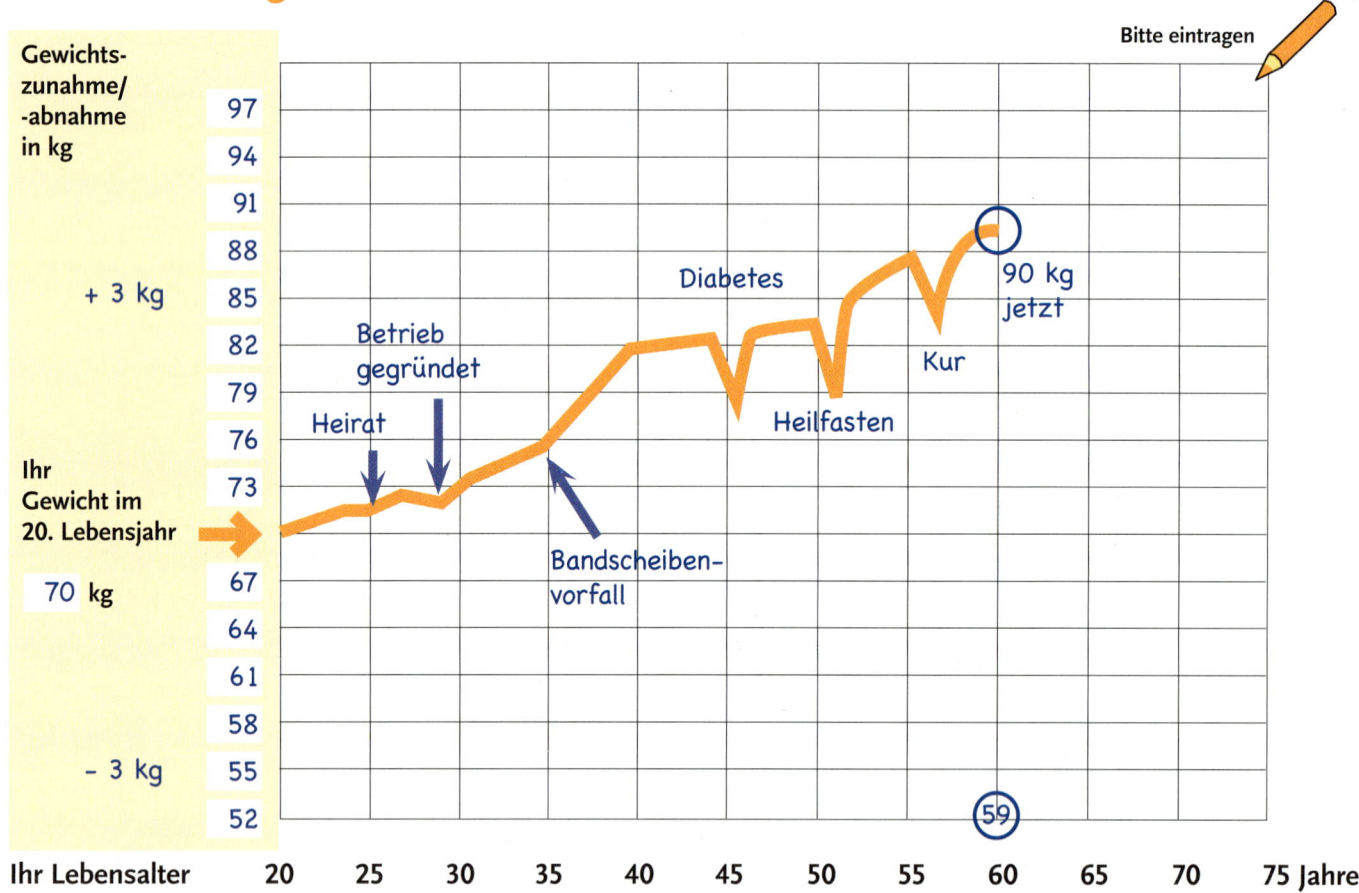

Bitte eintragen

Gewichts-
zunahme/
-abnahme
in kg

97
94
91
88

+ 3 kg   85
82
79

Ihr
Gewicht im
20. Lebensjahr

70 kg

76
73

67
64
61
58

- 3 kg   55
52

Heirat
Betrieb gegründet
Bandscheiben-vorfall
Diabetes
Heilfasten
Kur
90 kg jetzt
59

Ihr Lebensalter   20   25   30   35   40   45   50   55   60   65   70   75 Jahre

Wie es bisher war ...

Ihr heutiges Gewicht hat eine lange Vorgeschichte und ist Ergebnis vieler Lebensjahre. Überlegen Sie doch einmal, wie sich Ihr Gewicht im Lauf der Jahre entwickelt hat! Das Arbeitsblatt 4 kann Ihnen dabei eine Hilfe sein.

Nicht zu schnell abnehmen

Viele Menschen versuchen immer wieder, schnell und radikal viel Gewicht abzu-nehmen. Zu strikte Diäten und strenges Fasten führen häufig nach einer rapiden Gewichtsabnahme zu einer

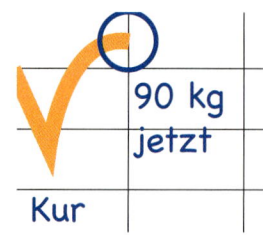

90 kg jetzt

Kur

erneuten schnellen Gewichtszunahme. Fachleute bezeichnen dies auch als „Jojo-Effekt". Günstiger ist es, wenn Sie **langsam und stetig** abnehmen. So hat auch Ihr Körper Zeit, sich nach und nach auf Ihre neuen Ernährungsgewohnheiten einzustellen.

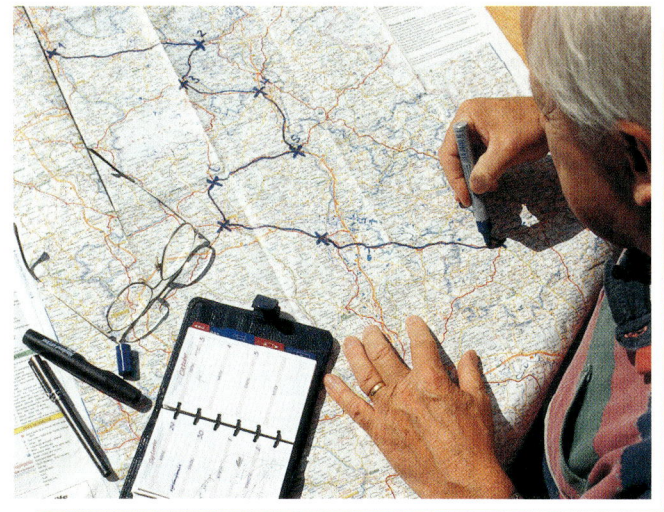

Langfristig planen

Beim Abnehmen sollten Sie langfristig denken.
Sicher haben Sie auch schon die Erfahrung
gemacht, dass es gar nicht so schwer ist, ein
paar Pfunde abzuspecken. Bedenken Sie aber,
dass am Anfang das Abnehmen auch deshalb
leichter geht, weil Wasser ausgeschwemmt wird!
Mit fortschreitender Dauer wird das Abnehmen
jedoch schwieriger. Noch schwerer ist es, das neue
Gewicht dann auch zu halten. Es bringt daher
nichts, wenn Sie sich täglich auf die Waage stellen
und auf jede Veränderung des Gewichtes reagieren. Tun Sie sich diesen Stress lieber nicht an, er
bringt Ihnen nur Frust! Es genügt, wenn Sie einmal
in der Woche auf die Waage steigen und diesen
Wert aufschreiben.

Lebensgewohnheiten ändern

Hoffnungen auf eine spür- und sichtbare
Gewichtsabnahme in kurzer Zeit werden durch
eine Menge von „Wunderdiäten" genährt, die
immer wieder in Zeitschriften oder im Fernsehen
angeboten werden. Selten jedoch gelingt es, eine
anfängliche Gewichtsabnahme längere Zeit aufrecht zu erhalten. Auf Dauer erfolgversprechender
ist es, wenn Sie langfristig Ihre Lebensgewohnheiten verändern, die zu Ihrem Übergewicht beigetragen haben.

Sich machbare Ziele setzen

Stecken Sie sich überschaubare und realistische
Ziele! Wenn Sie zu viel Gewicht in kurzer Zeit
abnehmen wollen, sind häufig Misserfolg und
Enttäuschung vorprogrammiert. Bezogen auf den
Diabetes ist jedes Kilo weniger schon ein Erfolg.
Wenn Sie es schaffen, langfristig 5–10 % Ihres Körpergewichtes zu reduzieren, würden Fachleute von
einem sehr guten Erfolg sprechen. Möglicherweise
ist es aber auch schon ein Erfolg, wenn Sie in der
näheren Zukunft nicht weiter zunehmen.

Verbote sind verboten

Es ist nicht notwendig, sich beim Abnehmen
strikten Verboten und Regeln zu unterwerfen. Die
Erfahrung zeigt, dass diese oft langfristig nicht
eingehalten werden. Bleiben Sie **flexibel**! Überlegen
Sie lieber, wie Sie mit bestimmten Nahrungsmitteln oder kritischen Situationen zukünftig umgehen möchten.

Ein Ausrutscher ist nicht so schlimm

Von gelegentlichen **Ausrutschern** wird niemand
dick. Kleine Schwankungen im Gewichtsverlauf
sind völlig normal und kein Grund zur Panik.
Es ist auch ganz natürlich, dass irgendwann der
Tag kommt, an dem Sie nicht weiter abnehmen.

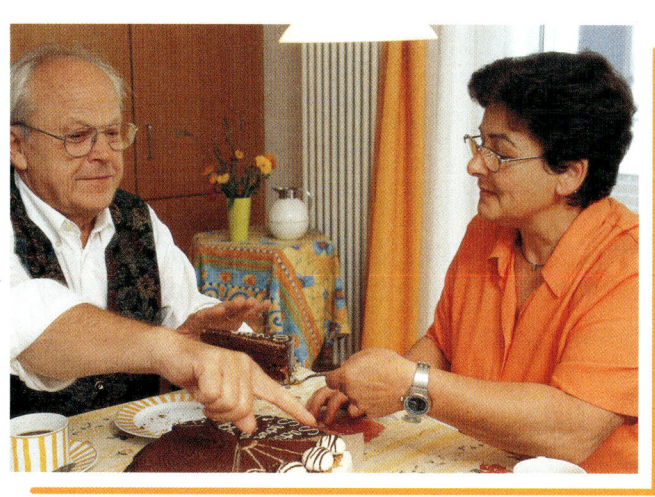

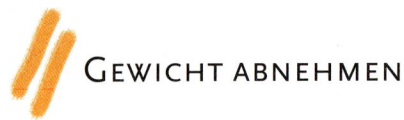

Bleiben Sie „am Ball", wenn Sie nicht weiter abnehmen oder kurzfristig wieder zunehmen! Werten Sie Schwierigkeiten beim Abnehmen nicht als „Beweis" dafür, dass Ihr Vorhaben misslungen ist! Überlegen Sie stattdessen, wie Sie weitermachen können! Vielleicht ist es notwendig, dass Sie Ihr Ziel etwas „zurückschrauben" oder neu formulieren.

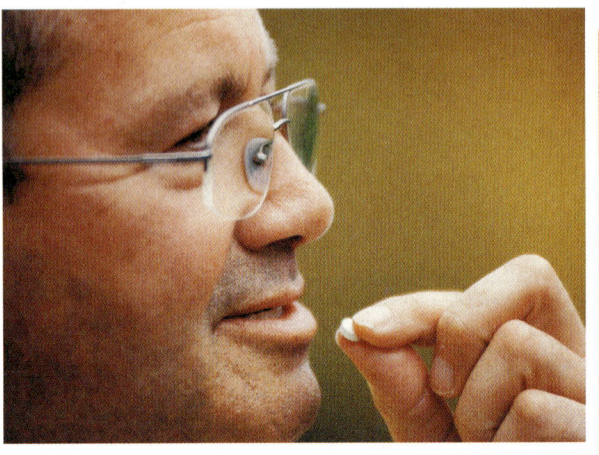

Tabletten zum Abnehmen?

Eine Reihe von **Medikamenten** können das Abnehmen – besonders zu Beginn – erleichtern. So gibt es beispielsweise so genannte „Anti-Fett-Pillen", die zu den Mahlzeiten eingenommen werden und die Verdauung von Fett verhindern. Ein Teil der aufgenommenen Fette wird somit wieder ausgeschieden und nicht in Fettzellen gespeichert. Allerdings sind diese wie alle anderen Medikamente kein Ersatz für eine langfristige Veränderung von **Ernährungsgewohnheiten**. Selbst bei Einnahme dieser Medikamente ist es notwendig, fettreiche Lebensmittel und Mahlzeiten einzuschränken. Darüber hinaus kann es im Einzelfall wie bei allen Medikamenten zu unerwünschten Nebenwirkungen kommen. Sie sollten sich daher von Ihrem Arzt ausführlich über die Vor- und Nachteile von Medikamenten zum Abnehmen beraten lassen.

Kohlenhydrate einsparen? Oder gleich ganz verzichten?

Einige Programme zur Gewichtsreduktion empfehlen, Kohlenhydrate einzusparen und fett- und eiweißreiche Lebensmittel zu bevorzugen, um den Energiebedarf zu decken. Befürworter dieser so genannten **„Low Carb Diäten"** verweisen darauf, dass der Körper bei einer eingeschränkten Kohlenhydrataufnahme auf die Fettreserven zurückgreifen muss. Zudem soll dadurch erreicht werden, dass die Bauchspeicheldrüse möglichst wenig Insulin ausschüttet und das Hungergefühl nachlässt. Anwender dieser Methode berichten von anfänglichen Erfolgen, langfristige Ergebnisse sind widersprüchlich. Kritisch muss auf jeden Fall gesehen werden, dass ein langfristig hoher Fett- und Eiweißkonsum bei Menschen mit Diabetes nicht unproblematisch ist. Zudem ist bekannt, dass Diätformen, die eine starke Einschränkung in der Auswahl von Lebensmitteln bedingen, langfristig nur schwer im Alltag umgesetzt werden können.

Neuerdings erscheint so genanntes **Intervall-Fasten** als günstig zur Gewichtsabnahme. Unter den zahlreichen Varianten möglicher Vorgehensweisen werden vor allem zwei Wege unter Fachleuten diskutiert: die 5/2-Regel sowie der 16/8-Rhythmus. Bei ersterer geht es um ein Wochenprinzip, nach dem an 5 Tagen normal gegessen und getrunken wird, an 2, möglichst nicht aufeinanderfolgenden Tagen steht eine deutlich kalorienreduzierte Kost auf dem Plan. Bei der zweiten Variante, einem täglichen Prinzip, soll 16 Stunden lag nichts und nur in den restlichen 8 Stunden gegessen werden (beispielsweise zwischen 12 und 20 Uhr). Der 16/8 Rhythmus ist beliebt, da er einfach in der praktischen Umsetzung ist.

Unser Tipp: Ändern Sie dauerhaft Ihre Ernährungsgewohnheiten und ernähren Sie sich **vernünftig**! Im nächsten Kapitel sagen wir Ihnen, wie das geht.

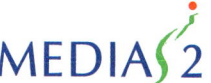

Sich gesund ernähren

Das Essen gehört zu den menschlichen Grundbedürfnissen, vor allem aber den angenehmsten Genüssen in unserem Leben. Nicht zu Unrecht sagt man, dass „Essen und Trinken Leib und Seele zusammen halten". Es macht einfach Spaß und gute Laune, etwas Gutes zu essen oder zu trinken. Ein geselliges Beisammensein mit der Familie, Freunden oder Sportkameraden wird durch gutes Essen und Trinken meist noch angenehmer. Auch im Beruf spielt ein gutes Essen bei der Kontaktpflege, etwa bei Geschäftsbesprechungen, häufig eine wichtige Rolle. Essen und Trinken ist mehr als eine reine Nahrungsaufnahme, sondern bedeutet auch **Genuss** und **Lebensfreude**.

Das gilt natürlich gleichermaßen für Menschen mit und ohne Diabetes. Viele Menschen verbinden mit Diabetes jedoch die Vorstellung, Abschied von den „leiblichen Genüssen des Essens und Trinkens" nehmen und ab jetzt **„Diät"** einhalten zu müssen. Schon der Begriff „Diät" hat für viele Leute einen negativen Beigeschmack und wird oft mit Enthaltsamkeit und Verboten gleichgesetzt.

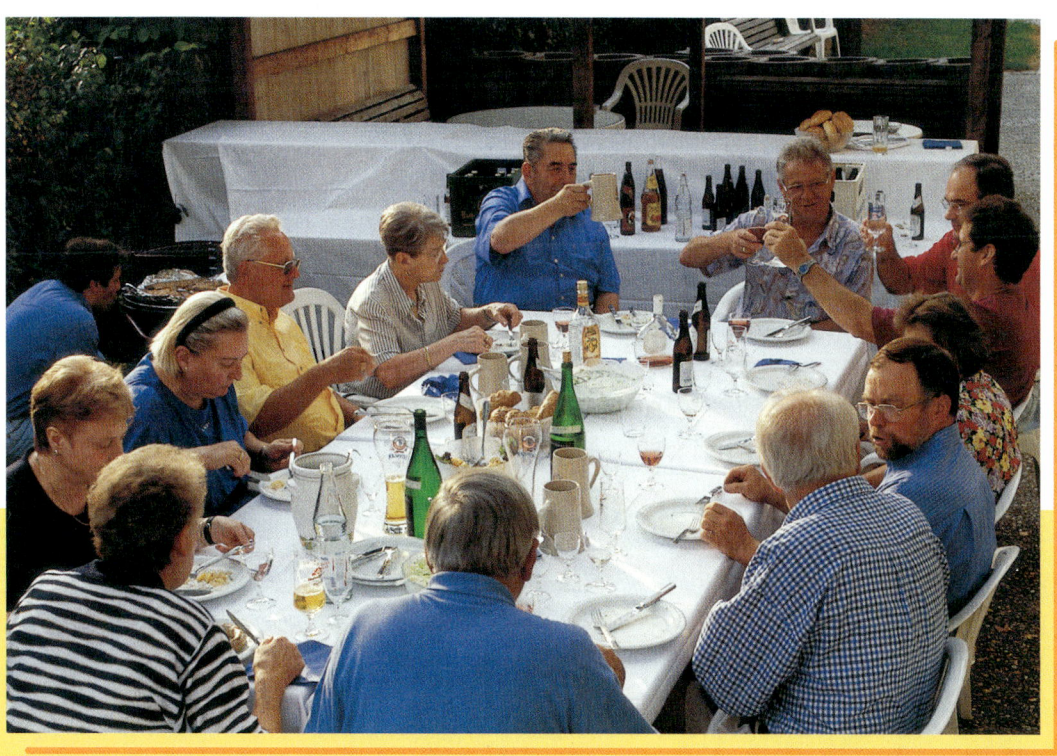

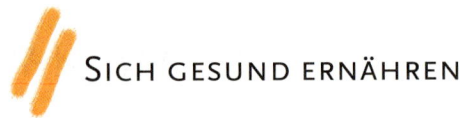

Gesunde Ernährung – empfehlenswert für jedermann

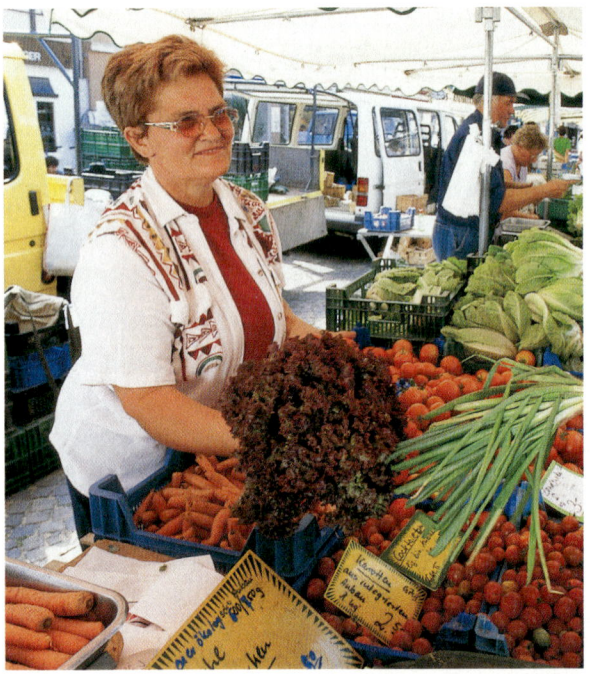

Doch glücklicherweise gibt es in der modernen Diabetestherapie keine strikten **Vorschriften** mehr. Vorbei sind die Zeiten, als man Menschen mit Diabetes den Spaß am Essen verdarb und am liebsten den süßen Genuss ganz verbieten wollte. Gefragt ist heute im Grunde eine „gesunde Lebensweise" – nichts anderes bedeutet übrigens das Wort **„Diät"**, wenn man es aus dem Alt-Griechischen übersetzt. Die heutigen **Ernährungsempfehlungen** unterscheiden sich im Prinzip nicht von denen, die für Menschen ohne Diabetes gelten. Die richtige Ernährung bei Diabetes ist eine vollwertige, abwechslungsreiche Kost, die jedem Menschen empfohlen werden kann.

So ernähren Sie sich gesund

Alle Fachleute sind sich in einem Punkt einig: Unsere Nahrung sollte vielfältig sein. Kein Lebensmittel allein enthält alle Nährstoffe. Je abwechslungsreicher Sie essen, desto geringer ist das Risiko einer einseitigen Ernährung. So weit die Theorie. Und wie schaut die Praxis aus? Was heißt das konkret? Die allermeisten Menschen essen viel zu energiereich, zu viel Fett und Zucker und zu wenig Gemüse und Vollkornprodukte, die die Verdauung fördern und länger satt machen.

Ernährungsempfehlungen für Menschen mit Typ-2-Diabetes, die nicht Insulin spritzen

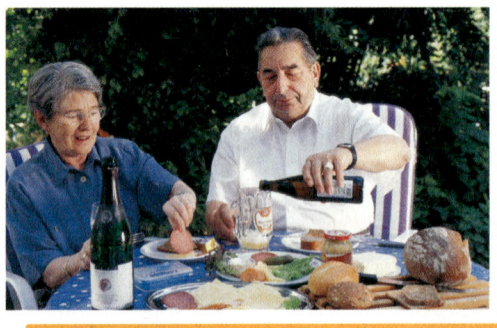

▶ **Gewicht abnehmen**

▶ **Vollwertig und abwechslungsreich essen und trinken – wie jeder Erwachsene!**

▶ **Bei Übergewicht: Gewicht abnehmen (für ein Energiedefizit zwischen Energieaufnahme und -verbrauch sorgen), erneute Gewichtszunahme vermeiden!**

▶ **Auf Kalorien achten!**

▶ **Vor allem Fett und Alkohol, aber auch Zucker und Salz reduzieren!**

▶ **Bei fetthaltigen Lebensmitteln: pflanzliche Fette bevorzugen!**

▶ **Am besten Wasser trinken!**

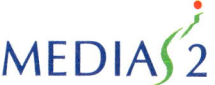

Eher mehr...

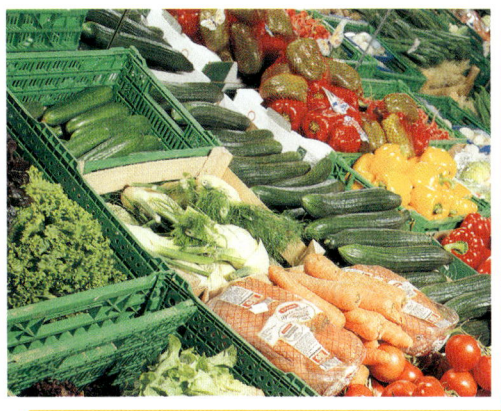

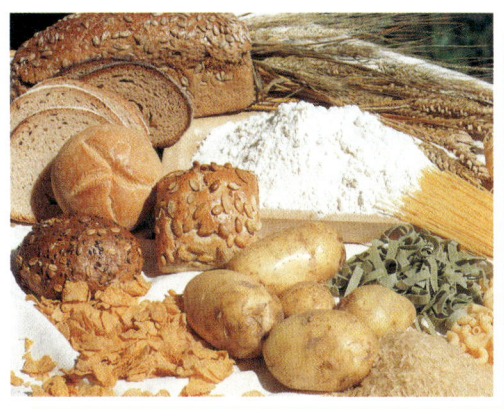

Eher weniger...

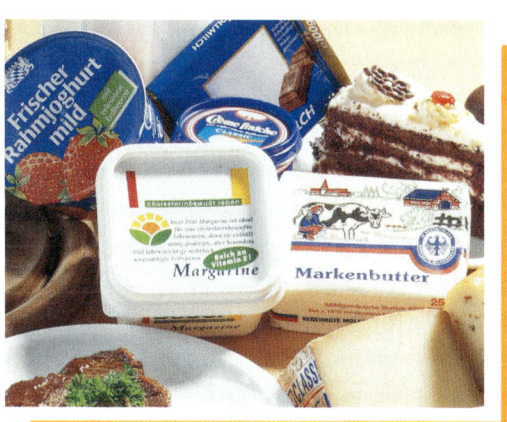

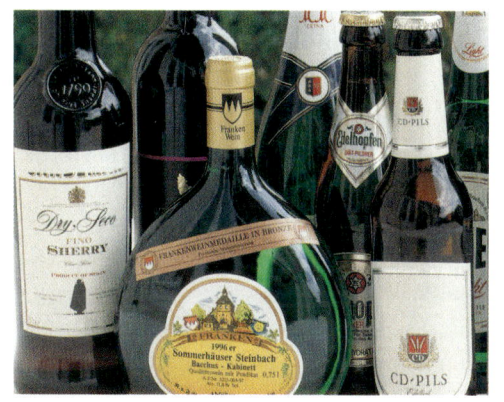

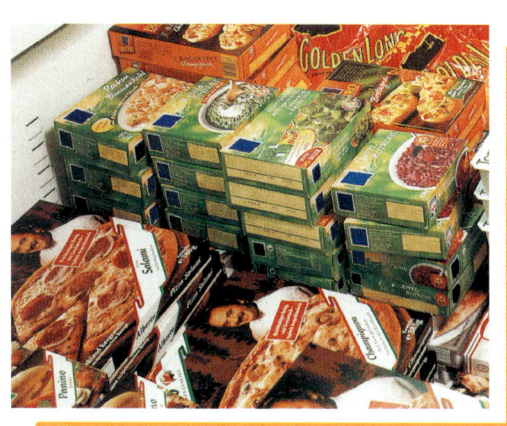

Die wichtigsten Ernährungsempfehlungen für Menschen mit Typ-2-Diabetes sind gar nicht kompliziert:

Für eine erfolgreiche Behandlung Ihrer Diabeteserkrankung ist eine Gewichtsabnahme wichtig. Daher sollten Sie versuchen, Ihre persönliche **Energiebilanz** positiv zu gestalten: also nicht zu kalorienreich essen und trinken. Dazu müssen Sie aber nicht anfangen, die **Kalorien** zu zählen. Es reicht aus, wenn Sie sich vernünftig ernähren, das heißt Ihren Kopf einschalten und darauf achten, insgesamt etwas weniger zu essen, **fetthaltige Nahrungsmittel** einzusparen und den **Alkoholgenuss** zu reduzieren.

Mit der Menge, aber auch mit dem richtigen Mix aus pflanzlichen und tierischen Fetten können Sie selbst Ihre Blutfette beeinflussen. Günstig für Ihre Gefäße ist es, wenn Sie **pflanzliche Fette** bevorzugen und tierische Fette einschränken. Bei der Zubereitung von Mahlzeiten sind Oliven-, Raps- oder Erdnussöl besonders zu empfehlen, da sie den „guten" HDL-Cholesterin-Spiegel erhöhen.

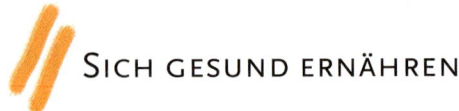

Und so sparen Sie Fett ein

Wenn Sie sich den Energiegehalt verschiedener Nahrungsmittel genauer anschauen, werden Sie schnell merken, dass in der Regel kalorienreiche Lebensmittel auch viel **Fett** enthalten. Fett ist sichtbar in der Butter, in Streich- und Bratfetten, Öl oder Mayonnaise enthalten. Aber viel tückischer sind die „versteckten" Fette, die in Fleisch- und Milchprodukten, Soßen, **Süßigkeiten** oder im Gebäck verarbeitet sind.

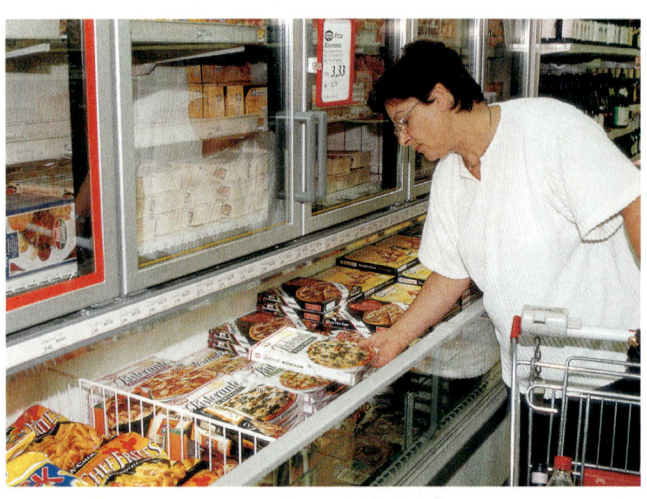

Die Bremse können Sie vor allem ziehen, wenn Sie

▶ bei der Auswahl Ihrer **Lebensmittel** auf den Fettgehalt achten, fettärmere Lebensmittel bevorzugen und

▶ das Essen fettärmer zubereiten.

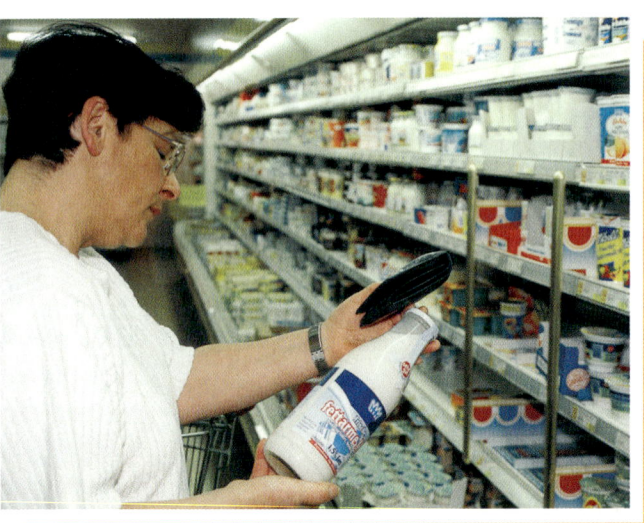

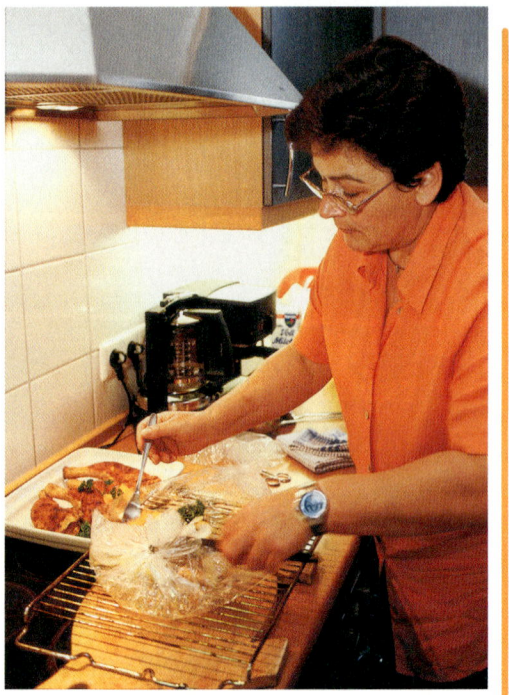

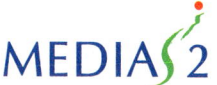

Kalorienzählen ist out

Um Lebensmittel besser nach ihrem Energie- und Fettgehalt beurteilen zu können, ist es sinnvoll, sich einen **groben Überblick** zu verschaffen, was in der Nahrung drin ist. Gerade wenn Sie abnehmen wollen, ist es wichtig, sich damit zu beschäftigen. Sie werden sehen, dass es für alle Lebensmittel günstige, fettarme Alternativen gibt. Eine Hilfe kann Ihnen hierbei die **Bausteintabelle „Essen nach Maß"** sein, die diesem Buch beigefügt ist.

Ganz bewusst haben wir darauf verzichtet, in dieser Tabelle den Kalorien- oder Fettgehalt der verschiedenen Lebensmittel detailliert aufzulisten. Das genaue Kalorienzählen ist gar nicht nötig. Außerdem soll Ihnen durch stupides Zählen nicht die Lust am Essen vergehen. Entdecken Sie vielmehr selbst, dass es zu fettreichen Nahrungsmitteln **clevere Alternativen** gibt, die gut schmecken und gleichzeitig nicht dick machen.

Clevere Alternativen suchen

Das Prinzip ist einfach: Jeder Baustein steht für 50 **kcal**. Je mehr **Kalorienbausteine** ein Lebensmittel hat, desto energiereicher ist es. Je dunkler der Baustein eingefärbt ist, desto höher ist der Fettgehalt des jeweiligen Lebensmittels. Schwarze Bausteine sind für sehr fettreiche, graue Bausteine für mittelmäßig fetthaltige und weiße Bausteine für fettarme Lebensmittel reserviert. Mit Hilfe dieser Bausteine können Sie leicht auf einen Blick entscheiden, welche Lebensmittel für eine gesunde Ernährung mehr oder weniger geeignet sind.

Was sind Kalorienbausteine?

1 Kalorien-Baustein ☐ = 50 kcal

½ Kalorien-Baustein ◻ = 25 kcal

■ **Lebensmittel mit schwarzen Bausteinen haben sehr viel Fett**
(mehr als 70% der Gesamtkalorien sind Fettkalorien)

▨ **Lebensmittel mit grauen Bausteinen enthalten mäßig viel Fett**
(zwischen 30 und 70% der Gesamtkalorien sind Fettkalorien)

☐ **Lebensmittel mit weißen Bausteinen enthalten wenig Fett**
(weniger als 30% der Gesamtkalorien sind Fettkalorien)

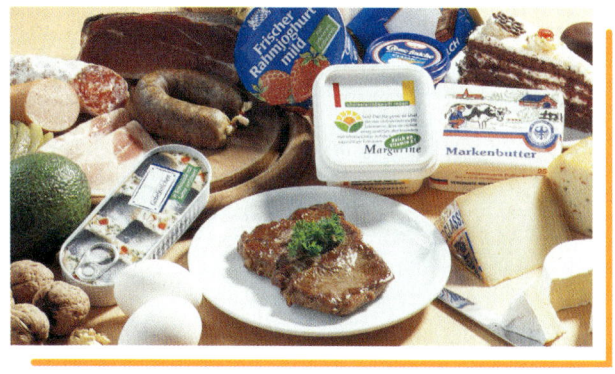

! **Viele Bausteine, viel Energie**

Je dunkler die Bausteine, desto höher der Fettgehalt

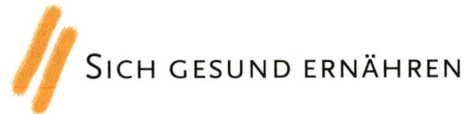

Auf die richtige Auswahl kommt es an

Eine **gesunde Ernährung** fängt bereits beim Einkauf an. Begleiten Sie uns bei einem Gang durch den Supermarkt! Lassen Sie uns vor den wichtigsten Regalen kurz Halt machen und nach günstigen, fettarmen Alternativen Ausschau halten!

Beim Einkaufen

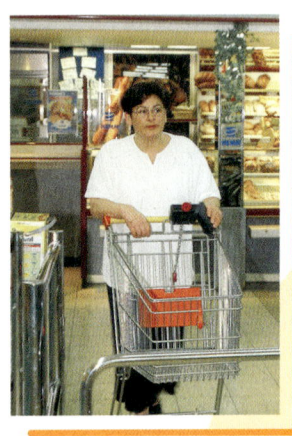

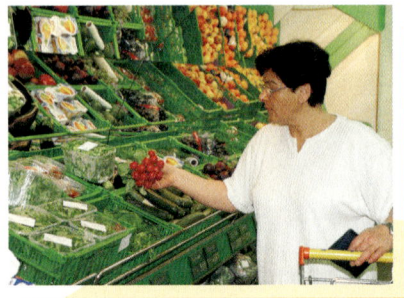

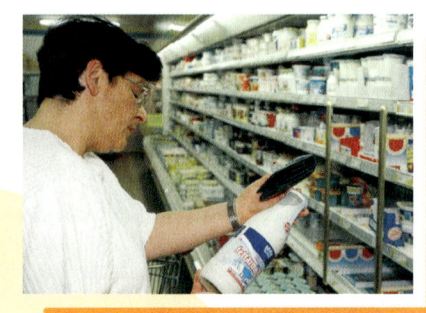

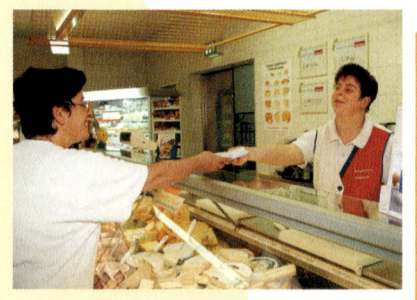

Alternativen entdecken

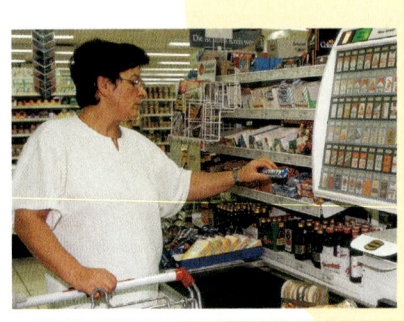

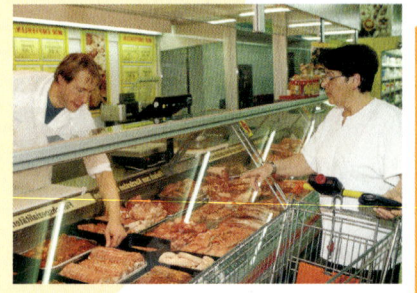

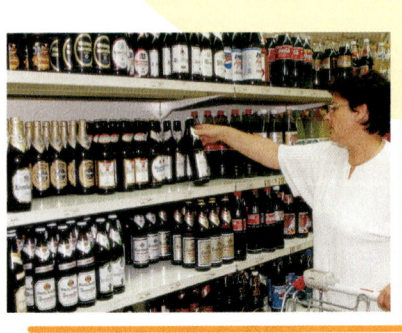

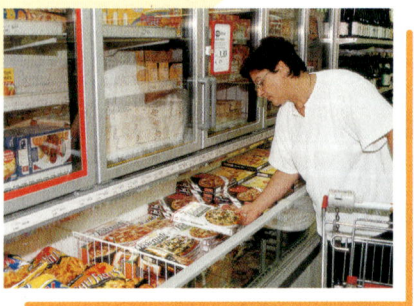

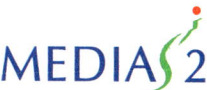

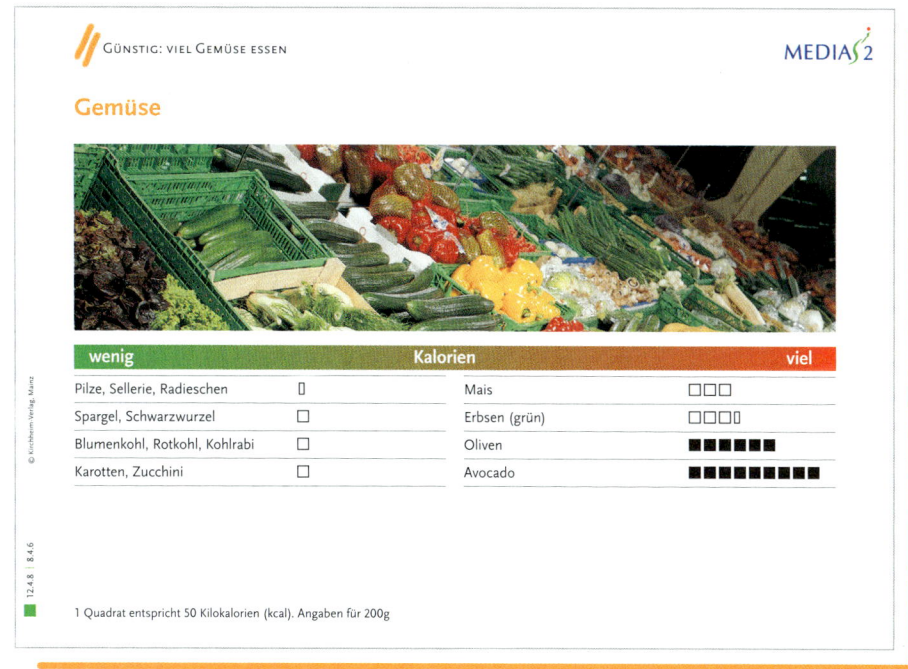

GÜNSTIG: VIEL GEMÜSE ESSEN

Gemüse

wenig	Kalorien		viel
Pilze, Sellerie, Radieschen	▫	Mais	□□□
Spargel, Schwarzwurzel	□	Erbsen (grün)	□□□▫
Blumenkohl, Rotkohl, Kohlrabi	□	Oliven	■■■■■■
Karotten, Zucchini	□	Avocado	■■■■■■■■

1 Quadrat entspricht 50 Kilokalorien (kcal). Angaben für 200g

Gemüse und Salate: Beginnen wir bei der Gemüsetheke! Hier dürfen Sie gleich zugreifen. **Gemüse** beinhaltet viel Wasser und kaum Fett, enthält also wenig Energie. Außerdem machen **Salate** und Gemüse satt und sind daher zum Abnehmen bestens geeignet. Die einzige Ausnahme bilden Avocados und Oliven, die einen recht hohen Fettgehalt haben. Salate und Gemüse lassen sich lecker zubereiten. Bei Soßen und Dressings sollten Sie allerdings auf den Fettgehalt achten. Auch hier gibt es genügend fettarme Alternativen.

Obst und Nüsse: Auch frische Früchte der Saison sind gesund und zum Abnehmen ideal geeignet. **Obst** macht satt und enthält wenig Energie. Essen Sie Obst statt anderer Süßigkeiten – zum Nachtisch oder zwischendurch!
Im Gegensatz zum Obst enthalten **Nüsse** viel Fett und sind sehr kalorienreich, also Achtung: nur in Maßen!

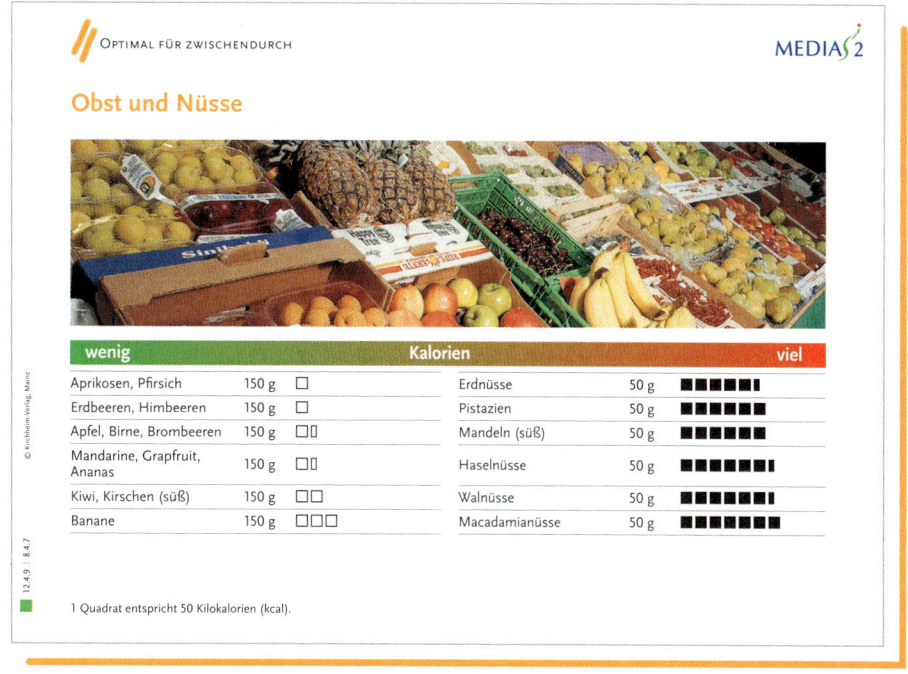

OPTIMAL FÜR ZWISCHENDURCH

Obst und Nüsse

wenig		Kalorien			viel
Aprikosen, Pfirsich	150 g	□	Erdnüsse	50 g	■■■■■■
Erdbeeren, Himbeeren	150 g	□	Pistazien	50 g	■■■■■■
Apfel, Birne, Brombeeren	150 g	□□	Mandeln (süß)	50 g	■■■■■■
Mandarine, Grapfruit, Ananas	150 g	□□	Haselnüsse	50 g	■■■■■■■
Kiwi, Kirschen (süß)	150 g	□□	Walnüsse	50 g	■■■■■■■
Banane	150 g	□□□	Macadamianüsse	50 g	■■■■■■■

1 Quadrat entspricht 50 Kilokalorien (kcal).

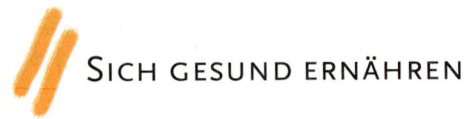

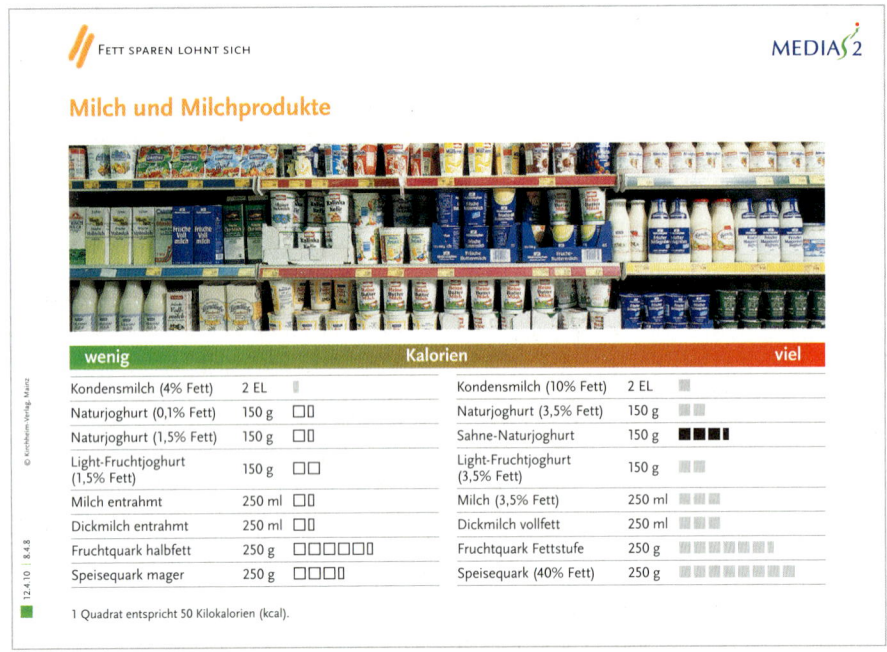

FETT SPAREN LOHNT SICH   MEDIAS 2

Milch und Milchprodukte

wenig		Kalorien	viel		
Kondensmilch (4% Fett)	2 EL	▫	Kondensmilch (10% Fett)	2 EL	▪▪
Naturjoghurt (0,1% Fett)	150 g	▫▫	Naturjoghurt (3,5% Fett)	150 g	▪▪ ▪
Naturjoghurt (1,5% Fett)	150 g	▫▫	Sahne-Naturjoghurt	150 g	■■■■
Light-Fruchtjoghurt (1,5% Fett)	150 g	▫▫	Light-Fruchtjoghurt (3,5% Fett)	150 g	▪▪▪
Milch entrahmt	250 ml	▫▫	Milch (3,5% Fett)	250 ml	▪▪ ▪
Dickmilch entrahmt	250 ml	▫▫	Dickmilch vollfett	250 ml	▪▪ ▪
Fruchtquark halbfett	250 g	▫▫▫▫▫▫	Fruchtquark Fettstufe	250 g	▪▪▪▪▪▪▪▪
Speisequark mager	250 g	▫▫▫▫	Speisequark (40% Fett)	250 g	▪▪▪▪▪▪▪▪

■ 1 Quadrat entspricht 50 Kilokalorien (kcal).

Bei den **Milchprodukten** achten Sie am besten auf die Angaben zum Fettgehalt auf dem Etikett. Fettarme Milchprodukte haben einen Fettanteil von 0,3 %. Dagegen beträgt dieser Anteil bei sehr fettreichen Milchprodukten bis zu 3,5 %. Bei Jogurt oder Quark gibt es große Unterschiede im Fettgehalt. Hier lohnt der Griff zu fettreduzierten Alternativen.

Auch bei der **Käsetheke** können Sie durch die richtige Wahl Kalorien und Fett sparen. Beim Käse finden Sie bei vielen Sorten günstige Alternativen, die 30 % oder weniger Fett in der **Trockenmasse** enthalten, wie etwa beim Gouda, Emmentaler oder beim Camembert. Beim Schnittkäse gilt: Je jünger er ist, desto kaloriengünstiger ist er in der Regel. Es ist gesetzlich festgelegt, dass für jede Käsesorte der Fettgehalt angegeben werden muss. Achten Sie beim nächsten Einkauf doch einmal darauf!

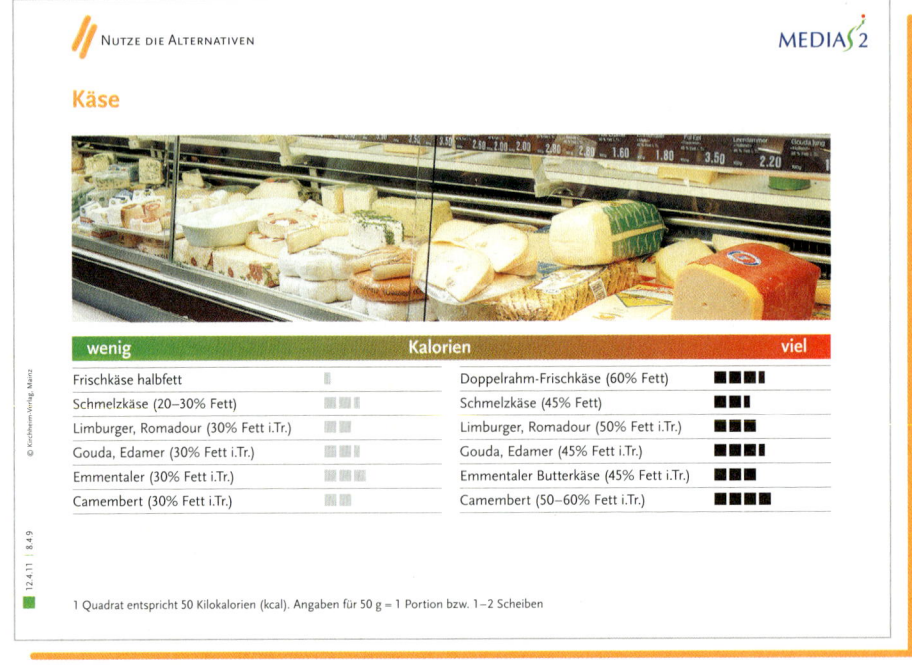

NUTZE DIE ALTERNATIVEN   MEDIAS 2

Käse

wenig	Kalorien	viel		
Frischkäse halbfett	▫	Doppelrahm-Frischkäse (60% Fett)		■■■■
Schmelzkäse (20–30% Fett)	▪▪▪	Schmelzkäse (45% Fett)		■■■
Limburger, Romadour (30% Fett i.Tr.)	▪▪	Limburger, Romadour (50% Fett i.Tr.)		■■■
Gouda, Edamer (30% Fett i.Tr.)	▪▪▪	Gouda, Edamer (45% Fett i.Tr.)		■■■■
Emmentaler (30% Fett i.Tr.)	▪▪▪	Emmentaler Butterkäse (45% Fett i.Tr.)		■■■
Camembert (30% Fett i.Tr.)	▪▪	Camembert (50–60% Fett i.Tr.)		■■■■

■ 1 Quadrat entspricht 50 Kilokalorien (kcal). Angaben für 50 g = 1 Portion bzw. 1–2 Scheiben

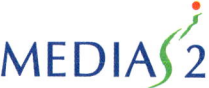

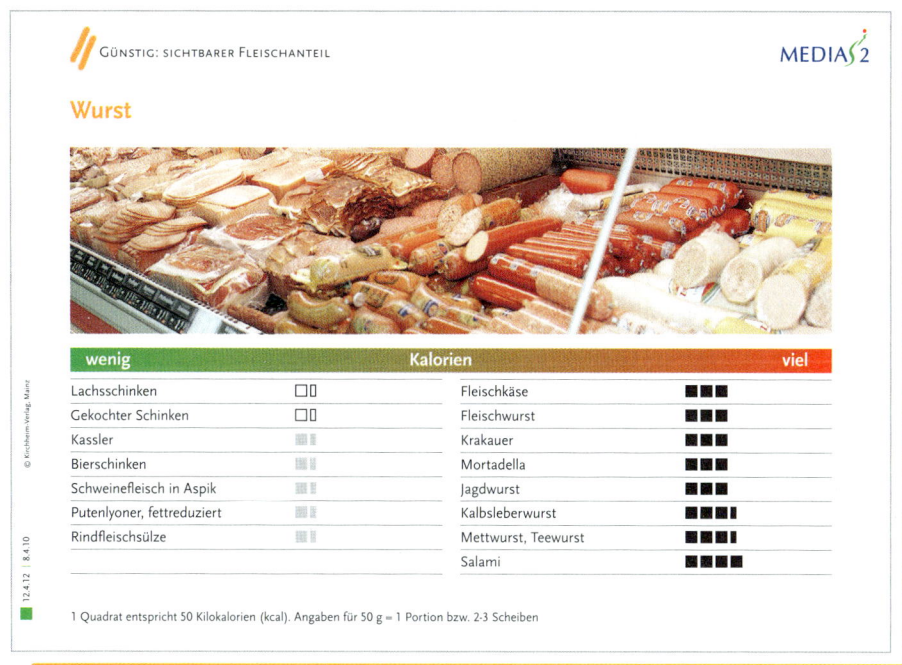

// GÜNSTIG: SICHTBARER FLEISCHANTEIL MEDIAS 2

Wurst

wenig		Kalorien		viel
Lachsschinken	□□	Fleischkäse	■■■	
Gekochter Schinken	□□	Fleischwurst	■■■	
Kassler	■■	Krakauer	■■■	
Bierschinken	■■	Mortadella	■■■	
Schweinefleisch in Aspik	■■	Jagdwurst	■■■	
Putenlyoner, fettreduziert	■■	Kalbsleberwurst	■■■■	
Rindfleischsülze	■■	Mettwurst, Teewurst	■■■■	
		Salami	■■■■	

■ 1 Quadrat entspricht 50 Kilokalorien (kcal). Angaben für 50 g = 1 Portion bzw. 2-3 Scheiben

Bei der **Wurst** bevorzugen Sie am besten Sorten mit wenig sichtbarem Fett. Doch Vorsicht – viele Wurstsorten enthalten „versteckte Fette"! Dazu zählen vor allem die streichfähigen Wurstsorten wie Mett- oder Teewurst, aber auch Fleischwurst oder Leberkäse. Günstiger sind Wurstsorten mit sichtbaren Fleischanteilen.

Ein Blick in die **Fleischtheke** zeigt Ihnen, dass es auch hier sehr große Unterschiede im Kalorien- und Fettgehalt gibt. **Fleisch** enthält relativ viel Fett und sollte daher nicht jeden Tag auf Ihrem Speisezettel stehen, nicht mehr als 600g pro Woche werden empfohlen. Günstig zum Abnehmen ist Muskelfleisch ohne Fettrand vom Kalb, Rind, Schwein oder Lamm. Eher ungünstig ist Fleisch von sehr fettreichen Stellen des Tieres wie Schweinebrust, Rippchen oder Schweinebauch.

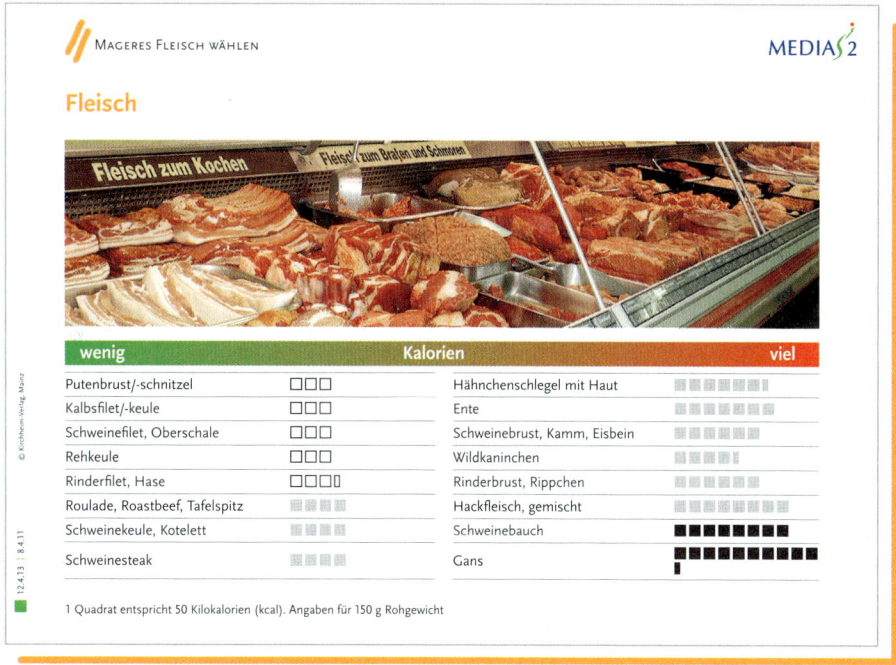

// MAGERES FLEISCH WÄHLEN MEDIAS 2

Fleisch

wenig		Kalorien		viel
Putenbrust/-schnitzel	□□□	Hähnchenschlegel mit Haut	■■■■■■	
Kalbsfilet/-keule	□□□	Ente	■■■■■■	
Schweinefilet, Oberschale	□□□	Schweinebrust, Kamm, Eisbein	■■■■■■	
Rehkeule	□□□	Wildkaninchen	■■■■■	
Rinderfilet, Hase	□□□□	Rinderbrust, Rippchen	■■■■■■	
Roulade, Roastbeef, Tafelspitz	■■■■	Hackfleisch, gemischt	■■■■■■■	
Schweinekeule, Kotelett	■■■■	Schweinebauch	■■■■■■■■	
Schweinesteak	■■■■	Gans	■■■■■■■■■ ■	

■ 1 Quadrat entspricht 50 Kilokalorien (kcal). Angaben für 150 g Rohgewicht

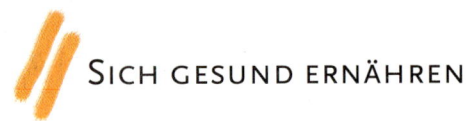
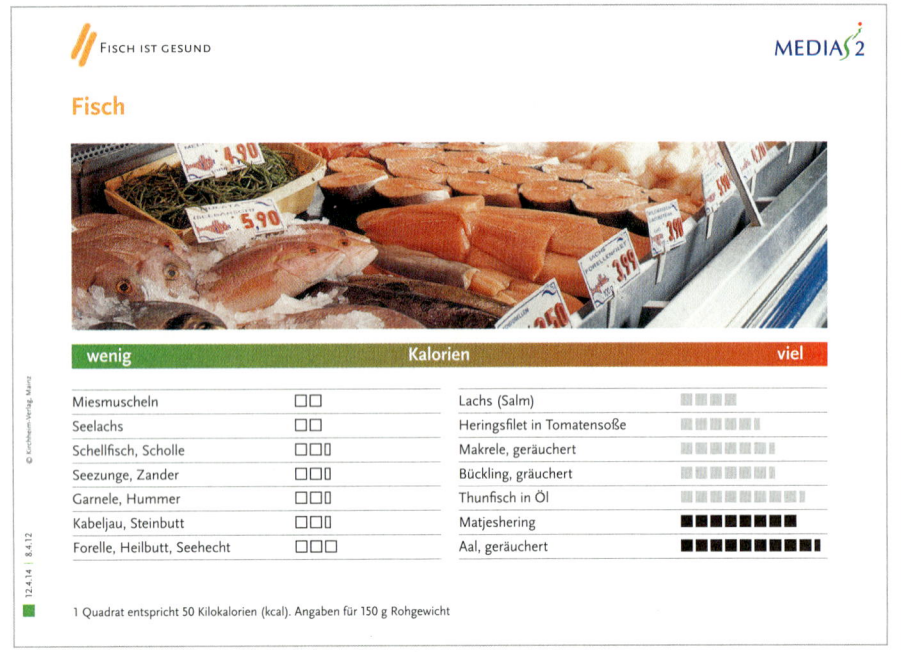

FISCH IST GESUND

MEDIAS 2

Fisch

wenig	Kalorien			viel
Miesmuscheln	▢▢	Lachs (Salm)	▪▪▪▪	
Seelachs	▢▢	Heringsfilet in Tomatensoße	▪▪▪▪▪▪	
Schellfisch, Scholle	▢▢▢	Makrele, geräuchert	▪▪▪▪▪▪▪	
Seezunge, Zander	▢▢▢	Bückling, gräuchert	▪▪▪▪▪▪▪	
Garnele, Hummer	▢▢▢	Thunfisch in Öl	▪▪▪▪▪▪▪▪▪	
Kabeljau, Steinbutt	▢▢▢	Matjeshering	■■■■■■■	
Forelle, Heilbutt, Seehecht	▢▢▢	Aal, geräuchert	■■■■■■■■■	

■ 1 Quadrat entspricht 50 Kilokalorien (kcal). Angaben für 150 g Rohgewicht

© Kirchheim-Verlag, Mainz
12.4.14 | 8.4.12

Fisch sehen Sie von außen den Fettgehalt nur schlecht an. Aber auch hier gibt es große Unterschiede. Wussten Sie, dass ein Matjeshering vergleichsweise etwa dreimal so viel Energie enthält wie ein Kabeljau oder eine Scholle? Die Auswahl an günstigen Fischsorten ist groß. Fisch ist gesund. Er enthält wertvolle ungesättigte Fettsäuren, die sich günstig auf Ihre Gefäße auswirken. Ernährungsexperten empfehlen daher, ein- bis zweimal wöchentlich Seefisch zu essen.

Streichfette und Öle sind sehr kalorienreich. Sie sollten sie daher nur sparsam verwenden. Zusätzlich können Sie Kalorien sparen, indem Sie Halbfettprodukte verwenden. Achten Sie besonders bei Butter oder Margarine auf die Aufschrift „halbfett". Denn nur diese enthalten tatsächlich weniger Kalorien.
Es lohnt sich, pflanzliche Fette wie Olivenöl, Rapsöl oder Sonnenblumenöl zu bevorzugen. Sie enthalten viele ungesättigte Fettsäuren, was sich günstig auf Ihre Blutfette auswirken kann.

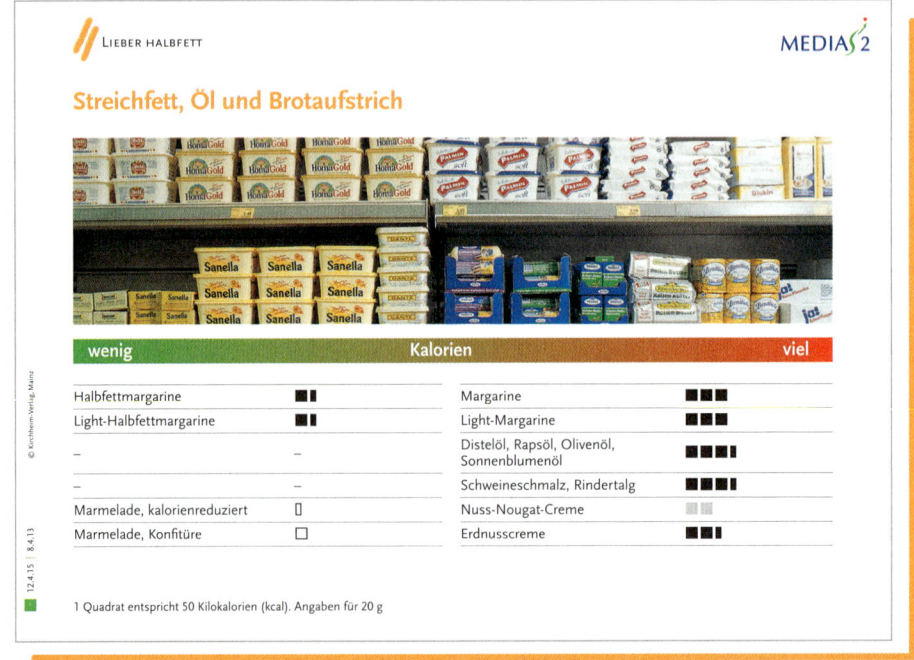

LIEBER HALBFETT

MEDIAS 2

Streichfett, Öl und Brotaufstrich

wenig	Kalorien			viel
Halbfettmargarine	▪▪	Margarine	▪▪▪	
Light-Halbfettmargarine	▪▪	Light-Margarine	▪▪▪	
–	–	Distelöl, Rapsöl, Olivenöl, Sonnenblumenöl	▪▪▪▪	
–	–	Schweineschmalz, Rindertalg	▪▪▪▪	
Marmelade, kalorienreduziert	▢	Nuss-Nougat-Creme	▪▪	
Marmelade, Konfitüre	▢	Erdnusscreme	▪▪▪	

■ 1 Quadrat entspricht 50 Kilokalorien (kcal). Angaben für 20 g

© Kirchheim-Verlag, Mainz
12.4.15 | 8.4.13

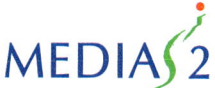

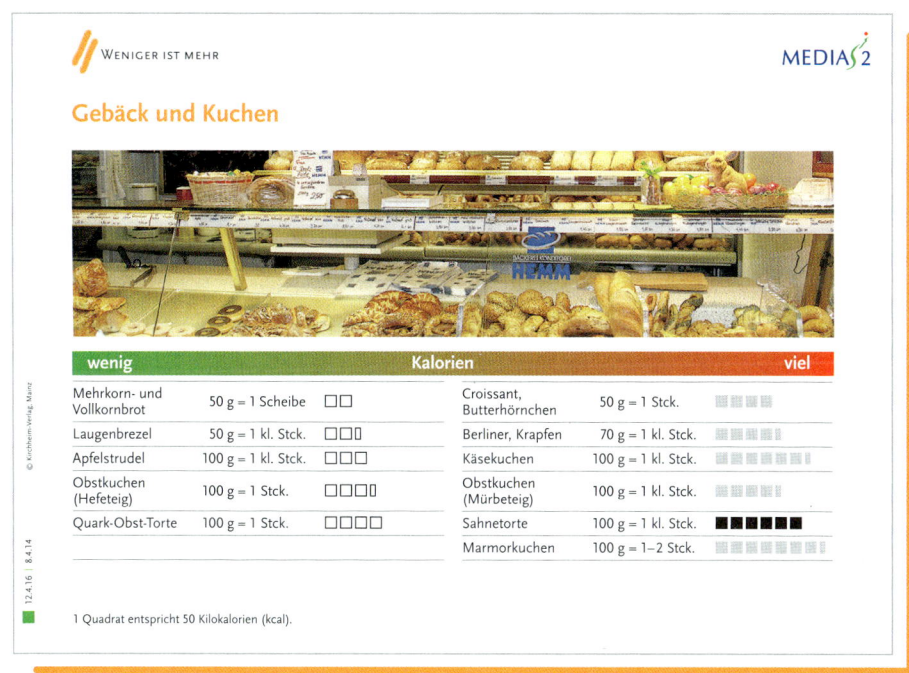

WENIGER IST MEHR

MEDIAS 2

Gebäck und Kuchen

wenig		Kalorien			viel
Mehrkorn- und Vollkornbrot	50 g = 1 Scheibe	□□	Croissant, Butterhörnchen	50 g = 1 Stck.	▨▨▨
Laugenbrezel	50 g = 1 kl. Stck.	□□□	Berliner, Krapfen	70 g = 1 kl. Stck.	▨▨▨▨▨
Apfelstrudel	100 g = 1 kl. Stck.	□□□	Käsekuchen	100 g = 1 kl. Stck.	▨▨▨▨▨▨
Obstkuchen (Hefeteig)	100 g = 1 Stck.	□□□□	Obstkuchen (Mürbeteig)	100 g = 1 kl. Stck.	▨▨▨▨▨
Quark-Obst-Torte	100 g = 1 Stck.	□□□□	Sahnetorte	100 g = 1 kl. Stck.	■■■■■
			Marmorkuchen	100 g = 1–2 Stck.	▨▨▨▨▨▨

1 Quadrat entspricht 50 Kilokalorien (kcal).

© Kirchheim-Verlag, Mainz

12.4.16 · 8.4.14

Beim **Brot** bieten sich besonders Mehr- oder Vollkornbrote an, da sie viele Ballaststoffe und Kohlenhydrate enthalten, die nur langsam ins Blut übergehen. **Vollkornprodukte** sättigen besonders lange. Viel Fett ist in Blätterteiggebäck enthalten wie zum Beispiel in Butterhörnchen oder Croissants. Beim Kuchen schneidet besonders der **Obstkuchen** gut in der Kalorienbilanz ab. **Sahne-** und **Cremetorten** hingegen sind sehr fetthaltig. Und dennoch: Wussten Sie, dass ein Hefezopf, Marmor- oder Streuselkuchen mindestens genauso viel Fett enthält, wie ein Stück Schwarzwälder Kirschtorte?

Süßigkeiten und Knabbereien

sind fast alle sehr fettreich. Bereits eine Hand voll Chips schlägt in der Energiebilanz gewaltig zu Buche. Aber auch hier gibt es große Unterschiede im Kalorien- und Fettgehalt. Vergleichen Sie nur einmal die Chips mit den Salzstangen!

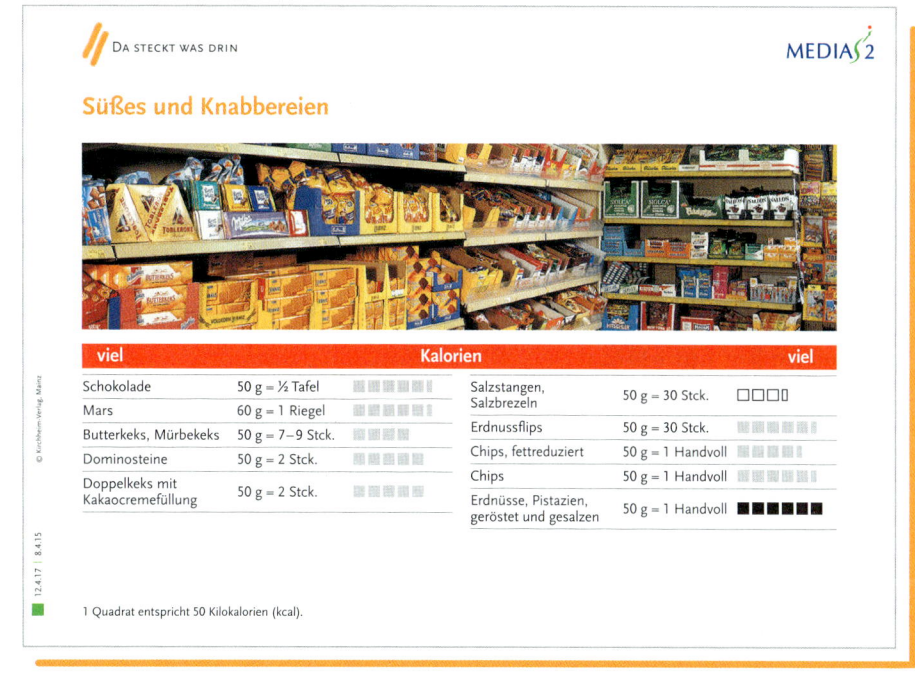

DA STECKT WAS DRIN

MEDIAS 2

Süßes und Knabbereien

viel		Kalorien			viel
Schokolade	50 g = ½ Tafel	▨▨▨▨▨	Salzstangen, Salzbrezeln	50 g = 30 Stck.	□□□□
Mars	60 g = 1 Riegel	▨▨▨▨▨	Erdnussflips	50 g = 30 Stck.	▨▨▨▨▨
Butterkeks, Mürbekeks	50 g = 7–9 Stck.	▨▨▨▨	Chips, fettreduziert	50 g = 1 Handvoll	▨▨▨▨▨
Dominosteine	50 g = 2 Stck.	▨▨▨▨	Chips	50 g = 1 Handvoll	▨▨▨▨▨
Doppelkeks mit Kakaocremefüllung	50 g = 2 Stck.	▨▨▨▨	Erdnüsse, Pistazien, geröstet und gesalzen	50 g = 1 Handvoll	■■■■■

1 Quadrat entspricht 50 Kilokalorien (kcal).

© Kirchheim-Verlag, Mainz

12.4.17 · 8.4.15

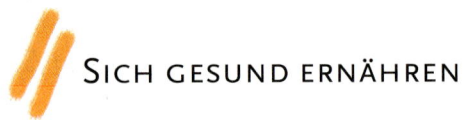

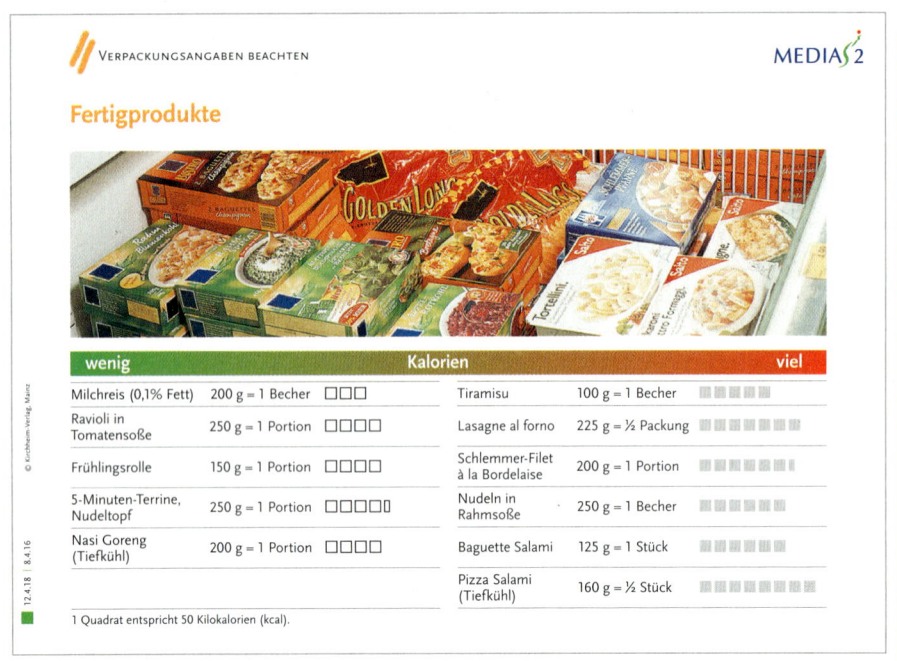

VERPACKUNGSANGABEN BEACHTEN   MEDIAS 2

Fertigprodukte

wenig	Kalorien			viel
Milchreis (0,1% Fett)	200 g = 1 Becher	☐☐☐	Tiramisu	100 g = 1 Becher ▪▪▪▪▪
Ravioli in Tomatensoße	250 g = 1 Portion	☐☐☐☐	Lasagne al forno	225 g = ½ Packung ▪▪▪▪▪▪
Frühlingsrolle	150 g = 1 Portion	☐☐☐☐	Schlemmer-Filet à la Bordelaise	200 g = 1 Portion ▪▪▪▪▪▪▪
5-Minuten-Terrine, Nudeltopf	250 g = 1 Portion	☐☐☐☐☐	Nudeln in Rahmsoße	250 g = 1 Becher ▪▪▪▪▪▪
Nasi Goreng (Tiefkühl)	200 g = 1 Portion	☐☐☐☐	Baguette Salami	125 g = 1 Stück ▪▪▪▪▪▪
			Pizza Salami (Tiefkühl)	160 g = ½ Stück ▪▪▪▪▪▪▪

1 Quadrat entspricht 50 Kilokalorien (kcal).

© Kirchheim-Verlag, Mainz   12.4.18 | 8.4.16

Tiefkühlprodukte und Fertiggerichte sind immer mehr auf dem Vormarsch. Leider sind die meisten dieser Produkte sehr fettreich und meist auch gezuckert. Wenn Sie abnehmen möchten, greifen Sie hier am besten nicht zu. Aber auch hier gibt es Unterschiede. Schauen Sie daher gerade bei Fertigprodukten auf die **Packungsangaben**! So ist zum Beispiel ein Fischfilet in Tomatensoße deutlich kaloriengünstiger als ein Fischfilet à la Bordelaise.

Für den schnellen Hunger

zwischendurch gibt es mittlerweile überall Imbissbuden oder **Fastfood-Restaurants**. Die meisten dieser Speisen sind vom Kaloriengehalt her jedoch eher ungünstig. Aber auch hier gilt es, die Alternativen zu prüfen. Vergleichen Sie nur einmal den Unterschied zwischen einem Hamburger, einem Döner oder einer Pizza!

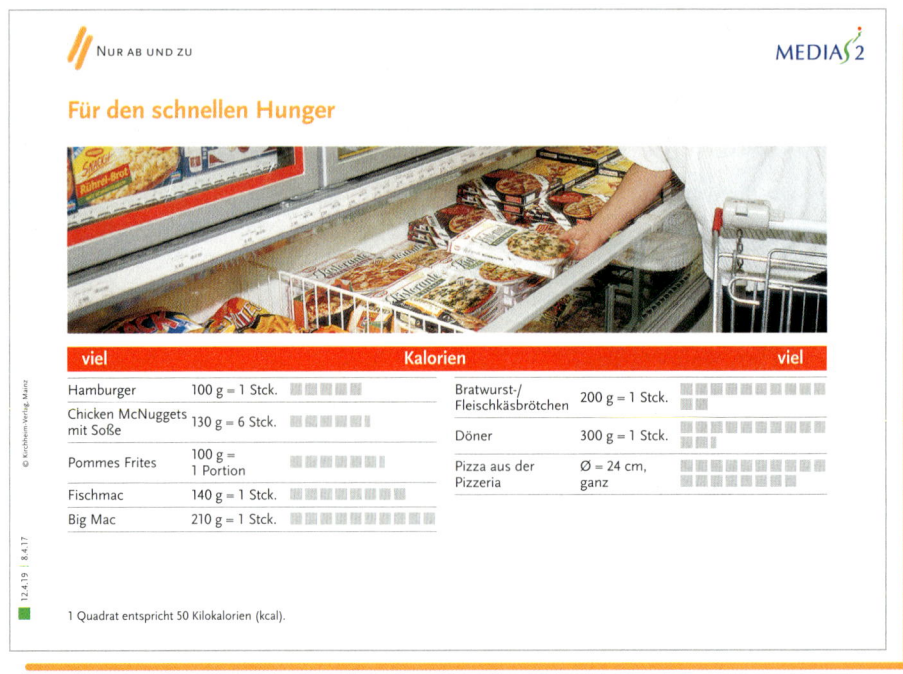

NUR AB UND ZU   MEDIAS 2

Für den schnellen Hunger

viel	Kalorien			viel
Hamburger	100 g = 1 Stck.	▪▪▪▪▪	Bratwurst-/ Fleischkäsbrötchen	200 g = 1 Stck. ▪▪▪▪▪▪▪▪▪▪
Chicken McNuggets mit Soße	130 g = 6 Stck.	▪▪▪▪▪▪	Döner	300 g = 1 Stck. ▪▪▪▪▪▪▪▪
Pommes Frites	100 g = 1 Portion	▪▪▪▪▪▪▪	Pizza aus der Pizzeria	Ø = 24 cm, ganz ▪▪▪▪▪▪▪▪▪▪
Fischmac	140 g = 1 Stck.	▪▪▪▪▪▪▪		
Big Mac	210 g = 1 Stck.	▪▪▪▪▪▪▪▪		

1 Quadrat entspricht 50 Kilokalorien (kcal).

© Kirchheim-Verlag, Mainz   12.4.19 | 8.4.17

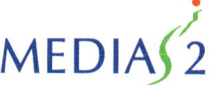

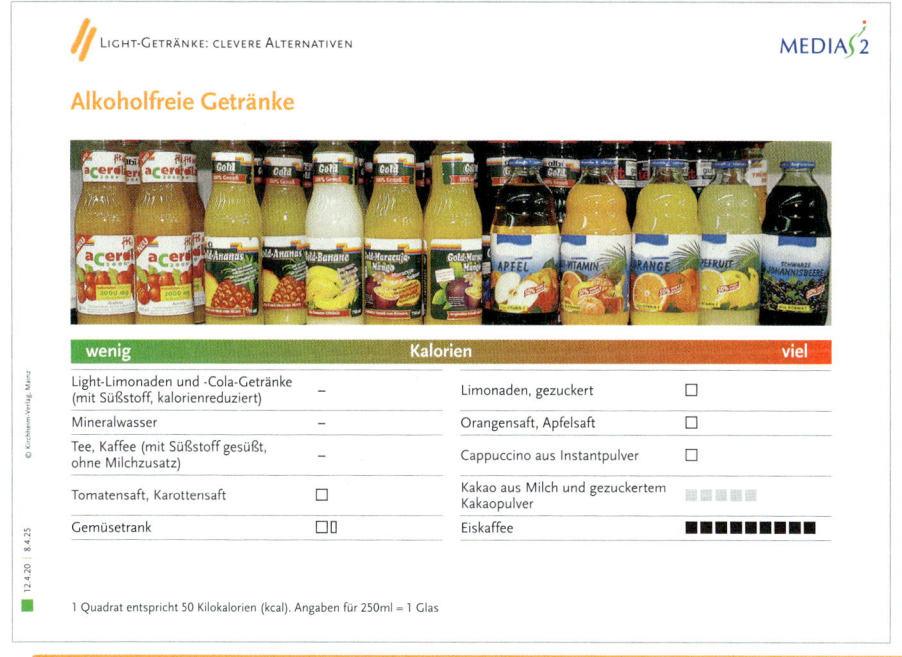

LIGHT-GETRÄNKE: CLEVERE ALTERNATIVEN

MEDIA$2

Alkoholfreie Getränke

wenig	Kalorien		viel
Light-Limonaden und -Cola-Getränke (mit Süßstoff, kalorienreduziert)	–	Limonaden, gezuckert	☐
Mineralwasser	–	Orangensaft, Apfelsaft	☐
Tee, Kaffee (mit Süßstoff gesüßt, ohne Milchzusatz)	–	Cappuccino aus Instantpulver	☐
Tomatensaft, Karottensaft	☐	Kakao aus Milch und gezuckertem Kakaopulver	▫▫▫▫▫
Gemüsetrank	☐▫	Eiskaffee	■■■■■■■■■

1 Quadrat entspricht 50 Kilokalorien (kcal). Angaben für 250ml = 1 Glas

Das **Getränkeangebot** ist riesengroß. Beachten Sie bei der Auswahl den Energiegehalt! Vor allem Nektare, Frucht- und Multivitaminsäfte können Ihren Blutzucker sehr rasch erhöhen und sind daher für Sie weniger geeignet. Eine sinnvolle Alternative stellen so genannte **Light-Getränke** dar, die so gut wie keine Energie enthalten und bei denen statt Zucker Süßstoff verwendet wird. Am besten allerdings löschen Sie Ihren Durst mit Wasser.

Wein oder Bier gehört für viele Menschen zu einem guten Essen einfach dazu. Ein Gläschen in Ehren soll Ihnen auch keiner verwehren. Bedenken Sie jedoch, dass alkoholische Getränke relativ viele Kalorien enthalten! Als eine günstige Alternative bietet sich an, den Wein mit Mineralwasser zu verdünnen (Weinschorle) oder alkoholreduzierte oder -freie Biere zu trinken.

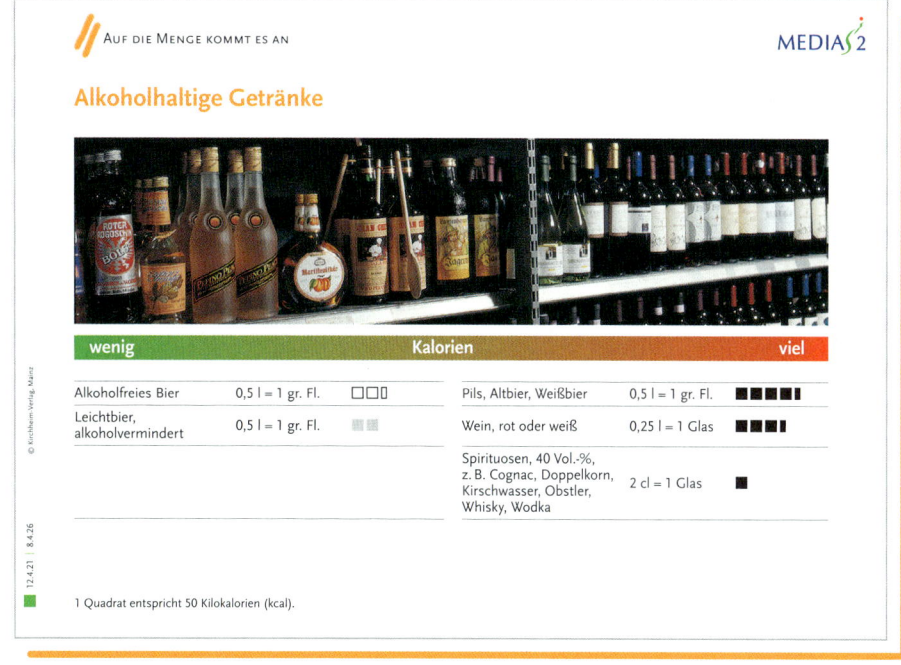

AUF DIE MENGE KOMMT ES AN

MEDIA$2

Alkoholhaltige Getränke

wenig		Kalorien		viel
Alkoholfreies Bier	0,5 l = 1 gr. Fl.	☐☐▫	Pils, Altbier, Weißbier	0,5 l = 1 gr. Fl.	■■■■▪
Leichtbier, alkoholvermindert	0,5 l = 1 gr. Fl.	▫▫	Wein, rot oder weiß	0,25 l = 1 Glas	■■■▪
			Spirituosen, 40 Vol.-%, z. B. Cognac, Doppelkorn, Kirschwasser, Obstler, Whisky, Wodka	2 cl = 1 Glas	■

1 Quadrat entspricht 50 Kilokalorien (kcal).

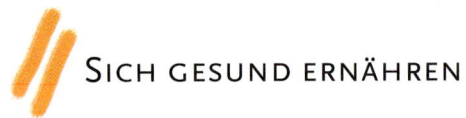
Noch einige Worte zu den Kohlenhydraten

Aus dem Kapitel „Diabetes verstehen" wissen Sie, dass die Kohlenhydrate bei der Behandlung des Diabetes eine besondere Rolle spielen. Für die im Magen-Darmtrakt aufgespaltenen Zuckerbausteine (Glukose) werden die „Türöffner" Insulin benötigt, damit der **Zucker** in die Zelle gelangen und dort zu Energie umgewandelt werden kann.

Menschen mit Diabetes, die **Insulin** spritzen, sollten stets wissen, wie viele Kohlenhydrate sie zu sich nehmen. Denn insulinpflichtige Menschen mit Typ-2-Diabetes müssen ihre Insulindosis vor allem nach der Menge der verzehrten Kohlenhydrate ausrichten.

Dies gilt jedoch für Sie nicht, solange Sie kein Insulin spritzen. Sie müssen sich im Grunde nicht um den Kohlenhydratanteil Ihrer Nahrung kümmern. Nur auf zwei Dinge sollten Sie achten:

▶ Trinken Sie möglichst keine zuckerhaltigen **Getränke** (z.B. Obstsäfte) und essen Sie keine sehr süßen Speisen in zu großen Mengen! In einem solchen Fall schafft es Ihre **Bauchspeicheldrüse** nicht schnell genug, die „Türöffner" Insulin bereitzustellen, so dass Ihr Blutzucker ansteigt.

▶ Essen Sie bei einer Mahlzeit nicht zu **große Mengen** an Kohlenhydraten – Ihre Bauchspeicheldrüse könnte sonst in dieselben Schwierigkeiten geraten!

Für die Berechnung der Kohlenhydrate gibt es eine Hilfsgröße: 1 **Broteinheit (BE)** oder 1 **Kohlenhydrateinheit (KE)** bedeutet immer, dass 10–12 g Kohlenhydrate in dem jeweiligen Lebensmittel enthalten sind.

Hohen Blutzucker können Sie vermeiden, indem Sie ...

...mit zuckerhaltigen Nahrungsmitteln und Getränken sparsam umgehen

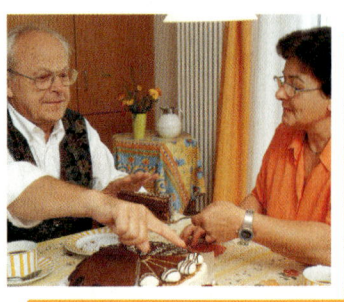

...ballaststoffreich essen

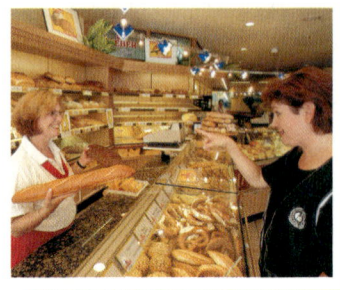

...nicht zu viel auf einmal essen

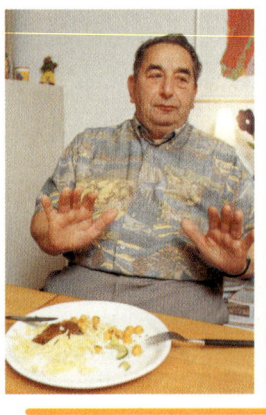

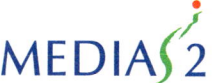

Auf die richtige Zubereitung kommt es an

Fett können Sie auch durch die richtige Form der **Zubereitung** sparen. Nehmen Sie Kartoffelgerichte als Beispiel! Je nach Zubereitungsart enthalten sie viel oder wenig Kalorien bzw. Fett: 200 g Salzkartoffeln haben einen **Energiegehalt** von 3 Bausteinen. Essen Sie jedoch die gleiche Menge Kartoffeln als Pommes frites zubereitet, so müssen Sie mit 10 Bausteinen rechnen: mehr als dreimal so viel.

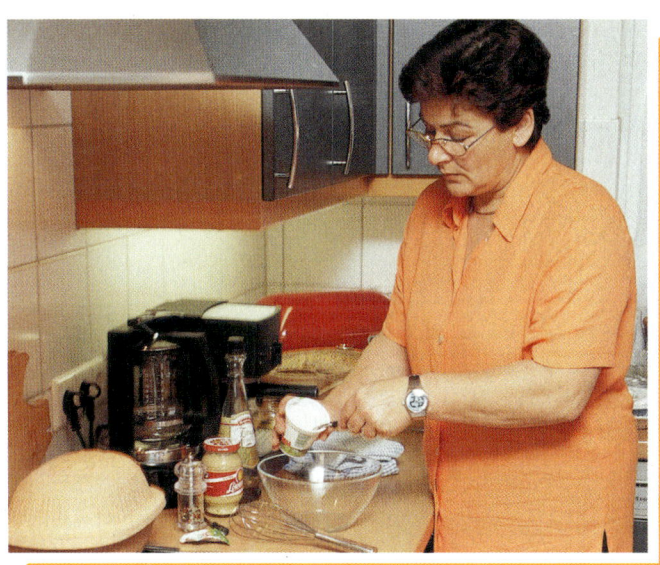

Fett sparen bei der Zubereitung

Speisen lassen sich durchaus auch unter Verwendung von wenig Fett lecker zubereiten. Hier ein paar Tipps für die fettarme Zubereitung:

▶ **Dämpfen** im heißen Wasserdampf bei Temperaturen bis 100 °C ist eine sehr schonende Zubereitungsart, da Sie hierfür gar kein Fett benötigen. Besonders für Gemüse, Kartoffeln oder Fisch ist dies geeignet.

▶ Auch für das **Dünsten** benötigen Sie gar kein Fett, wenn Sie Gemüse, Fisch oder Fleisch im eigenen Saft garen. Wenn Sie Fett hinzufügen, verwenden Sie es nur sehr sparsam.

▶ Auch **Grillen** ist eine fettsparende Alternative für eine besonders schmackhafte Zubereitung von Fleisch, Fisch oder Gemüse, da sich die Poren des Gegrillten sofort schließen.

▶ Wenn Sie Nahrungsmittel beim Zubereiten nur kurz in sehr heißem Fett anbraten, schließen sich die Poren schneller. So nehmen sie weniger Fett auf.

Große Unterschiede...

Kartoffeln und Kartoffelprodukte			BE/KE
Salzkartoffel	200 g	2–3 Stück ☐☐☐	3
Kartoffelpüree	200 g	4–5 EL ☐☐☐	2,5
Kartoffelsalat	200 g	4 EL ☐☐☐▯	2
Kartoffelklöße	200 g	2 Stück ☐☐☐☐	4
Gnocchi	200 g	1 Portion ☐☐☐☐☐▯	6
Kartoffelpuffer, Reibekuchen	200 g	3 Stück ▩▩▩▩▩▩	3,5
Bratkartoffeln	200 g	1 Portion ▩▩▩▩▩▩▩	4
Kroketten (frittiert)	200 g	8–10 Stück ▩▩▩▩▩▩▩	4
Pommes frites (frittiert)	200 g	1 Portion ▩▩▩▩▩▩▩▩▩▩	6

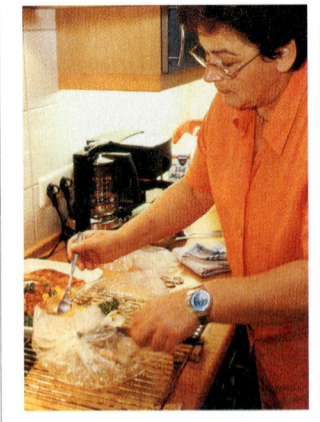

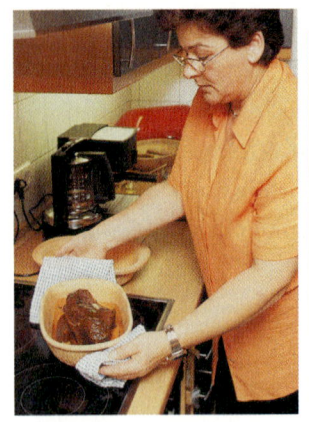

Zubereitungsarten

Fettarm	Fettreich
▶ Dämpfen	▶ Frittieren
▶ Dünsten	▶ Panieren
▶ Grillen	▶ In Öl legen
▶ Kurz braten	▶ Lange braten
▶ Garen im Römertopf	▶ In Pfanne mit Fett braten
▶ Beschichtete Pfanne	▶ Normale Pfanne
▶ Bratschlauch	
▶ Alufolie	

▶ Im **Römertopf**, beim Garen im Bratschlauch oder in Alufolie benötigen Sie ebenfalls kein Fett. Auch hoch erhitzbare Glasschalen können nach dem gleichen Prinzip benutzt werden.

▶ Wenn Sie eine beschichtete **Pfanne** verwenden, können Sie auf Fett nahezu verzichten.

▶ Ein Minimum an Fett wird bei der Verwendung eines **Woks** benötigt.

▶ Für die Zubereitung von fettarmen **Soßen** empfiehlt sich die Verwendung kleiner Mengen fettarmer Milch oder von püriertem Gemüse.

▶ Bei der Zubereitung von Salaten können Sie auf Öl weitgehend verzichten. Versuchen Sie einmal die Zubereitung eines **Dressings** mit Essig, etwas Senf, wenigen Löffeln Jogurt und ein paar Kräutern! Wenn es schnell gehen soll: In fast jedem Supermarkt finden Sie neben den herkömmlichen auch kalorienarme Dressings, die kein Öl enthalten.

▶ Lassen Sie Suppen oder Soßen vor der Mahlzeit kalt werden! So können Sie einen Großteil des Fettes abschöpfen, welches sich an der Oberfläche sammelt.

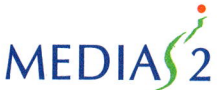

Auf das Kleingedruckte kommt es an – ein genauer Blick lohnt sich

Ein Blick auf das **Etikett** sagt Ihnen, wie viel Energie ein Lebensmittel enthält. Auch den Kohlenhydrat- und Fettanteil können Sie ablesen.

Fett- und **Energiegehalt** sind wichtig für das Abnehmen. Je nach **Kohlenhydratgehalt** wirkt sich ein Lebensmittel unterschiedlich auf Ihren Blutzucker aus.

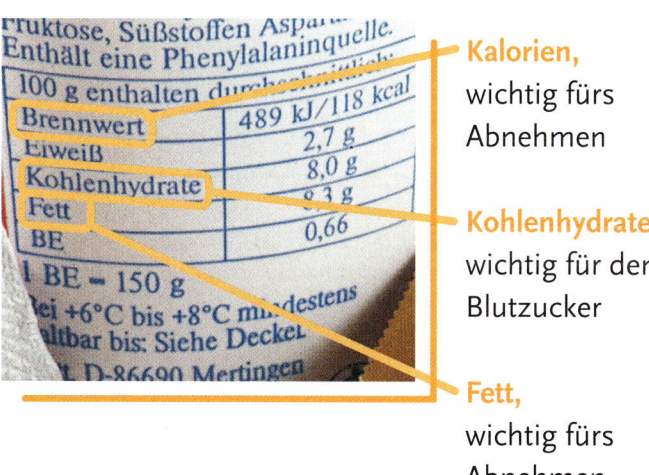

Kalorien, wichtig fürs Abnehmen

Kohlenhydrate, wichtig für den Blutzucker

Fett, wichtig fürs Abnehmen

Lightprodukte müssen Sie wie andere Lebensmittel auch für Ihre persönliche **Energiebilanz** berücksichtigen, denn sie enthalten meist zwar von einem Inhaltsstoff weniger, z. B. weniger Fett, dafür aber mehr von anderem, z. B. mehr Zucker, oder sie enthalten Zuckeraustauschstoffe, die ebenfalls Energie enthalten (das lesen sie genauer weiter unten). Sie sollten sie also nicht zusätzlich essen, nur weil **„light"** auf der Verpackung steht.

Diabetiker-Produkte nicht mehr erhältlich

Spezielle Marmeladen, Schokoladen oder Kekse entsprachen in ihrer Zusammensetzung nicht mehr den Ernährungsempfehlungen. Außerdem enthielten sie nicht selten mehr Fett und Kalorien als die normale Variante - mittlerweile sind sie abgeschafft: Nach einer Änderung der Diätordnung durch den Gesetzgeber dürfen keine speziellen Diabetiker-Lebensmittel mehr angeboten werden.

Einige Worte zu den Zuckerersatzstoffen

Zuckerersatzstoff ist der Oberbegriff für jede Form von Zuckeralternative. Er umfasst sowohl Süßstoffe als auch Zuckeraustauschstoffe.

Süßstoffe

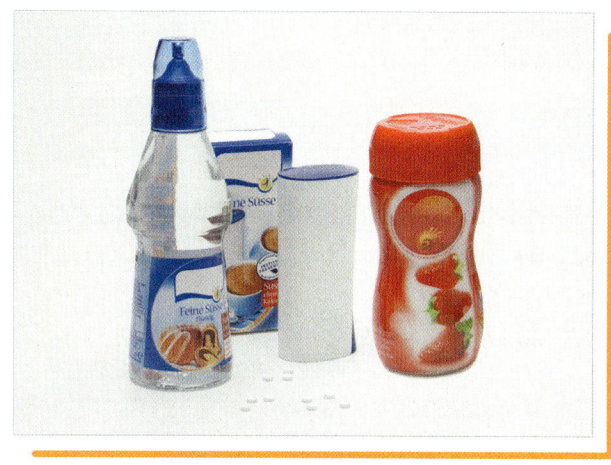

▶ kalorienfrei, daher günstig fürs Abnehmen

▶ keine Auswirkungen auf den Blutzucker

Süßstoffe wie Cyclamat, Saccharin, Aspartam, Acesulfam K, Thaumatin und Neohesperidin sind künstlich hergestellte Produkte, die in kleinsten Mengen bereits eine hohe Süßkraft haben. Sie

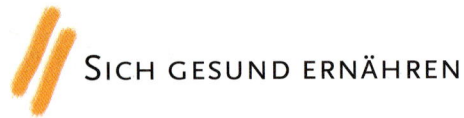
enthalten weder Energie noch Kohlenhydrate, so dass Ihr Blutzucker nicht ansteigt. Süßstoffe, die flüssig oder in Tablettenform erhältlich sind, eignen sich deswegen sehr gut zum Süßen von Getränken, Desserts, Pudding oder Obstsalaten. Sie können sie auch zum Süßen von heißen oder kalten Getränken verwenden und damit kochen. Nur beim Backen gibt es die Einschränkung, dass mangels Masse Backprodukte mit Süßstoff nur schwer aufgehen. In normalen Mengen genossen, sind Süßstoffe nicht gesundheitsschädlich.

Zuckeraustauschstoffe

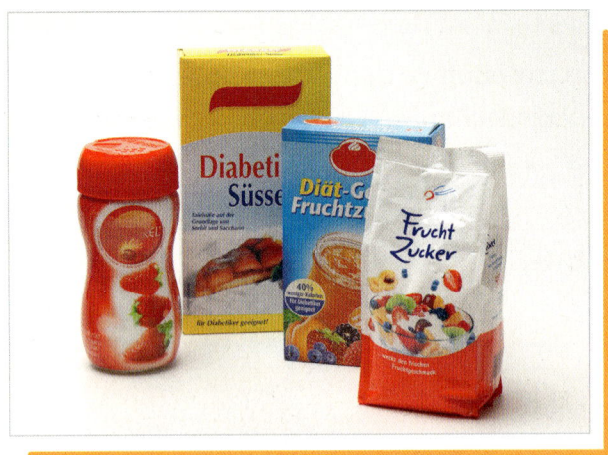

▶ kalorienhaltig, geringer Nutzen fürs Abnehmen

▶ Auswirkungen auf den Blutzucker

Zuckeraustauschstoffe wie Fruchtzucker, Sorbit, Xylit, Maltit, Isomalt sind genauso kalorienreich wie normaler Haushaltszucker. Sie enthalten ebenfalls 4 kcal pro Gramm. Für das Ziel einer Gewichtsabnahme sind Zuckeraustauschstoffe daher leider nicht vorteilhafter als normaler Haushaltszucker. Allerdings lassen Zuckeraustauschstoffe den Blutzucker nur sehr gering und verzögert ansteigen.

Und auch noch ein paar Worte zu Light-Produkten

Nicht alle Light-Produkte sind zum Abnehmen geeignet. Und eigentlich können Sie sich mit dem Kauf von ganz normalen Lebensmitteln gut ernähren.

Auf der anderen Seite können kalorien- und fettreduzierte Produkte Sie beim Abnehmen unterstützen. **Light-Produkte** stellen oft günstige Alternativen zu normalen Lebensmitteln dar. Doch Vorsicht! Wenn Sie von „Light-Produkten" größere Mengen essen oder trinken, könnten Sie gerade die Vorteile dieser Nahrungsmittel wieder verspielen. Bei sehr süßen Lebensmitteln wie **Limonade** oder Marmelade können Süßstoffe sinnvoll sein, um den Blutzucker nicht ansteigen zu lassen.

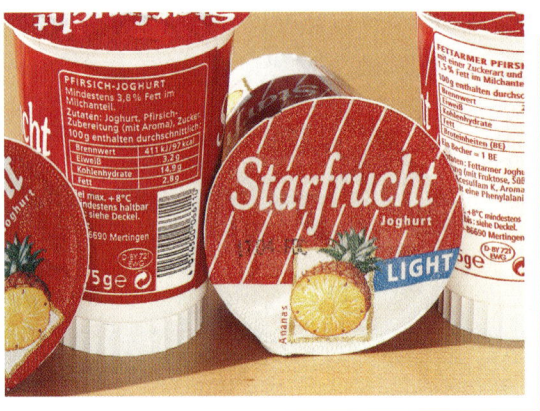

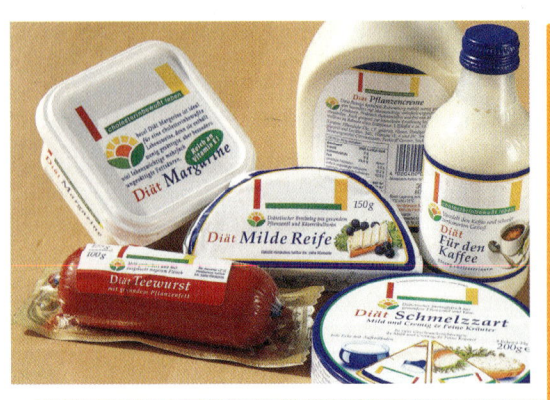

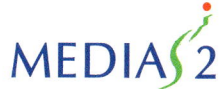

Ernährungsgewohnheiten ändern

Langfristig werden Sie es nur schaffen, erfolgreich abzunehmen und mit Ihrem Diabetes gut zurechtzukommen, wenn es Ihnen gelingt, Ihre Ernährungsgewohnheiten dauerhaft umzustellen.

Dies ist gar nicht so einfach, da sich Ihr Essverhalten in vielen Jahren geprägt hat und sicher nicht so einfach von heute auf morgen zu verändern ist. Außerdem steht das Essen nicht nur im Dienst der Nahrungsaufnahme, sondern ist auch entscheidend von Ihren **Gewohnheiten**, **Stimmungen** und äußeren Bedingungen abhängig. Aber auch Ihr persönliches Umfeld – sei es der **Beruf**, die **Familie**, der **Freundeskreis** oder die „tausend" Verpflichtungen – bestimmen Ihr Essverhalten. Der Ausspruch „Sag mir, was du isst, und ich sage dir, wer du bist!" stimmt häufig.

Um Ihren Diabetes gut zu behandeln, müssen Sie nicht plötzlich Ihr ganzes **Ernährungsverhalten** ändern. In diesem Kapitel möchten wir Ihnen Anregungen geben, wie Sie Ihr bisheriges Essverhalten einmal genauer unter die Lupe nehmen können. Überlegen Sie dann in Ruhe, was Sie zukünftig verändern möchten! Es gibt hierzu nicht die eine, sondern unzählige Möglichkeiten ...

Was wollen
Sie beibehalten?

Was wollen
Sie ändern?

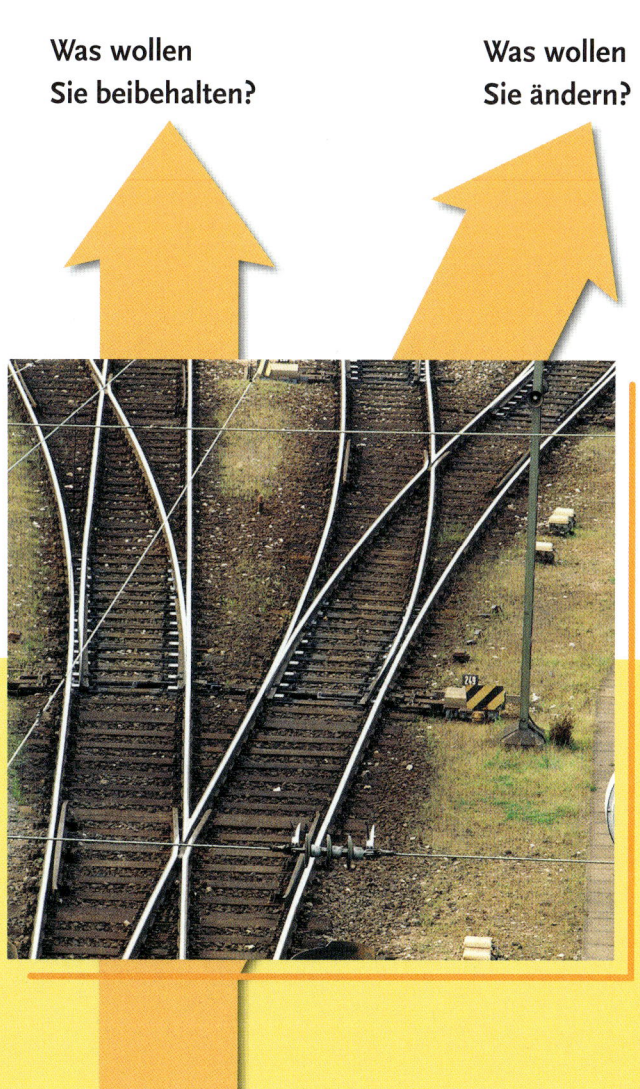

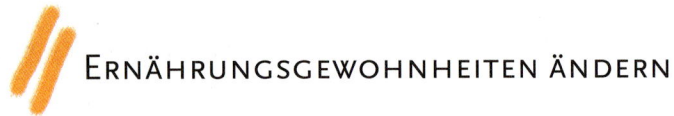

So esse und trinke ich

Für eine Art Bestandsaufnahme Ihres Essverhaltens sollten Sie an mehreren Tage hintereinander aufschreiben, was und wie Sie essen (siehe Arbeitsblatt 10). Das erleichtert es Ihnen, typische Zusammenhänge zwischen Ihrem Essverhalten und äußeren Umständen zu erkennen. Folgende Fragen können Ihnen dabei behilflich sein:

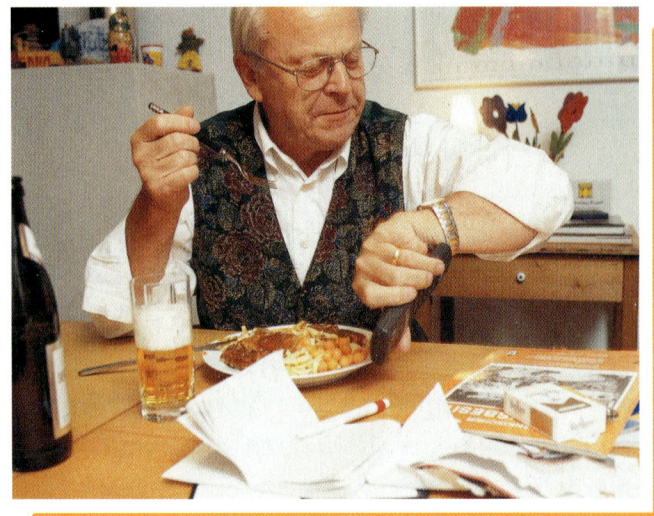

Ihr Essen und Trinken unter die Lupe genommen

Was essen Sie? ▸ Lebensmittel

Wie viel? ▸ Menge

Wann essen Sie? ▸ Zeitpunkt

Wo, unter welchen Umständen? ▸ Umstände

Welche Beweggründe? ▸ Beweggründe

Wann sind Sie mit Ihrem Essverhalten zufrieden? ▸ Zufriedenheit

---

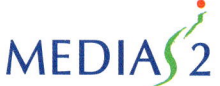

Das ist ganz typisch ...

Im Folgenden haben wir ein paar typische Beispiele aus dem **Alltag** zusammengefasst, die es Ihnen schwer machen können, sich richtig zu ernähren.

Viele Anlässe zum Essen

Die Gründe, warum, was und wie wir essen, sind oft nicht davon abhängig, ob wir **Hunger** verspüren oder nicht. Der Alltag mit seinen vielen Anforderungen prägt unser Essverhalten ganz nachhaltig.

▶ Wer kennt nicht die Situation, morgens trotz Hunger keine Zeit zum Essen zu haben?

▶ Am Vormittag haben Sie vielleicht das Gefühl, sich schnell etwas Gutes tun zu müssen. Ihnen kommt die nahe liegende Idee, sich nach etwas Essbarem umzusehen ...

▶ Kennen Sie auch das Gefühl, eigentlich satt zu sein, und kommen dann beim Gang durch die Stadt an einer Eisdiele, Bäckerei, Metzgerei oder Imbissbude vorbei? Eigentlich sind Sie ja bereits satt, aber bei dem Anblick und Duft der verführerischen Nahrungsmittel bekommen Sie plötzlich **Appetit** ...

▶ Endlich Abend – das war ein Tag. Eigentlich haben Sie ja bereits genügend zu Abend gegessen. Ihre ehrlichste Antwort, warum Sie trotzdem noch etwas essen und trinken, würde wahrscheinlich lauten: um sich zu entspannen.

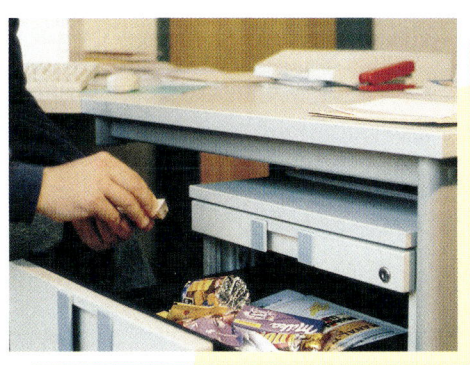

Jetzt brauch ich etwas!

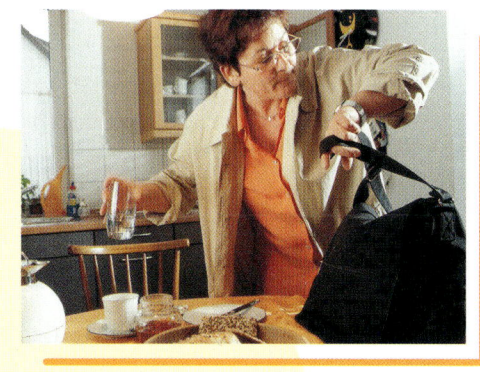

Schon wieder zu spät!

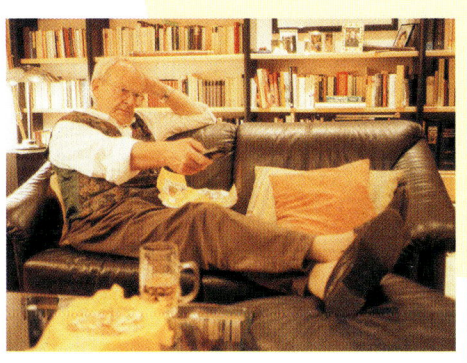

Endlich Abend!

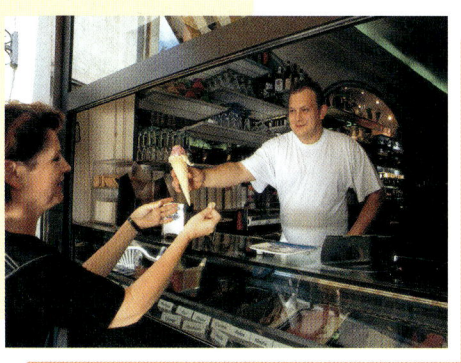

Eigentlich habe ich ja keinen Hunger, aber ...

Beim Essen und Trinken

Auch während des Essens selbst wird Ihr Verhalten von einer Reihe Faktoren gesteuert, die es erschweren, Ihre guten Vorsätze in die Tat umzusetzen.

▶ Nehmen Sie sich genug Zeit zum Essen? Wenn Sie während des Essens an tausend andere Dinge denken, die Sie noch zu erledigen haben, oder nebenbei etwas anderes tun, fällt es schwer, sich bewusst zu ernähren und das Essen zu genießen. Denn meist bekommen Sie in solchen Situationen gar nicht mit, wie und was Sie essen und trinken – und wann sie satt sind.

▶ Es ist oft gar nicht so einfach, mit dem Essen aufzuhören, wenn es so richtig schmeckt. Besonders, wenn noch etwas übrig ist. Manche Menschen haben auch einfach Hemmungen, etwas auf dem Teller zu lassen.

▶ Wenn dann auch noch die anderen am Tisch Sie zum Essen animieren, fällt es gleich doppelt so schwer, mit dem Essen aufzuhören ...

▶ Wahrscheinlich haben Sie diese Erfahrung auch schon gemacht: Essen ist eine hervorragende Art und Weise, sich für Dinge im Leben, die gut gelaufen sind, zu belohnen. „Man gönnt sich ja sonst nichts ...“

Ärger, Stress, Sorgen und Langeweile

Unser Essverhalten wird auch entscheidend davon geprägt, in welcher **Stimmung** wir uns gerade befinden. Bei fast allen Menschen ändert sich das Essverhalten, wenn sie unter Stress stehen, sich ärgern oder Sorgen haben. Manchen schlägt die Aufregung oder der Kummer dann so auf den Magen, dass sie gar nichts mehr essen können. Bei anderen ist genau das Gegenteil der Fall. Essen wird dann zum Ventil für den angestauten Frust.

▶ Wer kennt das nicht? Sie haben sich so richtig geärgert und denken sich jetzt: Ich muss mir dringend etwas Gutes tun und mich abreagieren!

▶ Essen wird normalerweise angenehm erlebt. Daher ist es nur allzu menschlich, dass wir uns, wenn wir uns ärgern oder **Sorgen** machen, etwas Gutes tun wollen. Das Essen ist eine gute Möglichkeit, sich – quasi als Ausgleich für die Sorgen und den **Ärger** – etwas Angenehmes zu bereiten. Nicht umsonst spricht der Volksmund daher auch vom „Kummerspeck“.

▶ Auch **Stress** hat einen ganz nachhaltigen Einfluss auf das eigene Essverhalten. Zeitdruck und Überlastung führen oft dazu, dass wir uns für das Essen zu wenig

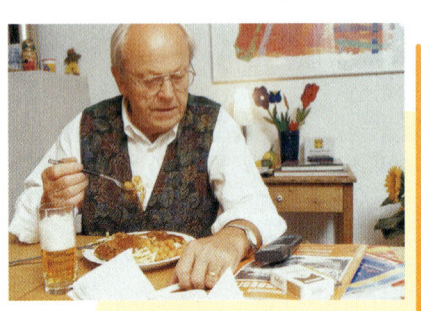

Ich muss die Zeit nutzen!

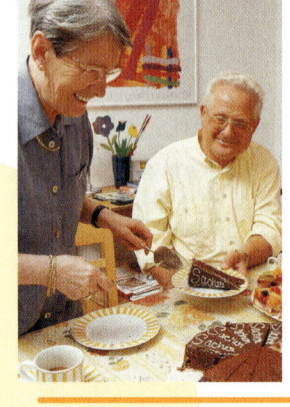

Das hab ich mir verdient!

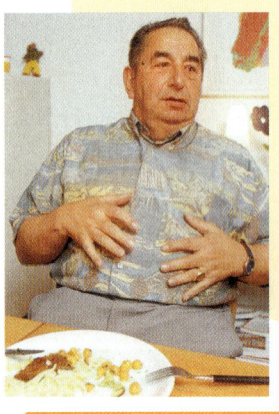

Eigentlich wär ich ja satt ...

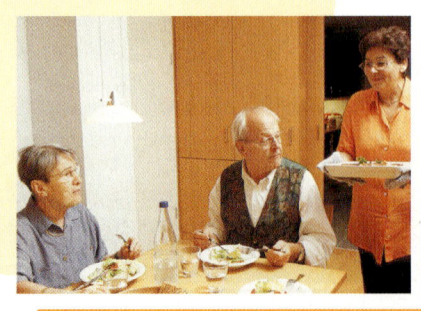

Ich hab noch was Gutes!

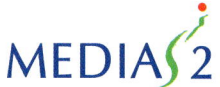

MEDIAS 2

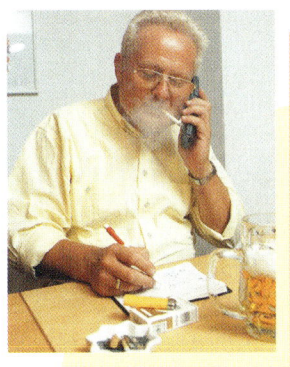

Heute kommt aber auch alles wieder zusammen!

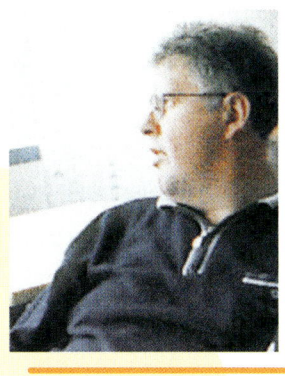

Was könnte ich bloß machen, mir ist langweilig!

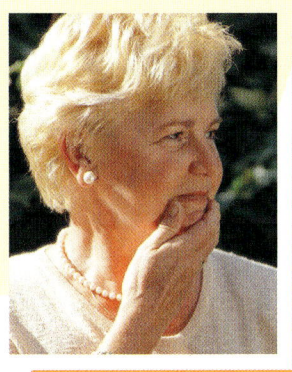

Ich mach' mir Sorgen…

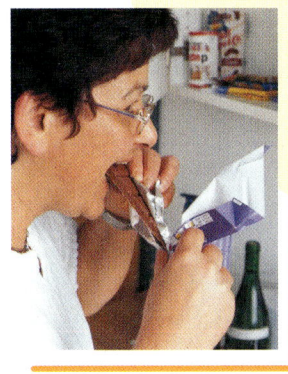

Habe ich mich heute wieder geärgert…

Die vielen Versuchungen

Die guten Vorsätze sind das eine, der Alltag das andere.

▶ Haben Sie nicht auch schon erlebt, aus dem Supermarkt mit mehr Lebensmitteln herausgekommen zu sein, als Sie eigentlich kaufen wollten?

▶ Ein voller Kühlschrank lockt – ist da nicht noch etwas übrig?

▶ Obwohl Sie sich fest vorgenommen haben, weniger zu essen, fragt der Gastgeber Sie immer wieder, ob Sie nicht noch etwas möchten. Da kann man ganz schön mürbe werden …

▶ Wer will bei Feiern schon an die Gesundheit und das Gewicht denken? Heute schmeckt's eben.

Zeit nehmen. Essen geschieht praktisch nebenbei, damit wir Zeit sparen. Dies ist natürlich eine denkbar schlechte Voraussetzung, um zu registrieren, was und wie viel Sie essen und trinken. Auch haben Sie unter diesen Umständen meist wenig Gelegenheit, auf den Geschmack zu achten.

▶ Aber auch das Gegenteil von Stress – **Langeweile** – kann ein Anlass für Essen und Trinken darstellen. Da Essbares in der Regel leicht verfügbar ist, bietet es sich scheinbar ideal zum Zeitvertreib an.

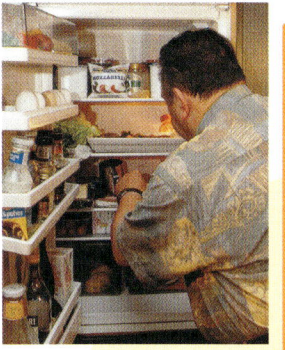

Ist da nicht noch etwas übrig?

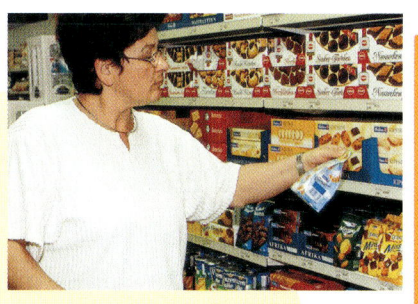

Warum eigentlich nicht?

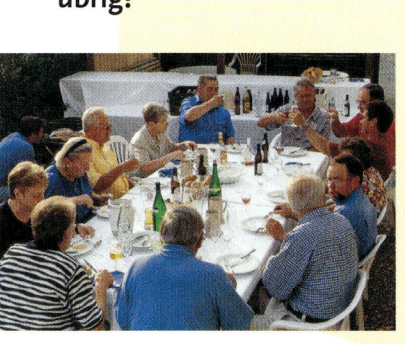

Heute schmeckt's!

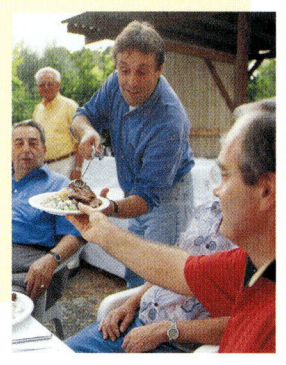

Also gut, noch eins…

111

Sie haben es in der Hand ...

Achten Sie doch einfach in der nächsten Zeit einmal genauer auf Ihre Ernährung, vor allem auch auf die Umstände Ihres Essens! Vielleicht entdecken Sie ja auch bei sich einige der oben beschriebenen „Fallen", die Sie von einer gesünderen Ernährung abhalten. Sie haben es dann selbst in der Hand, zu entscheiden, was Sie an Ihrer Ernährung beibehalten möchten und wo Sie Veränderungsbedarf sehen.

Ändern können Sie nicht nur Ihre bisherige Auswahl und Zubereitung von Lebensmitteln, sondern auch die Art und Weise, wie und warum Sie essen. Hierzu einige **Vorschläge**, die Ihnen bei der Umsetzung in Ihrem Alltag nützlich sein können (siehe auch Arbeitsblatt 11, wo einige Ideen gesammelt sind).

Besser planen

Stimmt die Verteilung Ihres Essen und Trinkens über den Tag? Sie müssen nicht unbedingt morgens wie ein Kaiser, mittags wie ein König und abends wie ein Bettelmann essen. Aber wenn Sie beispielsweise den ganzen Tag über sehr wenig und abends sehr viel essen und trinken, wäre es schon sehr sinnvoll hier anzusetzen und etwas zu verändern.

▶ Betrachten Sie doch einmal Ihre Essenszeiten: Sind ausreichend zeitliche Lücken zwischen den Mahlzeiten vorhanden? Häufig besteht hier der größte Veränderungsbedarf.

▶ Kleinere Mahlzeiten zwischendurch – Obst, Jogurt oder ein Brot – sind sinnvoll, um Ihren Hunger zu stillen. Damit vermeiden Sie, Heißhungergefühle zu entwickeln und deshalb bei Mahlzeiten zu viel zu essen.

▶ Schreiben Sie sich doch vor größeren Einkäufen eine **Einkaufsliste**, damit Sie hinterher vor Überraschungen sicher sind, was sich tatsächlich in Ihrem Einkaufskorb befindet! Sinnvoll ist es auch, nicht mit hungrigem Magen auf Einkaufstour zu gehen.

▶ Haben Sie alle Utensilien bei sich zu Hause, die Sie benötigen, um Speisen günstiger und fettärmer zuzubereiten?

Bewusster essen

Essen ist für Sie eine wichtige Angelegenheit. Versuchen Sie daher, bewusst zu essen! Sie können so das Essen und Trinken viel mehr genießen. Außerdem bekommen Sie so besser mit, wenn Ihnen Ihr Körper signalisiert, dass er bereits satt ist.

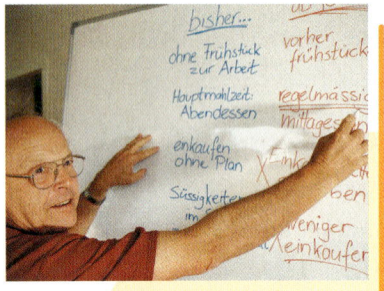

Essen und Trinken besser planen

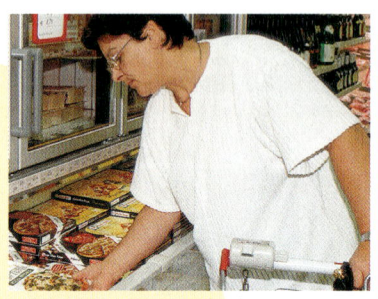

Gezielter einkaufen

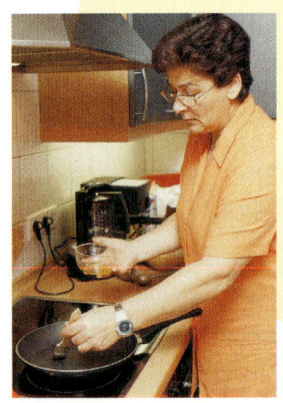

Speisen günstiger zubereiten

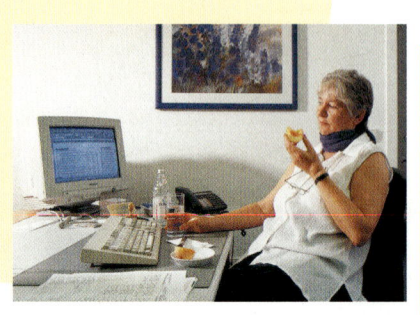

Kalorienarme Snacks, Rohkost für zwischendurch

Nehmen Sie sich Zeit zum Essen und versuchen Sie, gut zu kauen, Pausen einzulegen und bewusst auf den Geschmack der Speisen und Getränke zu achten! Es dauert ca. 15 Minuten, bis Sie bemerken, dass Sie richtig satt sind. Je hektischer und schneller Sie also essen, desto weniger registrieren Sie das Gefühl, eigentlich satt zu sein. Versuchen Sie sich auf das Essen zu konzentrieren – und nur auf Ihre Mahlzeit! Zeitung lesen, Fernsehen oder Telefonieren können Sie auch danach.

Tun Sie sich auch schwer damit, etwas auf dem Teller liegen zu lassen? Sinnvoll wäre es, wenn Sie sich angewöhnen würden, mit dem Essen aufzuhören, wenn Sie sich satt fühlen. Oder etwas sehr Fettreiches einfach auf dem Teller liegen zu lassen. Das ist eine Sache der Übung, Sie können das lernen.

Auch „Nein" sagen kann man lernen. Öfter bewusst ausprobiert, werden Sie merken, dass es gar nicht so schwer ist, gutgemeinte Angebote für einen Nachschlag abzulehnen, ohne dabei den Gastgeber zu verprellen. Es kommt darauf an, wie Sie es sagen. Der Ton macht also die Musik.

Anders mit Frust und Stress umgehen

Essen als Antwort auf Frust, Ärger, Sorgen oder auch Langeweile ist weitverbreitet. Falls Sie bei sich beobachtet haben, dass Sie sehr stimmungsabhängig essen oder trinken, macht es Sinn, sich zu überlegen, wie Sie dies ändern könnten.

Überlegen Sie sich, wie Sie anders mit diesen Situationen umgehen könnten! So kann beispielsweise bereits ein Spaziergang oder der Gang in den Garten vor dem Essen bewirken, dass Sie sich nicht so gestresst an den Tisch setzen und zu viel essen. Abhilfe kann manchmal auch ein klärendes Wort oder die Bitte um Unterstützung durch Andere leisten.

Gemeinsam geht vieles leichter. Gerade weil Essen in der Regel in der Gemeinschaft stattfindet, sollten Sie wichtige Veränderungen Ihres Essverhaltens mit Ihrem Partner oder der Familie besprechen.

Neben Essen und Trinken gibt es noch viele andere Möglichkeiten, sich im Alltag zu belohnen. Suchen Sie nach anderen Dingen, mit denen Sie sich verwöhnen können! Zum Beispiel mit einem Buch, einer gemeinsamen Unternehmung oder, oder ...

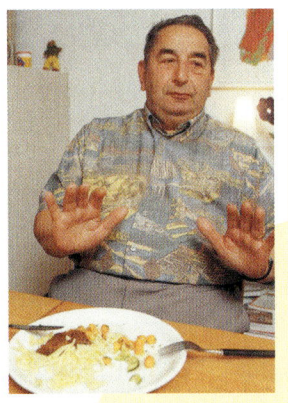

Nicht immer alles aufessen

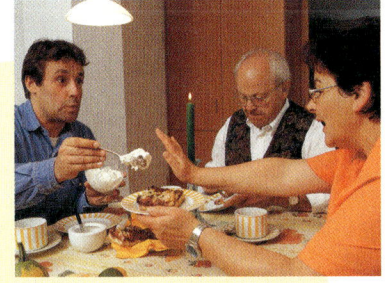

„Nein" sagen können

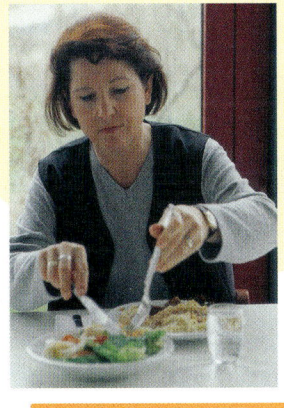

Sich für das Essen Zeit nehmen

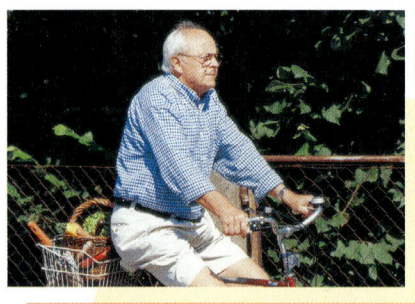

Anders mit Frust, Langeweile...

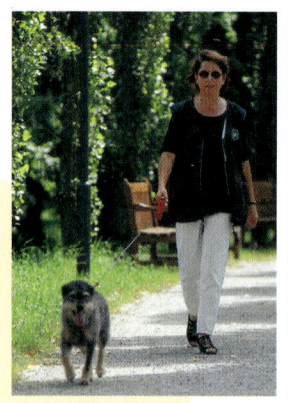

... und Stress umgehen

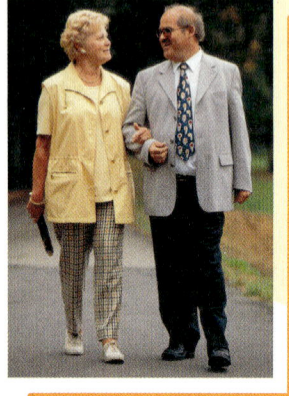

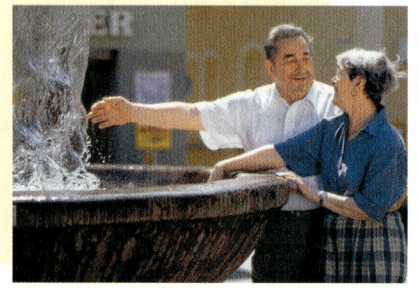

Sich anders belohnen

Gemeinsam Lösungen suchen

lange durchhalten und die Lust an Ihrer neuen Lebensweise verlieren. Kein Mensch kann sein Leben lang Kalorien zählen, nur ganz bestimmte Nahrungsmittel zum Abnehmen zu sich nehmen oder auf sehr viele Dinge verzichten, die im Alltag Freude bereiten. Statt beispielsweise eine Liste mit "verbotenen Lebensmitteln" aufzustellen, sollten Sie lieber planen, wie Sie diese in einem vernünftigen Maß zu sich nehmen.

▶ Andere Menschen können Ihnen eine wichtige Hilfestellung bieten, damit Sie auch langfristig Ihre neuen Ernährungsgewohnheiten beibehalten. Dies können der Partner, die Kinder oder Freunde sein, aber auch Ihr Arzt oder die Teilnehmer des Schulungskurses.

Keine starren Regeln und Vorsätze

Das wichtigste Erfolgsrezept für eine langfristige Umstellung Ihrer Ernährungsgewohnheiten lautet: **Flexible Lösungen** finden! Starre Vorsätze, die meist mit den Worten „Nie wieder ...“ oder „Ab heute will ich immer ...“ anfangen, haben auf die Dauer keine große Chance, auch tatsächlich durchgehalten zu werden.

▶ Ihre Vorsätze sollte vor allem alltagstauglich sein und berücksichtigen, dass es im Leben immer wieder Situationen gibt, in denen es sinnvoll ist, auch Kompromisse einzugehen. Es ist beispielsweise durchaus erlaubt, bei einem Fest oder gemütlichen Abend auch einmal „über die Stränge zu schlagen“ und das Essen und Trinken ohne Reue zu genießen. Dafür sollten Sie dann an den nächsten Tagen besonders auf Ihre Ernährung achten.

▶ Je strenger Sie mit sich sind, desto eher besteht die Wahrscheinlichkeit, dass Sie dies nicht

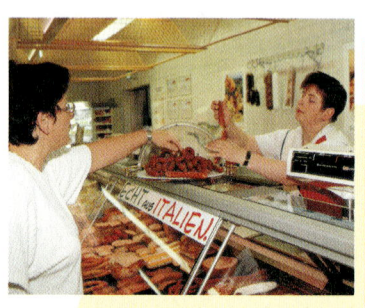

Nicht zu streng mit sich sein

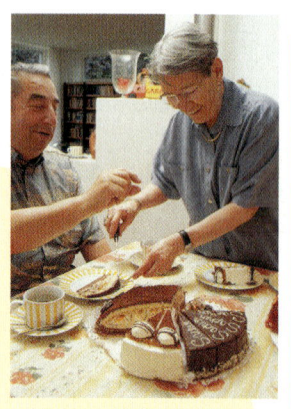

Flexibel sein

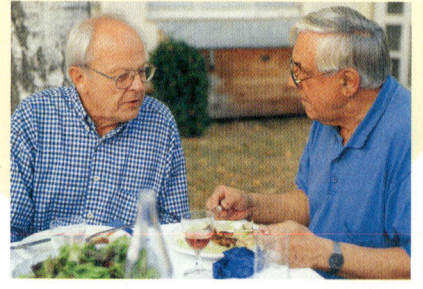

Andere um Unterstützung bitten

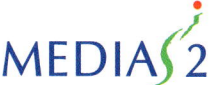

Bewegung hält fit

Körperliche Bewegung ist neben der richtigen Ernährung eine weitere gute Möglichkeit, Ihren Diabetes positiv zu beeinflussen. **Bewegungsmangel** gilt als eine der Hauptursachen für die deutliche Zunahme der Diabeteserkrankungen in den letzten Jahrzehnten. Der technische Fortschritt hat leider auch dazu geführt, dass wir uns im Alltag und Beruf immer weniger körperlich betätigen.

Regelmäßiger **Sport** und körperliche Bewegung haben eine Menge Vorteile für Ihre Gesundheit, Ihr körperliches **Wohlbefinden** wie auch für Ihre **Stimmung** und Lebensfreude. Körperliche Bewegung ist nicht mit Sport gleichzusetzen. Natürlich wäre es für Ihren Diabetes gut, wenn Sie regelmäßig Sport treiben würden. Die Betonung liegt allerdings auf regelmäßig. Denn für Ihren Diabetes bringen sportliche Aktivitäten nur dann etwas, wenn Sie diese auch regelmäßig – am besten mehrmals in der Woche – durchführen. Dies gelingt nicht jedem. Wenn Sie es trotzdem schaffen: toll!

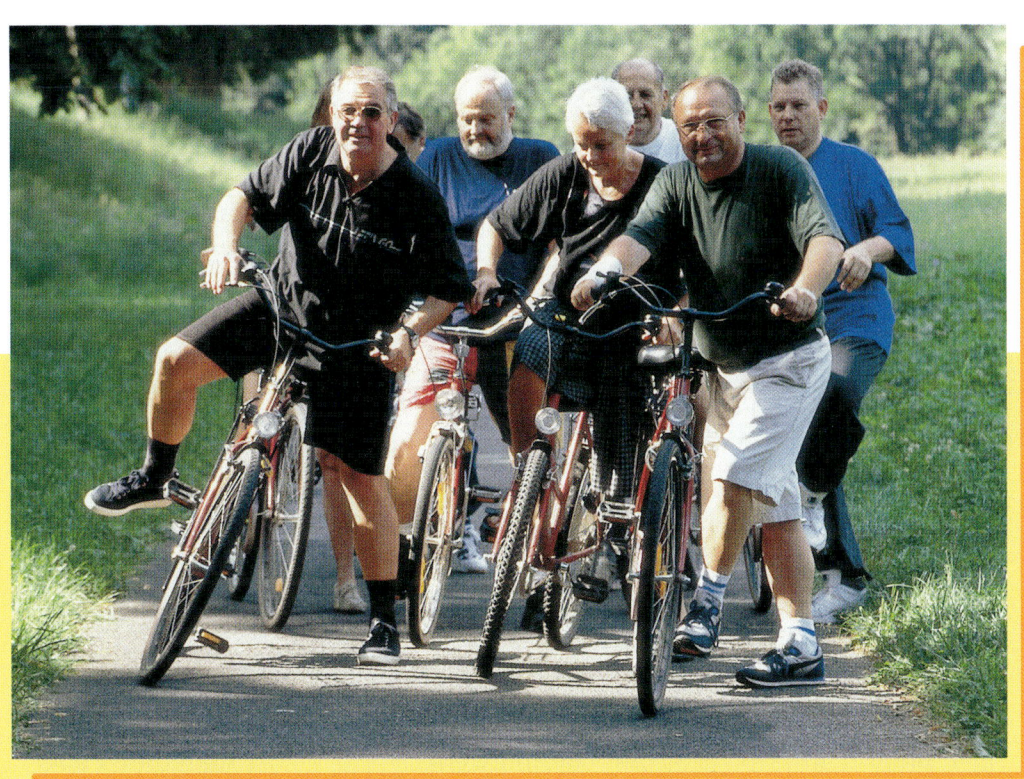

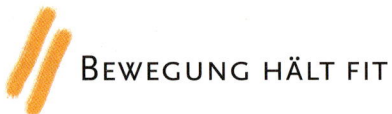
Jeder Schritt zählt

Der Alltag bietet jedoch auch eine Fülle anderer Möglichkeiten, sich mehr zu bewegen. Wenn Sie regelmäßig mit dem Fahrrad fahren, den Hund ausführen oder im Garten arbeiten, können Sie sich und Ihrem Diabetes genauso etwas Gutes tun. Jeder Schritt zählt!

Und wichtig ist vor allem, dass Sie Freude an der Bewegung haben – denn Bewegung lässt sich nicht verordnen.

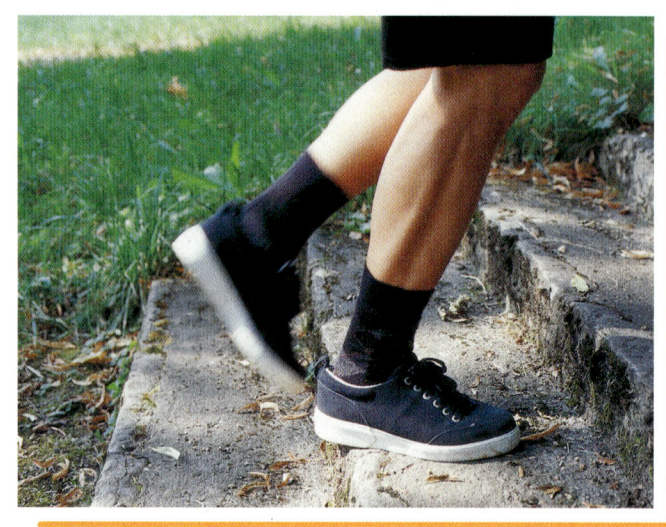

Bewegung tut gut

Ein Mehr an Bewegung führt in der Regel zu einer Verbesserung Ihrer **Blutzucker**- und **Blutdruck-werte**. Auch die **Gewichtsabnahme** geht leichter.

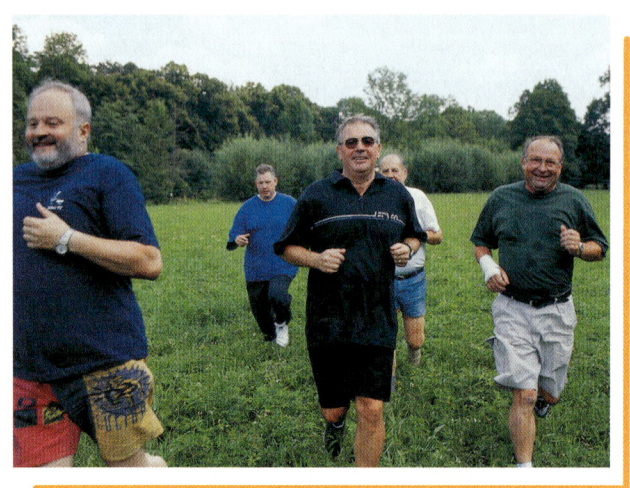

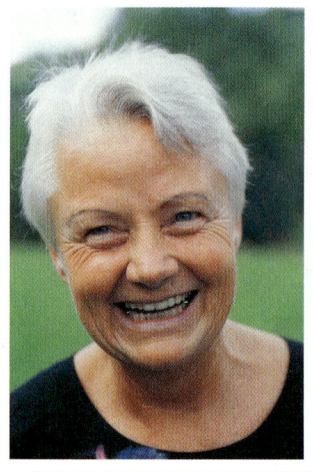

Blutzucker	Bluthochdruck	Blutfette	Gewicht

Zelltüren funktionieren besser: **Blutzucker sinkt**	**Blutdruck sinkt**	**Blutfettwerte verbessern sich**	**Abnehmen oder Gewicht halten geht leichter**

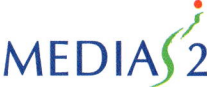

Bessere Blutzuckerwerte

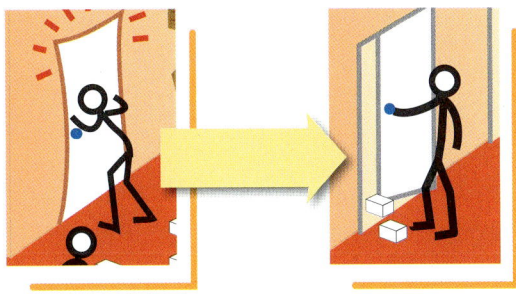

Mangelnde körperliche Bewegung ist eine Ursache dafür, dass sich Ihre Zelltüren schlechter öffnen lassen. Die Zelltüren klemmen und dadurch kommt es zu einem **„Zuckerstau"** im Blut. Wenn Sie sich regelmäßig körperlich bewegen, funktionieren Ihre „Zelltüren" wieder besser. Den „Türöffnern" **Insulin** gelingt es sehr viel einfacher, die Türen zu öffnen. Somit kann der Zucker in den Gefäßen besser ins Zellinnere gelangen. Die Folge: Ihr **Blutzucker** sinkt. Da Sie hierdurch auch weniger „Türöffner" Insulin benötigen, schonen Sie gleichzeitig Ihre **Bauchspeicheldrüse**.

Bessere Blutdruckwerte

Regelmäßige Bewegung wirkt sich ebenfalls positiv auf Ihren Blutdruck aus. Je besser Sie trainiert sind, desto kräftiger wird Ihr **Herz**. Dadurch verringert sich die Anzahl der **Herzschläge**, da das Herz die gleiche Leistung nun mit weniger Aufwand erbringen kann. Die Folge: Ihr Herz und Ihre Gefäße werden geschont, Ihr **Blutdruck** verbessert sich. Bewegung tut Ihrem Herz einfach gut.

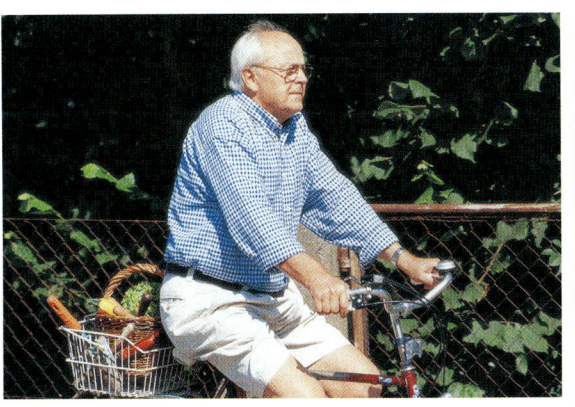

Weniger Pfunde

Wenn Sie abnehmen möchten, ist regelmäßige körperliche Bewegung sehr zu empfehlen. Mit Bewegung verbrauchen Sie Energie und unterstützen damit die **Gewichtsabnahme**. Daneben ist ein körperlich aktiver Lebensstil die beste Voraussetzung dafür, dass Sie die verlorenen Pfunde nicht wieder zulegen und Sie Ihr Gewicht stabilisieren können.

Körperliche Aktivitäten wirken sich jedoch auch auf andere Bereiche Ihres Lebens positiv aus. Sie fühlen sich einfach fitter und ausgeglichener, wenn Sie sich regelmäßig bewegen.

Mehr Fitness und Ausdauer

Geraten Sie zurzeit schnell außer Puste? Viele Leute, die sich regelmäßig körperlich fit halten, haben die Erfahrung gemacht, dass sie mit der Zeit mehr **Ausdauer** bekommen.

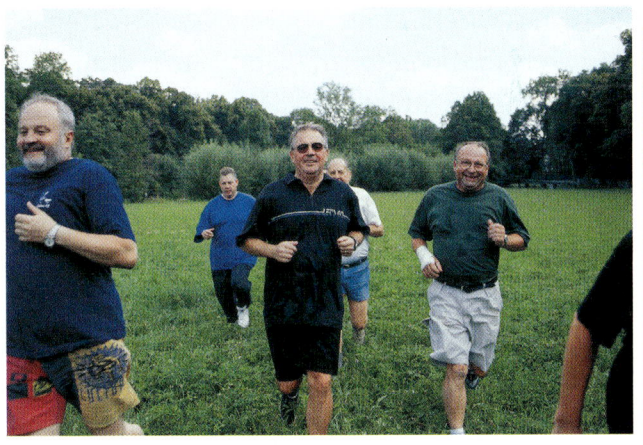

Dann geht das Treppensteigen, Einkaufen oder die Gartenarbeit leichter. Je öfter und regelmäßiger Sie sich bewegen, desto belastbarer wird Ihr **Kreislauf**. Ihre **Fitness** und Ausdauer nehmen zu. Wenn Sie nicht so schnell aus der Puste kommen, macht Bewegung natürlich auch mehr Spaß.

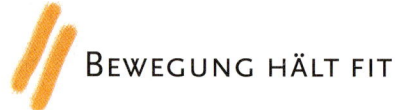

Gut für Ihre Gelenke

Wer rastet, der rostet! Regelmäßige Bewegung stärkt Ihre gesamte **Muskulatur**. Das ist gut für Ihren **Rücken** und Ihre **Gelenke**. Mehr **Beweglichkeit** im Alltag ist die Folge.

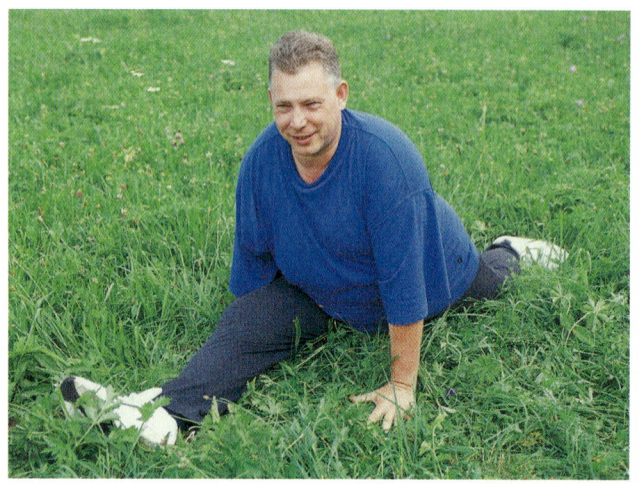

Mehr Lebensfreude

Sich regen bringt Segen! Regelmäßige körperliche Aktivitäten verleihen Ihnen mehr Schwung im Alltag und erhöhen so Ihr **Wohlbefinden**. Nach einem stressreichen Tag kann Bewegung auch ein guter Ausgleich für die ganze Aufregung und den Ärger des Tages sein. Der Kopf wird wieder frei. Viele Menschen, die sich regelmäßig bewegen, erleben sich als deutlich belastbarer und widerstandsfähig gegen **Stress**. Außerdem schlafen Sie viel besser, wenn Sie sich tagsüber viel bewegt haben.

Mehr Geselligkeit

Sport und körperliche Bewegung sind nicht nur gesund, sondern fördern auch den Kontakt zu anderen Menschen. Zu zweit oder in einer Gruppe macht Bewegung einfach mehr Spaß. Ganz nebenbei können Sie neue Kontakte knüpfen oder alte Freundschaften wiederbeleben. Regelmäßige gemeinsame Unternehmungen können auch eine schöne Gelegenheit sein, so nebenbei die neuesten Neuigkeiten auszutauschen oder nach körperlicher Aktivität in einer geselligen Runde zusammenzusitzen.

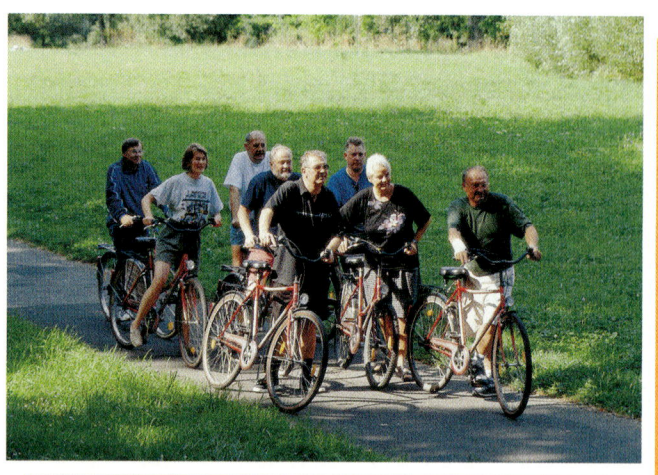

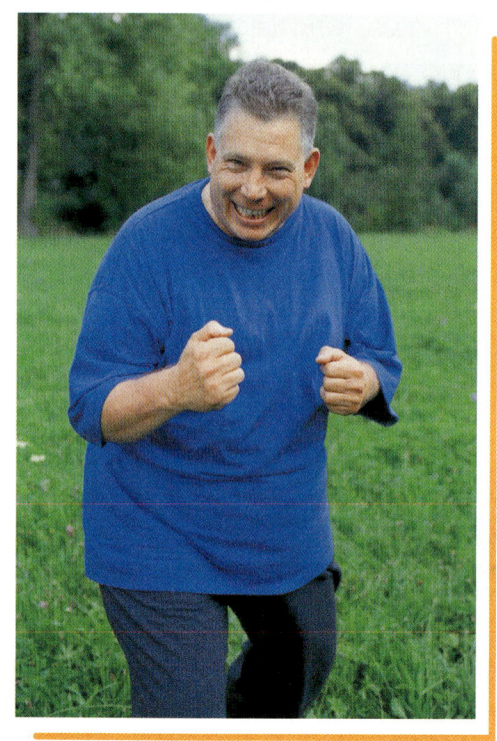

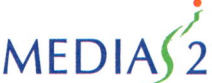

Lust auf mehr Bewegung?

Wie ist es bei Ihnen? Geht es Ihnen auch so wie vielen Menschen, die zwar sagen, Sport und Bewegung sei wichtig, es aber dann doch nicht konsequent tun? Mehr als die Hälfte aller Erwachsenen in Deutschland bewegen sich sehr wenig. Manchmal ist es schlichtweg die Zeit, die dafür fehlt. Oder andere gesundheitliche Probleme, die die körperliche Aktivität erschweren. Aber viel häufiger wurde das Ausmaß an Bewegung mit den Jahren einfach weniger, ohne dass es dafür einen richtigen Grund gibt.

Vielleicht haben Sie sich ja schon länger überlegt, dass Sie sich wieder mehr bewegen sollten. Im Folgenden finden Sie einige Tipps, wie Sie Ihren Alltag wieder etwas aktiver gestalten können und etwas für Ihre Gesundheit und Ihr **Wohlbefinden** tun können. Egal wie Ihre Pläne bezüglich körperlicher Bewegung auch aussehen – eines gilt: Es ist nicht wichtig, wie viel Sie leisten, sondern dass Ihnen körperliche Aktivität und Bewegung Spaß machen.

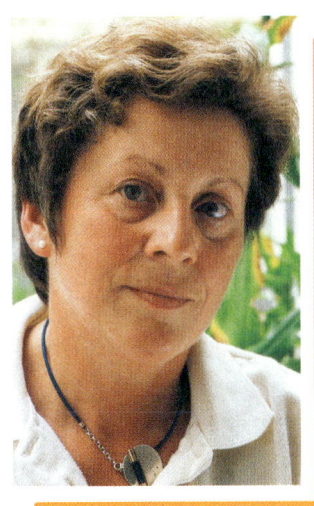

Ich bin beruflich und in meinem Haushalt ziemlich beansprucht. Und jetzt soll ich mich noch mehr bewegen?

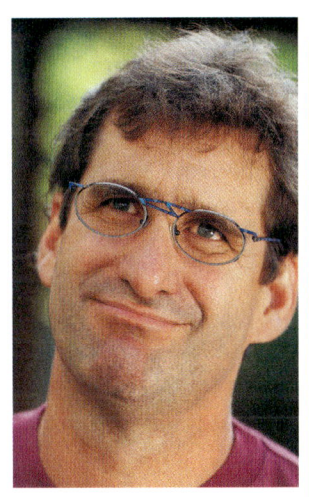

Ich halte mich für einen sportlichen Menschen. Ohne Bewegung würde mir etwas fehlen.

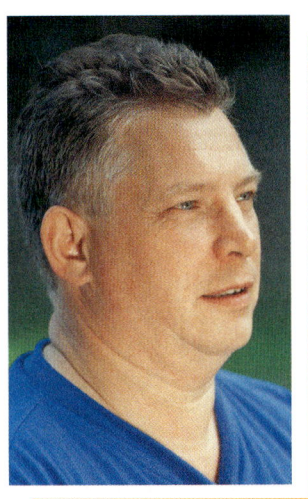

Ich habe früher sehr viel Sport getrieben und sogar Wettkämpfe bestritten. Und jetzt? Ich bewege mich sehr wenig!

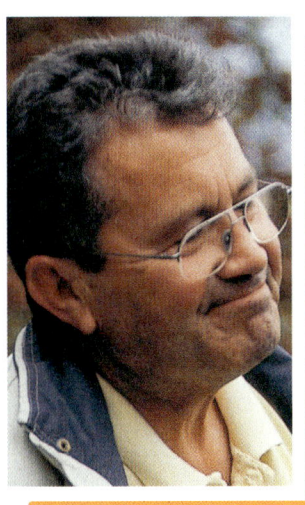

Oft kann ich mich nicht so viel bewegen, wie ich gerne möchte.

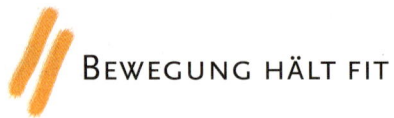
Sich im Alltag mehr bewegen

Bei der körperlichen Bewegung kommt es nicht auf Höchstleistungen, sondern auf Regelmäßigkeit an. Regelmäßige Bewegung ist viel günstiger als sich unregelmäßig körperlich zu verausgaben. Am besten ist natürlich, wenn Sie sich jeden Tag ein bisschen mehr bewegen.

Überprüfen Sie doch einmal Ihren Tagesablauf und Ihre Gewohnheiten, ob sich hier nicht einfache Möglichkeiten finden, Bewegung in Ihren Alltag einzubauen!

Kleine Veränderungen

Die natürlichste und ursprünglichste Fortbewegungsart des Menschen ist das Laufen oder Gehen: „Fisch schwimmt, Vogel fliegt, Mensch läuft", so lautete die Begründung der tschechischen Lauflegende Emil Zatopek. Ein paar Schritte mehr lassen sich im Alltag immer einbauen – Sie müssen kein Leistungssportler werden, um sich mehr zu bewegen. Mit kleinen Verhaltensänderungen schaffen Sie es viel leichter, längerfristig körperlich aktiv zu bleiben.

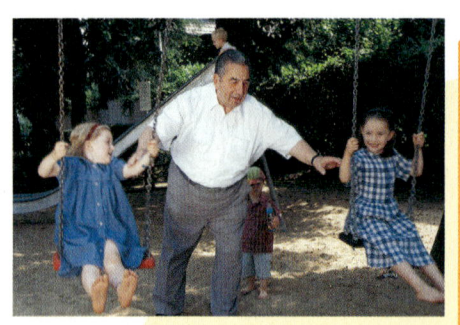

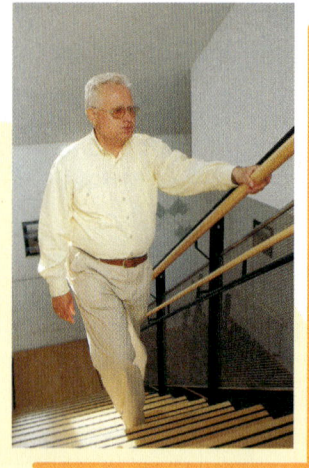

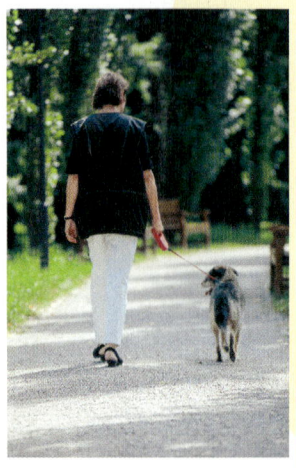

Im Alltag gibt es viele Möglichkeiten, körperlich aktiv zu sein

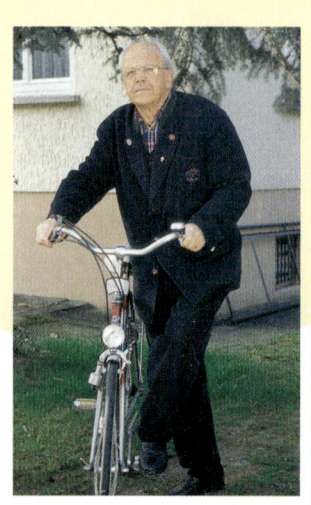

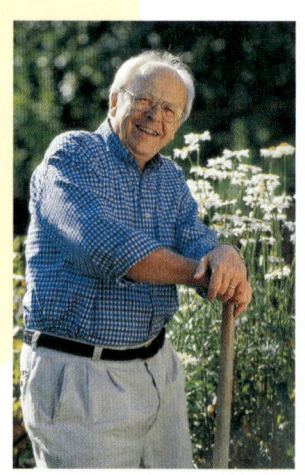

Täglich weitere 3000 Schritte

Wenn Sie sich täglich mehr bewegen möchten, sollten Sie im Idealfall 3000 Schritte zusätzlich zurücklegen. Das entspricht ungefähr einer halben Stunde Gehen. Ein einfacher Schrittzähler genügt, um Ihnen bei der Umsetzung zu helfen. Sie könnten diese Schritte am Stück gehen, etwa bei einem Abendspaziergang. Denkbar wäre aber auch, im Verlauf des Tages sich in den verschiedensten Situationen mehr zu bewegen. Dafür gibt es auch in Ihrem Alltag sicher viele Möglichkeiten:

▶ Wählen Sie zum Beispiel einen Parkplatz aus, von dem aus Sie noch ein Stück zu Ihrem Ziel laufen müssen,

▶ oder steigen Sie beim Busfahren oder mit der Straßenbahn eine Haltestelle früher oder später aus,

▶ oder helfen Sie Ihrem Partner bei der Hausarbeit

▶ oder bringen Sie einen Brief zu Fuß zur Post!

Welche Ideen haben Sie, täglich 3000 Schritte extra zu laufen?

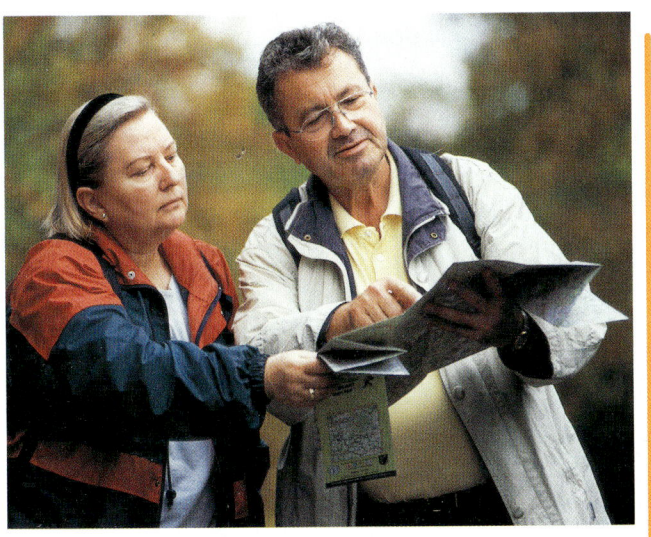

Das Auto stehen lassen

So könnten Sie beispielsweise auch versuchen, öfter das Auto stehen zu lassen und beispielsweise, wenn möglich, den Weg zur Arbeit mit dem Fahrrad oder zu Fuß zu erledigen. Wie wäre es, wenn Sie sich am Abend öfter noch einmal auf das Fahrrad setzen und noch eine Runde drehen würden?

Öfter mal die Treppe nehmen

Gewöhnen Sie sich doch an, bewusst öfter die Treppe zu nehmen, anstatt den Aufzug zu benutzen! Wenn Sie dies regelmäßig machen, werden Sie merken, dass Sie nach einer gewissen Zeit viel weniger schnell aus der Puste kommen.

Mit dem Hund spazieren gehen

Ein Hund kann Sie ganz schön auf Trab halten. Schließlich müssen Sie jeden Tag und bei Wind und Wetter mit ihm raus. Günstige Bedingungen also, um sich jeden Tag zu bewegen. Mit einem Hund macht ein Spaziergang einfach auch mehr Freude.

Den Garten in Schuss halten

Gartenarbeit ist ebenfalls ein schönes Hobby, bei dem Sie sich an der frischen Luft viel bewegen und sich gleichzeitig an dem Ergebnis Ihrer Bemühungen erfreuen können.

Mit den Kindern / Enkelkindern spielen

Kinder haben einen natürlichen Bewegungsdrang. Lassen Sie sich doch einfach häufiger von ihnen anstecken und machen Sie mit! Sie müssen ja nicht gleich auf Bäume klettern oder Skateboard fahren.

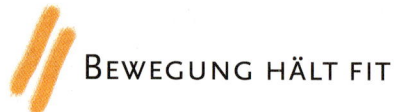
Günstige Sportarten

Vielleicht waren Sie früher einmal sehr sportlich und überlegen sich, ob Sie nicht wieder ein wenig an die alten Zeiten anknüpfen möchten. In solch einem Fall sind **Ausdauersportarten** besonders günstig. Bedenken Sie außerdem, dass Sportarten, die Sie gemeinsam mit andern in einer Gruppe betreiben, für mehr **Geselligkeit** und Spaß sorgen können! Hierfür einige Beispiele:

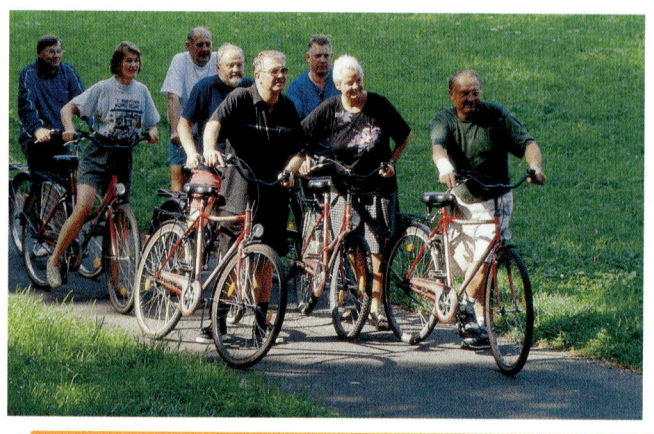

Wandern und Nordic Walking

Regelmäßiges Wandern erschließt Ihnen die Natur auf eine besondere Weise und hält Sie fit. Ebenso gut geeignet ist schnelles Gehen („Walking") oder das Gehen mit Stöcken („Nordic-Walking"), bei dem Sie sich ähnlich wie beim Ski-Langlauf fortbewegen.

Fahrradfahren

Zum Ausdauertraining und zur Verbesserung Ihres **Herz-Kreislauf-Systems** eignet sich **Fahrradfahren** ideal. Mit dem Fahrrad können Sie allein, mit Ihrem Partner oder in einer Gruppe tolle Ausflüge in die Natur machen und dabei das Angenehme mit dem Nützlichen verbinden.

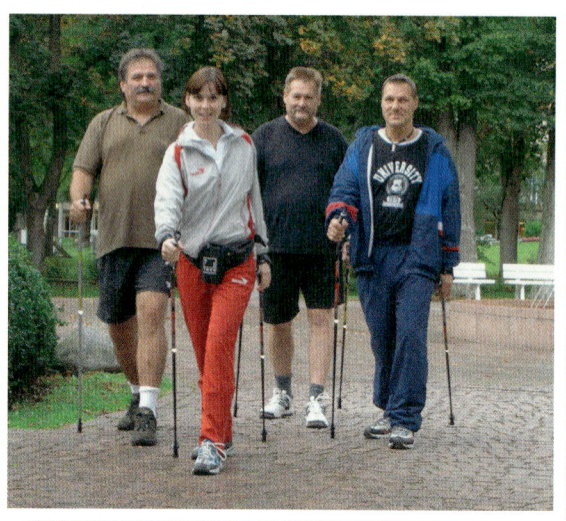

Gymnastik

Mit Übungen zur Lockerung, Dehnung und Kräftigung halten Sie Ihre Muskeln, Bänder und Gelenke beweglich. Übungen zum gezielten Training von bestimmten Körperpartien kräftigen diese. Dies schützt beispielsweise vor Falten beim Abnehmen oder kann Ihrem geplagten Rücken zugute kommen.

Schwimmen

Schwimmen ist ebenfalls eine hervorragende Ausdauersportart. Sie hat den Vorteil, dass sie besonders schonend für Ihre Gelenke ist. Für alle Menschen mit Haltungs- oder **Rückenproblemen** ist Schwimmen sehr zu empfehlen.

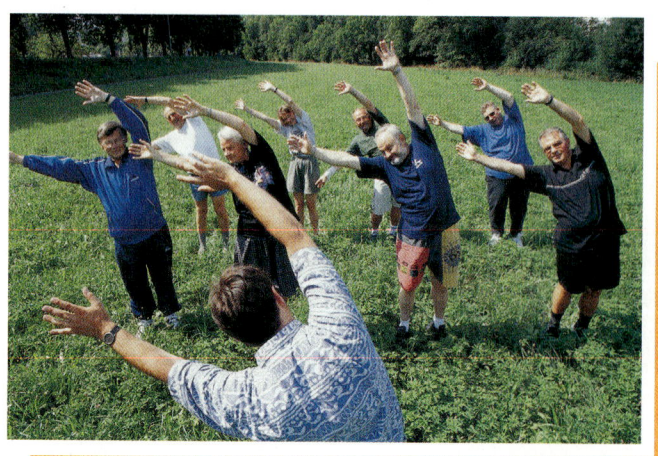

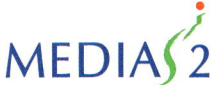

Bitte keine Bäume ausreißen

Kraftübungen und Bewegungsarten, die mit Pressen, Stemmen und Wuchten einhergehen, belasten eher Ihre Gelenke und können auch zu unerwünschten **Blutdruckspitzen** führen. Besonders wenn Sie bereits **Herzprobleme**, einen **Bluthochdruck** oder beginnende Veränderungen an Ihren Augen haben, sind diese Sportarten für Sie weniger geeignet. Sprechen Sie daher vor dem Gang ins **Fitness-Studio** mit Ihrem Hausarzt!

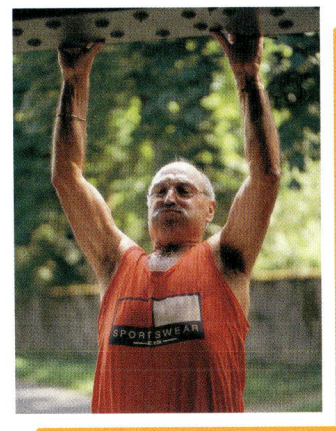
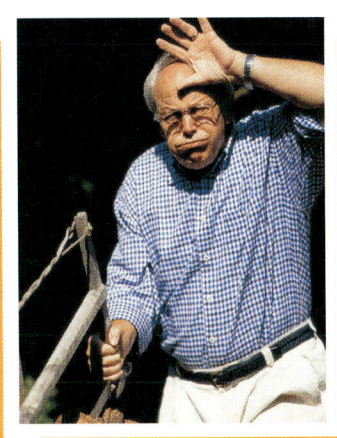

Sport ist gesund, aber ...

Muten Sie sich nicht zu viel auf einmal zu! Dies gilt natürlich ganz besonders, wenn Sie lange Zeit keinen Sport mehr betrieben haben. Hier ist die Gefahr groß, dass Sie Ihren Körper überanstrengen. Sie können selbst bemerken, wenn Sie sich zu sehr anstrengen.

Zeichen einer **Überanstrengung** können sein:

▶ eine zu schnelle, hechelnde Atmung

▶ starkes **Herzklopfen**

▶ übermäßiges **Schwitzen**

▶ **Gelenk-** und **Muskelschmerzen**

▶ **Schwindelgefühl**

Falls solche Anzeichen bei Ihnen auftreten, ist es höchste Zeit, die Belastung zu reduzieren. Denn in einem solchen Fall sind körperliche Bewegung und Sport weder gesund noch zuträglich.

Anzeichen für eine Überanstrengung

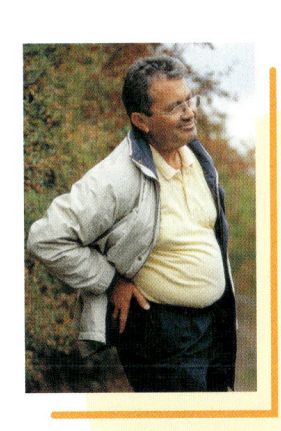
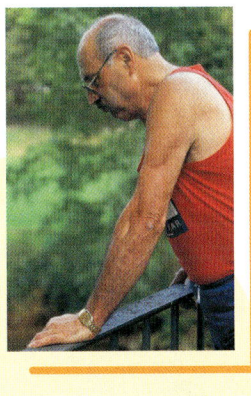
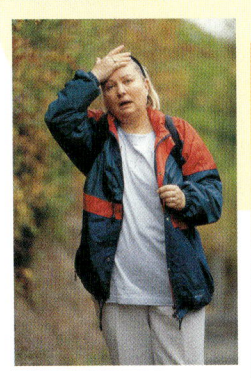
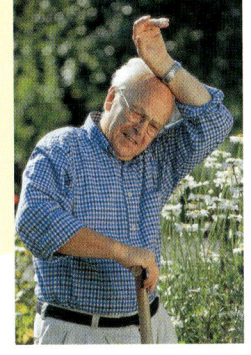

Die eigene Belastungsgrenze herausfinden

Wie stark Sie körperlich belastbar sind, können Sie mit einer ganz einfachen Methode herauszufinden: Messen Sie einfach Ihren **Puls**! Hierzu gibt es im Sporthandel Geräte, die dies für Sie erledigen. Sie können Ihren Puls aber auch ganz einfach selbst messen. Dazu benötigen Sie nichts weiter als eine Uhr mit Sekundenzeiger.

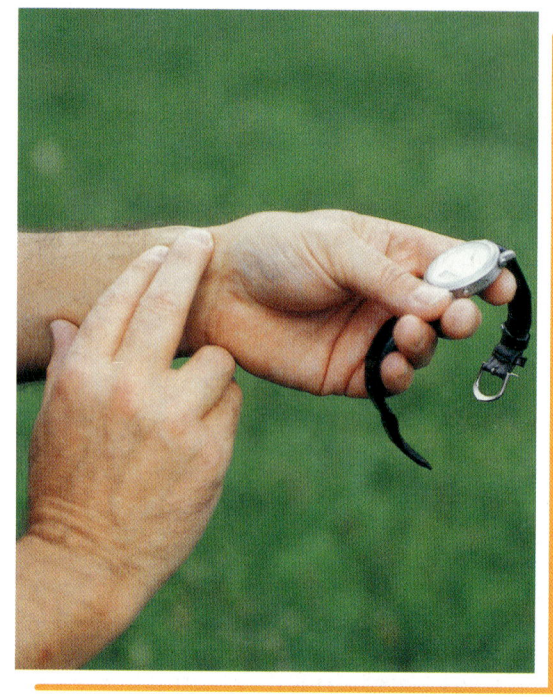

Und so wird es gemacht:

▶ Legen Sie Zeige- und Mittelfinger mit wenig Druck unterhalb des Daumens Ihrer anderen Hand an, bis Sie Ihren Pulsschlag spüren! Eine andere Stelle, an der Sie Ihren Puls gut messen können, ist die Unterseite des Kiefers. Auch hier können Sie Mittel- und Zeigefinger mit wenig Druck anlegen, bis Sie Ihren Puls fühlen.

▶ Schauen Sie nun auf die Uhr und zählen Sie 10 Sekunden lang die Anzahl Ihrer Pulsschläge!

▶ Nehmen Sie diese mit 6 mal und schon kennen Sie die Anzahl Ihrer Pulsschläge pro Minute!

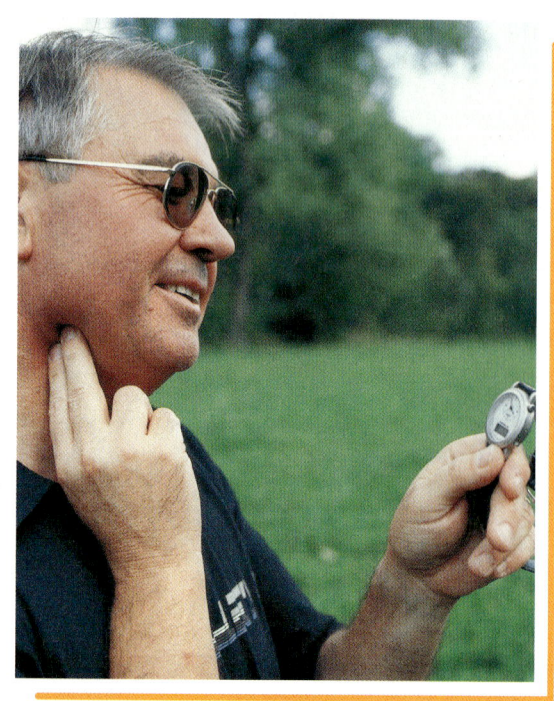

! **Messen Sie Ihren Puls jeweils gleich nach Ihrer körperlichen Bewegung. Als Faustregel sollte Ihr Puls einen Wert von 200 minus Lebensalter nicht überschreiten, da Sie sich sonst überlasten.**

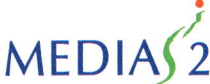

Infos, Tipps und Tricks

Entscheidend: Ihre Energiebilanz

Ob Sie Gewicht abnehmen, hängt von Ihrer Energiebilanz ab. Verbrauchen Sie mehr Energie durch Bewegung, als Sie durch Essen aufnehmen, haben Sie gute Chancen, dass Ihr Körper auf Ihre Reserven zurückgreift und die ungeliebten Fettdepots abbaut. Dazu benötigen Sie allerdings einen langen Atem. Um beispielsweise ein Kilo Körperfett mit einem Energievorrat von etwa 7000 Kalorien abzubauen, müssten Sie etwa einen Monat lang täglich 250 Kalorien mehr verbrauchen als Sie zu sich nehmen. Das wäre zu schaffen, wenn Sie pro Tag etwa 30 Minuten Bewegung einplanen: schnelles Gehen, Radfahren oder eine Runde auf dem Heimtrainer. Ganz nebenbei: wer regelmäßig aktiv ist, kann auch mal ein Stück Torte oder ein paar Gummibärchen genießen – Hauptsache, Ihre Energiebilanz stimmt.

Mehr Muskeln – mehr Grundumsatz

Nach längerer regelmäßiger körperlicher Aktivität beginnt Ihr Körper, Muskeln aufzubauen. Mehr Muskelzellen bewirken nicht nur bessere Blutzuckerwerte, sondern erhöhen auch Ihren Grundumsatz. Das bedeutet: Ihr Körper verbraucht nicht nur mehr Energie während der Bewegung, sondern auch in der Zeit danach. Beispielsweise kommt es nach sportlicher Betätigung zum Abbau von Milchsäure oder zur Reparatur von Muskelfasern. Diese Vorgänge sind nur möglich, wenn dazu Energie aus den Fettvorräten des Körpers bereitgestellt werden.

Nach körperlicher Bewegung ein kühles Bier?

Alkohol ist neben Fett der Energielieferant Nr. 2. Wenn Sie sich nach körperlicher Betätigung ein alkoholhaltiges Bier gönnen, schmälern Sie damit nicht nur Ihre Energiebilanz, sondern bremsen auch die Fettverwertung in der Zeit danach. Greifen Sie nach einer körperlichen Aktivität lieber auf alkoholfreie Getränke zurück, die auch Ihren Blutzucker nicht wieder ansteigen lassen!

Wann starten Sie?

Der erste Schritt zu mehr Bewegung ist immer der Schwerste. In einer Gruppe von Gleichgesinnten fällt dies oft leichter und macht mehr Spaß. Verabreden Sie sich doch am besten mit Freunden oder Familienmitgliedern zu einem festen, regelmäßigen Termin! In vielen Orten und Städten gibt es darüber hinaus Sport- und Bewegungsgruppen auch für Menschen mit Diabetes, denen Sie sich anschließen können. Probieren Sie es doch einfach mal aus! Nebenbei: sich mit Gleichgesinnten zu einer körperlichen Aktivität zu verabreden, eignet sich hervorragend, erfolgreich der Macht der Bequemlichkeit zu begegnen und eigenen Ausreden zu widerstehen. Auch ist Geselligkeit oft ein schöner Ausgleich für die Mühen, die Sie auf sich genommen haben.

Sich an Bewegung erinnern

Vielleicht ist es eine Hilfe für Sie, sich mit kleinen Hinweisen im Alltag immer wieder an Ihr Vorhaben zu erinnern, sich mehr zu bewegen. So könnten Sie etwa Ihre Laufschuhe an der Tür deponieren. Ebenso könnten Sie Ihr Fahrrad an einer Stelle platzieren, an der Sie auf dem Weg zu Ihrem Auto vorbeigehen müssen. Wäre es nicht auch eine Idee, sich Ihren Bewegungsplan ins Bad über die Waage zu hängen? Vielleicht können Sie auch auf Ihrem Handy ein Signal einstellen, das Sie zu einer geplanten Zeit an Ihr Bewegungsvorhaben erinnert.

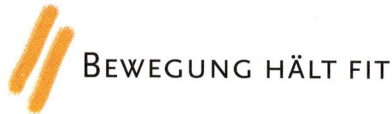

Vorsicht bei Folge- und Begleiterkrankungen

Körperliche Bewegung und Sport sind nicht bei jedem Menschen mit Diabetes uneingeschränkt zu empfehlen. Insbesondere wenn bei Ihnen bereits **Folgeerkrankungen** des Diabetes oder andere **Begleiterkrankungen** bestehen, ist bei der körperlichen Bewegung Vorsicht geboten. Sport und eine Steigerung Ihrer körperlichen Bewegung sind bei folgenden gesundheitlichen Problemen besonders kritisch einzustufen:

▶ **Herzerkrankungen**

▶ **Schlaganfall**

▶ **Gelenkbeschwerden**

▶ **Folgeerkrankungen** des Diabetes

Falls bei Ihnen solche Erkrankungen bekannt sind, so bedeutet dies natürlich nicht, dass Sie auf alle sportliche Betätigungen verzichten müssen. Sie sollten aber in jedem Fall vorher mit Ihrem Arzt sprechen, damit Sie gemeinsam mit ihm sinnvolle Bewegungsarten und das richtige Maß an Belastung auswählen können.

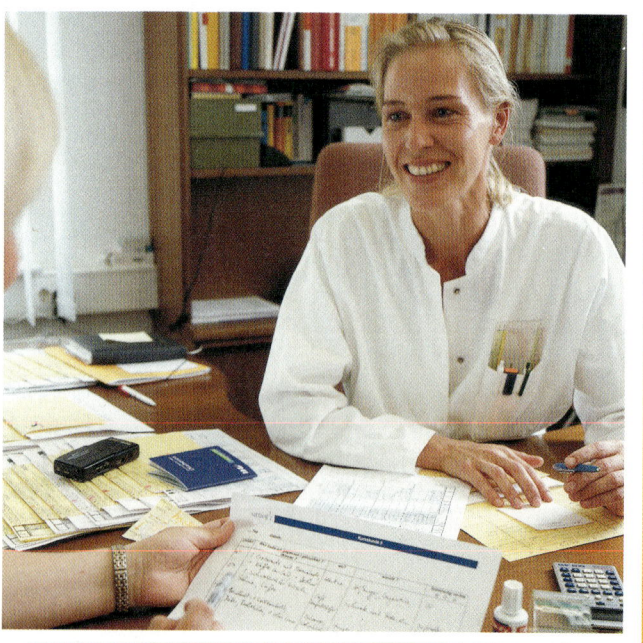

Bei körperlicher Bewegung an den Blutzucker denken

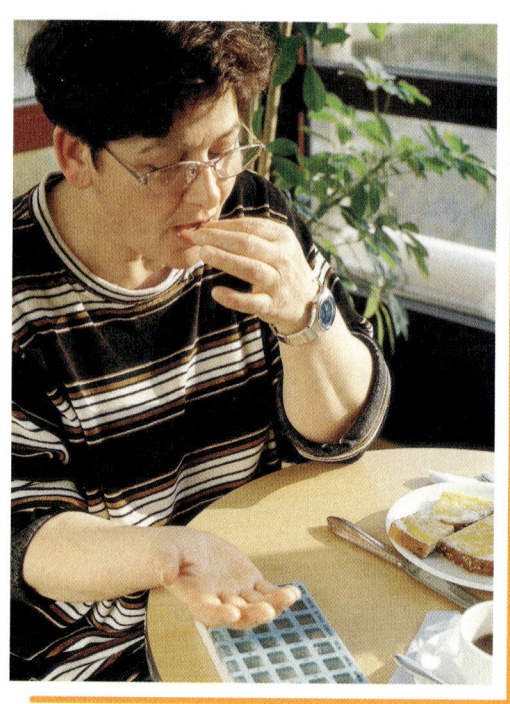

Bewegung senkt Ihren Blutzucker. Falls Sie **Insulin freisetzende Tabletten** nehmen, können diese zusammen mit der Bewegung Ihren Blutzucker zu weit absinken lassen, so dass eine **Unterzuckerung** droht. Sie sollten daher bei körperlicher Anstrengung besonders aufmerksam auf Anzeichen einer Unterzuckerung achten und immer schnell wirksame Kohlenhydrate (z.B. Traubenzucker-täfelchen) dabeihaben. So können Sie einen zu niedrigen Blutzucker schnell behandeln. Vor körperlichen Anstrengungen kann es daher auch sinnvoll sein, in Absprache mit Ihrem Arzt die Dosis dieser Tabletten zu reduzieren.

Bei extrem hohen Blutzuckerwerten von mehr als 300 mg/dl (16,7 mmol/l) sollten Sie ebenfalls körperliche Anstrengung solange meiden, bis der Blutzucker wieder abgesunken ist.

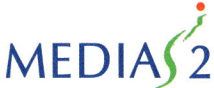

Beobachten, urteilen, handeln

Vielleicht sind Sie ja zu der Überzeugung gekommen, ein wenig mehr Bewegung könnte Ihnen nicht schaden. Ähnlich wie bei Ihrer Ernährung kann ein genauer Blick auf Ihre **Bewegungsgewohnheiten** im Alltag ein erster Schritt zu deren Veränderung sein. Dies können Sie sehr einfach erreichen, indem Sie an mehreren Tagen hintereinander aufschreiben, in welcher Form und wie lange Sie sich im Alltag bewegen. Das Arbeitsblatt 13 im Anhang kann Sie hierbei unterstützen.

Für eine aktuelle Bestandsaufnahme Ihres Bewegungsverhaltens gibt es auch eine Vielzahl einfacher, nicht teurer elektronischer Hilfsmittel: Mit Hilfe eines **Schrittzählers** (Pedometer) können Sie Ihre Schritte beim Gehen oder Laufen erfassen. Hierzu müssen Sie das Gerät, das in den verschiedensten Ausführungen erhältlich ist, am Gürtel, am Hosenbund oder bei digitalen Schrittzählern auch am Arm anbringen. Gemessen wird die Erschütterung bei jedem Schritt. Wenn Sie zusätzlich Ihre mittlere Schrittlänge eingeben,

können Sie am Ende eines Tages nicht nur die Zahl Ihrer Schritte ablesen, sondern wissen auch, wie viele Kilometer Sie zurückgelegt haben. Gängige Geräte, die Sie in jedem Sportgeschäft bekommen, berechnen auch die Kalorienzahl, die sie durch die Bewegung verbraucht haben und erfassen die Zeitdauer der Bewegung. Es gibt auch Geräte mit kombinierter automatischer Pulsmessung, einer Stoppuhr, Radio und diversen Auswert- und Alarmfunktionen.

Für eine Art Bestandsaufnahme Ihres momentanen Bewegungsverhaltens können Ihnen folgende Fragen helfen:

▶ Wie viel bewegen Sie sich im Alltag?

▶ Treiben Sie Sport?

▶ Haben Sie Freude an Bewegung?

▶ Welche Art von Bewegung/Sport hat Ihnen früher einmal Spaß gemacht?

▶ Was hindert Sie an regelmäßiger körperlicher Aktivität?

Uhrzeit	Meine körperlichen Aktivitäten	Wie lange?
7.30	Mit dem Fahrrad zur Arbeit, dann sitzende Tätigkeit	15 Minuten
12.30	Mittagspause: mit Kollegen in die Stadt	20 Minuten
17.00	Heimfahrt mit dem Fahrrad	15 Minuten
17.30	Mit dem Hund zur Post, Briefe einwerfen	20 Minuten
19.00	Gartenarbeit (Gras mähen, Sträucher schneiden)	60 Minuten
	Schritte	4200 Schritte
	Bewegungskalorien	550 kcal

Heute war ich mit meinem Bewegungspensum ...

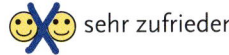 sehr zufrieden   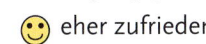 eher zufrieden   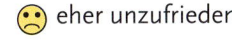 eher unzufrieden   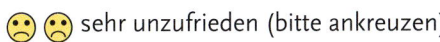 sehr unzufrieden (bitte ankreuzen)

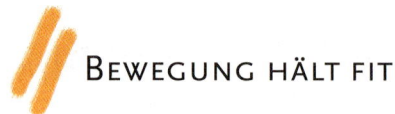

Wann starten Sie?

Der erste Schritt ist wie immer der schwerste. Vielleicht haben Sie schon einige Ideen, wie Sie Ihren Alltag aktiver gestalten können. Probieren Sie es doch einfach einmal aus! Spricht etwas dagegen, gleich heute zu beginnen?

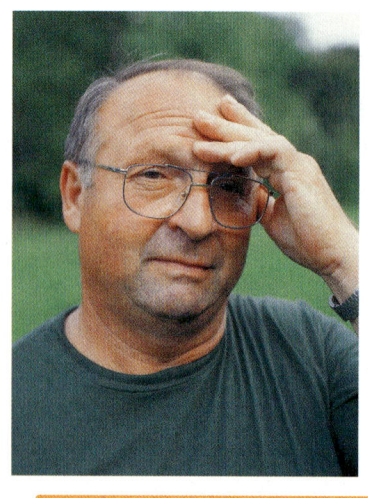

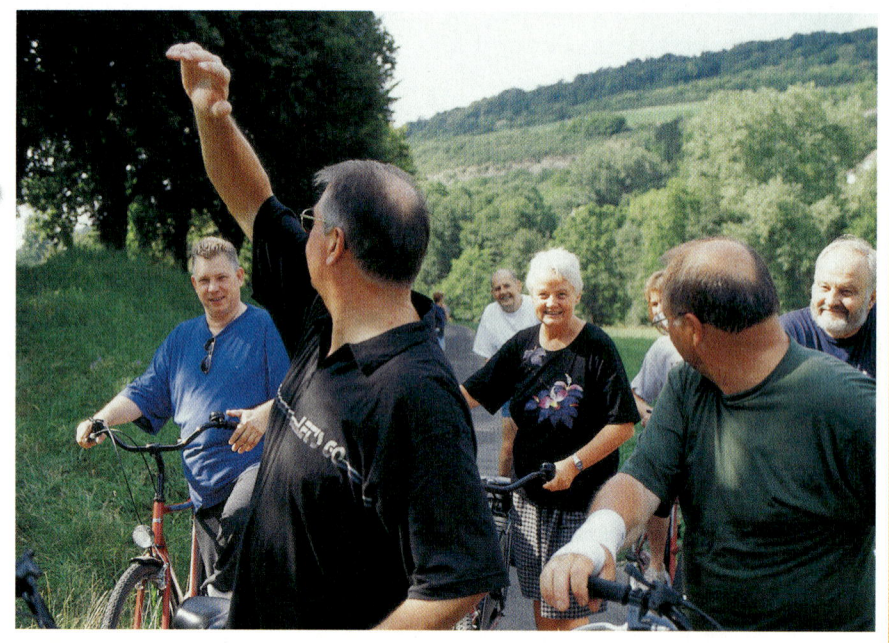

Wann starten Sie?

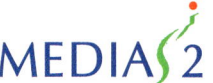

Den Füßen Gutes tun

Eine kleine **Verletzung** am Fuß, ein drückender **Schuh** oder ein wenig **Hornhaut** ist doch nicht so schlimm, sollte man meinen. Doch wenn der Diabetes bei Ihnen bereits zu **Durchblutungsstörungen** oder **Nervenschäden** geführt hat, kann daraus ein richtig schweres Problem für Sie entstehen. So schwer, dass manchmal sogar ein Teil oder der ganze **Fuß** nicht mehr zu retten ist. Allein in Deutschland werden jedes Jahr rund 30.000 **Amputationen** an den Füßen von Menschen mit Diabetes vorgenommen. Dabei sind **Fußprobleme** alles andere als eine zwangsläufige Folge des Diabetes. Sie lassen sich durch sehr einfache Maßnahmen vermeiden: richtige **Vorsorge**, richtige **Schuhe**, richtige **Fußpflege** und richtiges Verhalten bei beginnenden Fußproblemen. Richtig – es kommt darauf an, dass Sie Ihre Füße beachten und pflegen. Aufgrund des Diabetes müssen Sie sich sehr viel mehr um Ihre Füße kümmern. Nehmen Sie daher das Wohlergehen Ihrer Füße aktiv in Ihre Hand! So schützen Sie Ihre Füße.

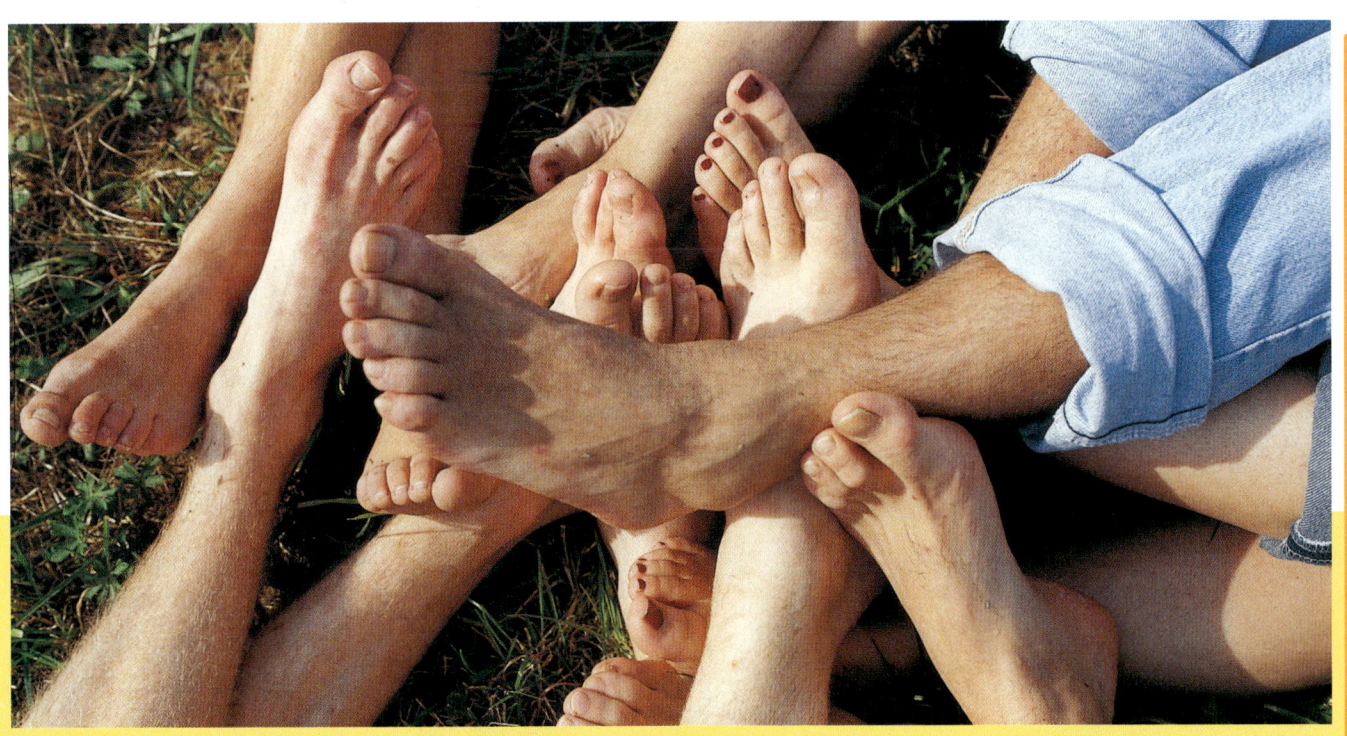

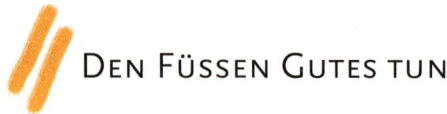
Ihre Füße sollten es Ihnen wert sein!

Was immer Sie im Leben tun – Sie sind sehr auf Ihre Füße angewiesen. Nicht wenige Menschen entdecken erst bei beginnenden **Fußproblemen**, wie wichtig ihre Füße sind. Für alle Aktivitäten im Alltag verlassen wir uns wie selbstverständlich auf unsere Füße. Sie ermöglichen uns, rasch Dinge zu erledigen, mobil zu bleiben und Lasten zu tragen. Zum Dank dafür werden sie von nicht wenigen Menschen in mehr oder weniger bequeme Schuhe gesteckt und viel zu wenig beachtet. Bei **Fußpflege** denken viele an **Fußschweiß**, eingewachsene **Nägel** oder **Hornhaut** und nicht daran, dass sie ihren Füßen auch bewusst etwas Gutes tun können. Zum Beispiel ihren Füßen ein bequemes **Fußbett** zu gönnen, nach einem anstrengenden Tag ein entspannendes **Fußbad** zu geben oder sie behutsam einzucremen.

Warum gerade die Füße bei Diabetes so gefährdet sind

Vielleicht haben Sie sich bereits einmal gefragt, warum denn im Zusammenhang mit Diabetes gerade die Füße so gefährdet sind. Dies hat mehrere Gründe:

▶ Zum einen können aufgrund langfristig hoher Blutzuckerwerte die Nerven geschädigt werden. Sie signalisieren normalerweise bei **Druckstellen**, veränderten Temperaturen oder einem drückenden Schuh mit Schmerzen, dass etwas nicht stimmt. Fehlt diese Warnung, so spüren Sie beispielsweise nicht mehr, wenn bei Ihnen aufgrund eines drückenden Schuhs oder eines kleinen Steinchens im Fußbett kleine Druckstellen am Fuß entstanden sind. An diesen kann es dann zu harten Schwielen kommen, die wiederum auf das Gewebe drücken, so dass ein **Fußgeschwür** entsteht.

Unsere Füße...

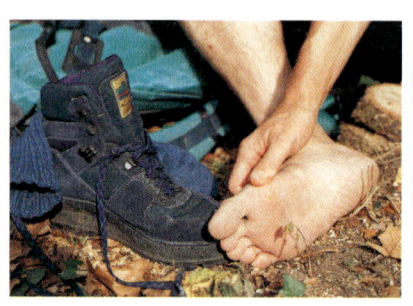

... müssen viel tragen

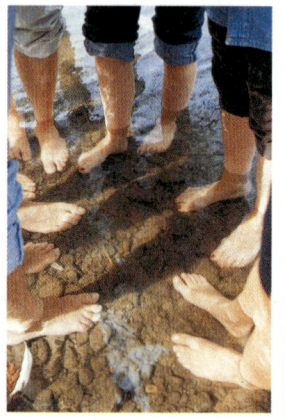

... werden oft nicht genug beachtet

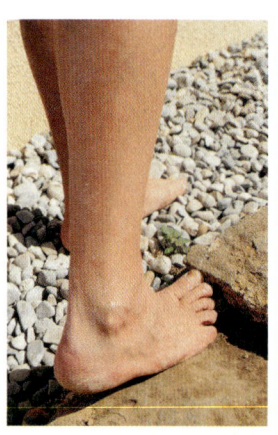

... müssen manchmal viel ertragen

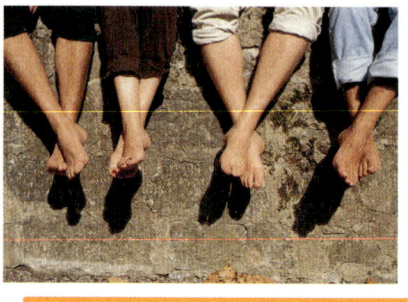

... erst bei Fußproblemen wird ihre Bedeutung deutlich

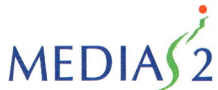

Auch wenn Sie eine **Blase** oder eine **Verletzung** nicht mehr spüren, kann es sehr schnell zu einer **Entzündung** am Fuß kommen. Das verminderte **Temperaturempfinden** aufgrund der Nervenstörung kann zur Folge haben, dass Sie Ihre Füße in zu heißem Wasser baden oder sich an einer Heizdecke oder einer Wärmflasche verbrennen, ohne dass Sie dies gleich spüren.

Aufgrund der **Nervenschädigung** kann weniger oder gar kein **Fußschweiß** mehr gebildet werden. Obwohl der Fußschweiß manchmal unangenehm riecht, ist er für Ihren Fuß wichtig, da er dafür sorgt, dass die Haut elastisch und die Hautoberfläche gesund bleibt. Fehlt der Fußschweiß, wird die Haut spröde, trocken und rissig – ideale Voraussetzungen für Bakterien oder Keime des Hautpilzes, sich dort einzunisten. Entzündungen können die Folge sein.

Auch **Durchblutungsstörungen** können ihren Teil zu einem Fußproblem beitragen. Sind die blutführenden Gefäße (Arterien) aufgrund langfristig hoher Blutzuckerwerte schon verengt, werden die Unterschenkel und Füße nicht ausreichend mit Blut versorgt. Das erschwert die Heilung von **Wunden**. **Entzündungen** können sich leichter ausbreiten.

Hohe Blutzuckerwerte führen ebenfalls dazu, dass eine kleine **Wunde** oder **Verletzung** nicht richtig heilt und sich leichter entzünden kann.

Schließlich können Veränderungen an der Fußform dazu führen, dass an bestimmten Bereichen des Fußes ein erhöhter Druck entsteht. Dadurch bildet sich vermehrt **Hornhaut**. Diese drückt wiederum auf das Gewebe, so dass es unter der Haut zu **Entzündungen** kommen kann.

Warum sind die Füße bei Diabetes gefährdet?

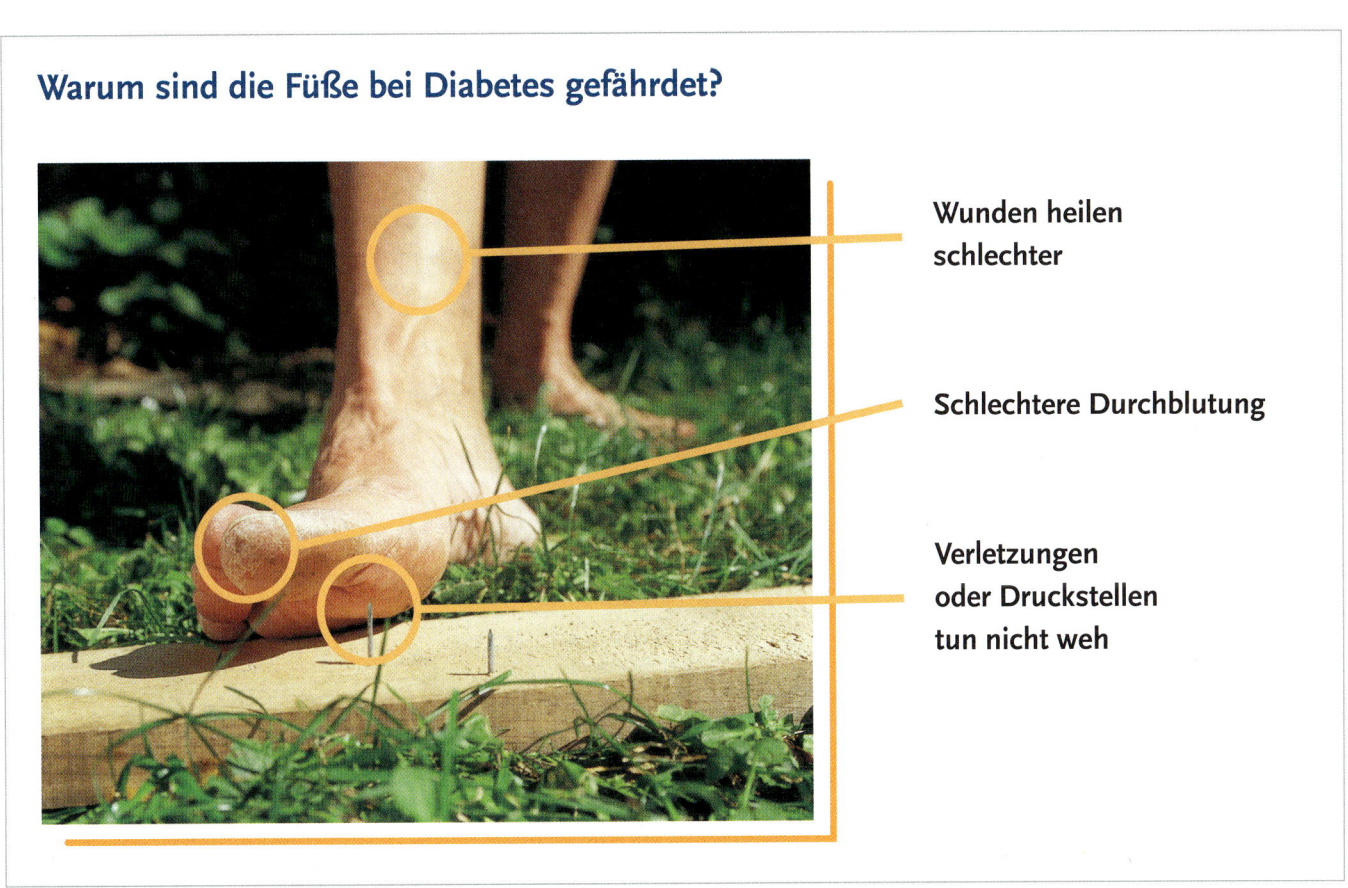

Wunden heilen schlechter

Schlechtere Durchblutung

Verletzungen oder Druckstellen tun nicht weh

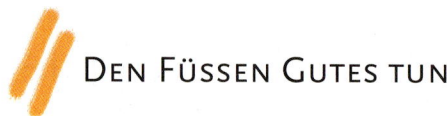

Wie gefährdet sind Ihre Füße?

Nicht jeder Mensch mit Diabetes ist gleichermaßen gefährdet, ein Fußproblem aufgrund des Diabetes zu entwickeln. Schätzen Sie doch einmal selbst Ihr Risiko ein! Hierzu können Sie das Arbeitsblatt 15 benutzen. Für das richtige Ausfüllen können Ihnen die Angaben in Ihrem Gesundheits-Pass Diabetes eine Hilfe sein.

Frage 1: Wurde bei Ihnen eine diabetesbedingte Nervenerkrankung festgestellt?

Nervenstörungen an den Beinen und Füßen (Neuropathie) können sich durch folgende Anzeichen bemerkbar machen:

▶ *fehlendes Schmerzempfinden*: Sie spüren Druck oder Verletzungen nicht mehr richtig.

▶ *eingeschränktes Temperaturempfinden:* Sie spüren Kälte oder hohe Temperaturen nicht mehr richtig.

▶ *Taubheitsgefühl:* fühlt sich ähnlich an, wie wenn Ihr Fuß eingeschlafen ist.

▶ *Kribbeln:* fühlt sich fast so an, wie wenn Ameisen über Ihre Haut laufen würden.

▶ *Schmerzen in Ruhe:* besonders nachts, Besserung durch Bewegung und Laufen.

▶ *trockene, rissige Haut:* wenn Sie mit der Hand über Ihren Fuß fahren.

▶ *Verlust des Schwitzens:* Ihr Fuß fühlt sich trocken an, kein Fußgeruch.

Anzeichen von Nervenstörungen (Neuropahthie)

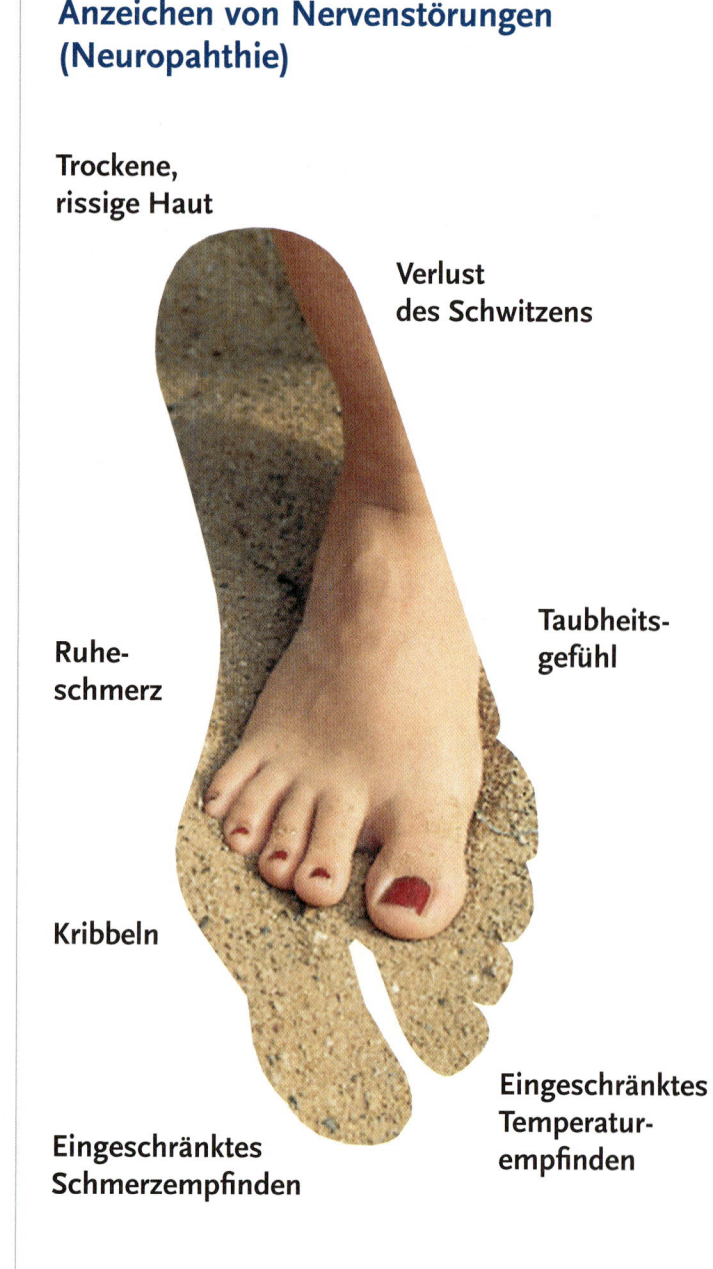

Trockene, rissige Haut

Verlust des Schwitzens

Ruheschmerz

Taubheitsgefühl

Kribbeln

Eingeschränktes Schmerzempfinden

Eingeschränktes Temperaturempfinden

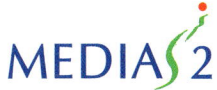

Sie selbst können anhand dieser Anzeichen leicht feststellen, ob eine Nervenschädigung vorliegt. Ihr Arzt kann mit einer sehr einfachen und schmerzlosen Untersuchung prüfen, ob Ihre Nerven voll funktionsfähig sind.

▶ Mit einem **Nylonfaden** kann er testen, ob Sie an der Fußunterseite noch den Druck des Fadens spüren.

▶ Ob Ihr **Temperaturempfinden** noch in Ordnung ist, lässt sich sehr leicht mit einem **Kalt-Warm-Stift** untersuchen, der unterschiedliche Temperaturen ausstrahlt.

▶ Mit Hilfe eines **Reflexhammers** kann er schließlich prüfen, ob Ihre Reflexe auslösbar sind.

▶ Mit einer **Stimmgabel**, die Ihr Arzt am Fuß ansetzt, kann er feststellen, ob Sie Vibrationen noch gut wahrnehmen.

Zu welchem Urteil kommen Sie? Wenn Sie solche Beschwerden haben oder diese bereits vom Arzt festgestellt wurden, so kreuzen Sie die erste Frage mit „ja" an, ansonsten mit „nein"!

So stellt Ihr Arzt frühzeitig Veränderungen der Nerven fest

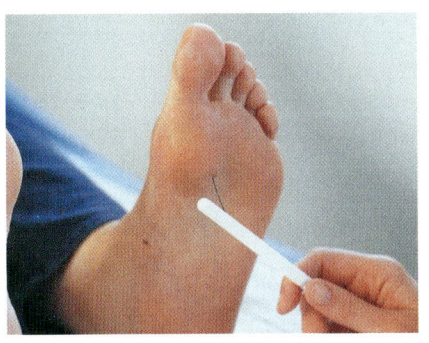

Spüren Sie den Nylonfaden an Ihrer Fußsohle?

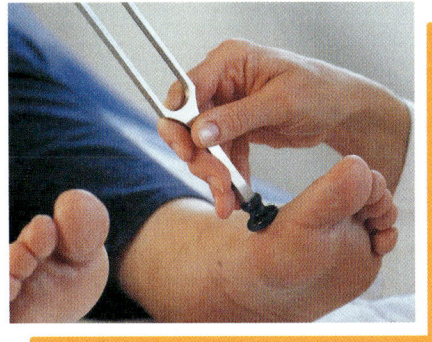

Spüren Sie die Vibrationen der Stimmgabel?

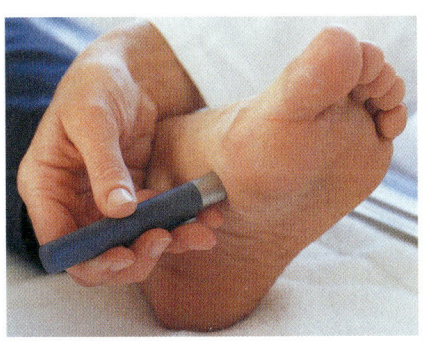

Spüren Sie Veränderungen der Temperatur?

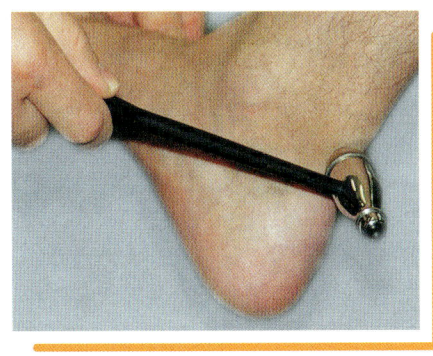

Sind Ihre Reflexe auslösbar?

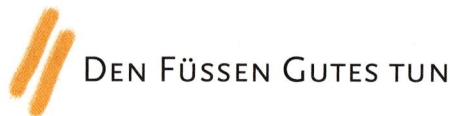

Frage 2: Wurde bei Ihnen eine Durchblutungsstörung an den Beinen festgestellt?

Da Menschen mit Durchblutungsstörungen bereits nach kurzer Gehstrecke Schmerzen in den Beinen bekommen, die meist durch Stehenbleiben nachlassen, wird diese Erkrankung im Volksmund auch als **„Schaufensterkrankheit"** bezeichnet. Folgende Anzeichen können Hinweis für eine Durchblutungsstörung an den Beinen (**arterielle Verschlusskrankheit**) sein:

▸ *Schwere, kraftlose Beine:* Sie spüren, dass Sie keine Kraft in den Beinen haben.

▸ *Blasse oder bläuliche Haut:* Sie können an Vorfuß oder an den Zehen sehen, dass durch die schlechte Durchblutung diese eine andere Farbe haben. Die Hautoberfläche ist pergamentartig.

▸ *Kühle Haut:* Beim Betasten fühlen sich die Füße oft kalt an. Sie haben oft kalte Füße.

▸ *Schmerzen, Wadenkrämpfe:* Beim Gehen und Laufen spüren Sie bereits nach kurzer Gehstrecke Schmerzen oder bekommen Wadenkrämpfe. Wenn Sie stehen bleiben, spüren Sie eine Linderung der Schmerzen. Nachts bessern sich die Beschwerden, wenn Sie den Fuß aus dem Bett hängen lassen.

Anzeichen von Durchblutungsstörungen an den Beinen (arterielle Verschlusskrankheit)

„Schaufensterkrankheit"

Wadenkrämpfe und Schmerzen nach kurzen Gehstrecken

Linderung durch Stehenbleiben

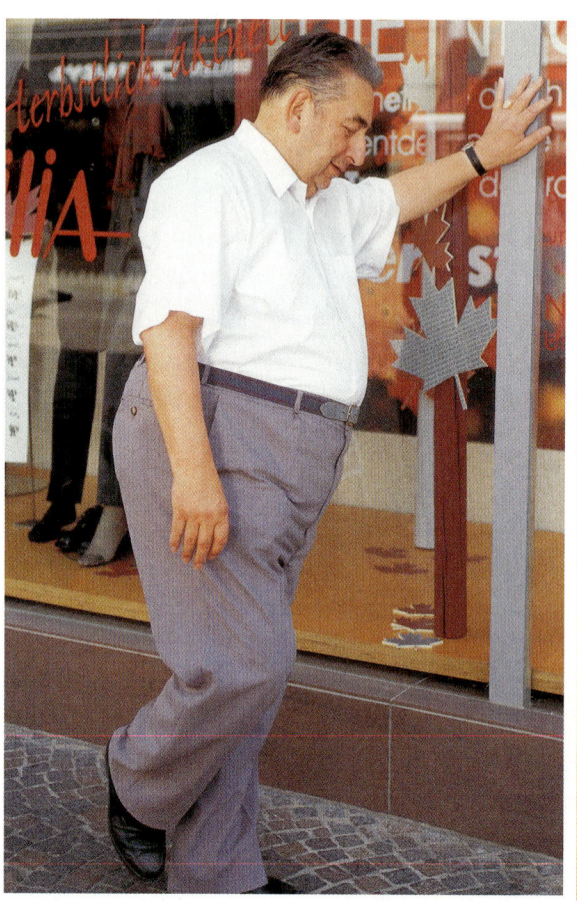

Blasse, dünne Haut

Schwere, kraftlose Beine

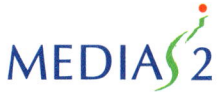

Ihr Arzt kann eine Durchblutungsstörungen ebenfalls sehr einfach diagnostizieren:

▶ Durch Betrachten und Betasten des Fußes kann er feststellen, ob die **Fußfärbung** und die **Fußtemperatur** normal sind.

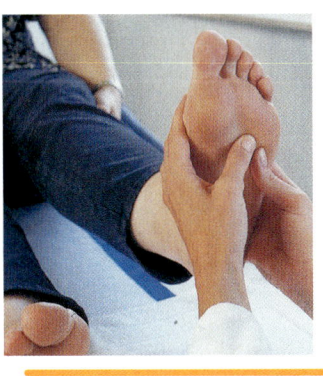

Sind Farbe und Temperatur Ihrer Füße normal?

▶ Die Durchblutung überprüft er durch Tasten des **Fußpulses** der blutführenden Gefäße (Arterien).

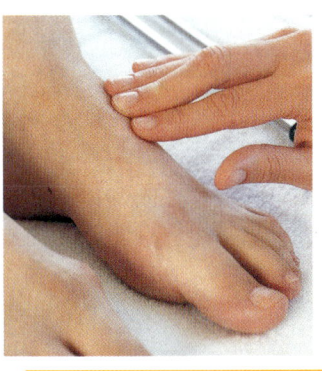

Sind Ihre Fußpulse tastbar?

▶ Ergeben sich Hinweise auf eine Durchblutungsstörung, so kann dies genauer überprüft werden, indem der Blutfluss mit Hilfe einer schmerzlosen **Dopplersuntersuchung** gemessen wird.

▶ Mit einer **Röntgenaufnahme** des Blutgefäßes lässt sich gegebenenfalls der Ort einer Engstelle genauer darstellen.

Zu welchem Urteil kommen Sie? Bitte kreuzen Sie wieder an!

Frage 3: Hatten Sie bereits ein Geschwür am Fuß?

Eine schlechte **Wundheilung** stellt ein weiteres Risiko für ein Fußproblem dar. Haben Sie bereits ein Geschwür am Fuß gehabt, welches ganz schlecht wieder zugeheilt ist?

Frage 4: Wurde bei Ihnen eine Amputation an den Füßen vorgenommen?

Leider kommen **Amputationen** bei Menschen mit Diabetes noch immer viel zu häufig vor. Sind Sie auch davon betroffen?

Frage 5: Liegt bei Ihnen eine schwerwiegende Fehlstellung oder Verformung der Füße vor?

Schwere **Fehlstellungen** oder **Verformungen** an den Füßen wie Hammer- oder Krallenzehen können zu **Druckbelastungen** beim Gehen führen. Dies hat zur Folge, dass der Druck beim Abrollen des Fußes nicht gleichmäßig verteilt wird.

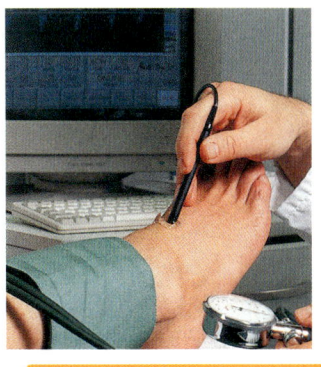

Ist die Durchblutung Ihrer Füße in Ordnung (Dopplersuntersuchung)?

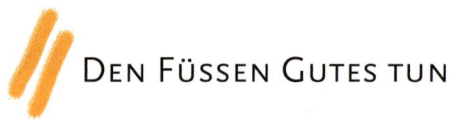

Die Auswertung

Zählen Sie Ihre Punktzahl zusammen und schätzen Sie Ihr persönliches Risiko selbst ein:

Bei o Punkten haben Sie im Moment ein geringes Risiko, ein Fußproblem aufgrund des Diabetes zu bekommen.

▶ Sie können ohne besondere Vorsichtsmaßnahmen Ihre Füße pflegen.

▶ Da Ihre Nerven im Fuß noch nicht geschädigt sind, bemerken Sie kleine Verletzungen oder Blasen rechtzeitig. Sie werden dann ganz automatisch Ihren Fuß entlasten.

▶ Bemühen Sie sich jedoch, bei **Verletzungen** oder kleinen **Entzündungen** gleich zu reagieren und die Wunde richtig zum Abheilen zu bringen.

▶ Sie können durchaus **barfuß** laufen, Ihre **Fußnägel** lackieren oder auch einmal moderne Schuhe tragen, die nicht so hundertprozentig gut für Ihren Fuß sind.

0 Punkte – geringes Risiko

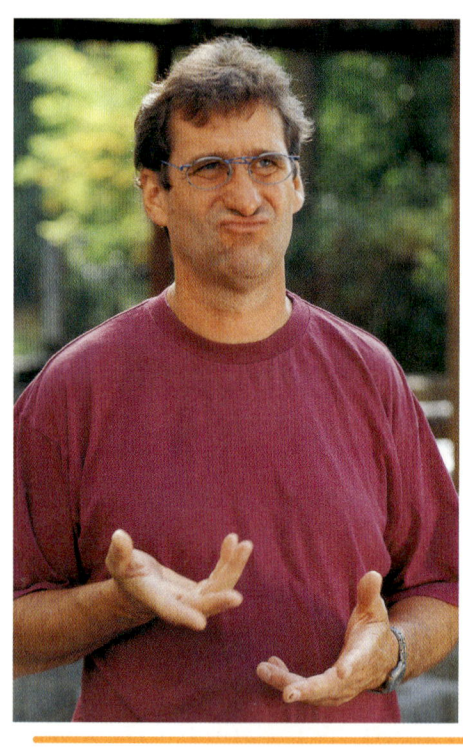

Sie können Fußprobleme noch rechtzeitig bemerken.

▶ Achten Sie auf Ihre Füße

Risikogruppe 1

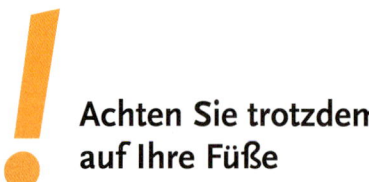 **Achten Sie trotzdem auf Ihre Füße**

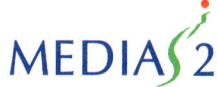

Bereits mit einem Punkt haben Sie ein hohes Risiko, dass schlimme **Fußprobleme** entstehen.

▶ Wenn Ihre Nerven geschädigt sind, ist es sehr wichtig, dass Sie Ihre Füße vor **Verletzungen** aller Art schützen.

▶ Da Sie **Schmerzen** nicht mehr oder nur noch eingeschränkt wahrnehmen, müssen Sie dies durch Vorsorge und regelmäßiges Beschauen und Betasten Ihres Fußes ausgleichen.

▶ Bei **Empfindungsstörungen** an den Füßen sollten Sie nicht mehr **barfuß** laufen – besonders nicht an Stellen wie am Strand, auf einer Wiese oder einem Schotterweg. Sind Sie doch einmal ohne Schuhe und Socken gelaufen, überprüfen Sie danach sofort, ob es zu Verletzungen gekommen ist.
Barfuß laufen ist für Sie gefährlich.

▶ Ebenso wichtig sind die Wahl der richtigen Schuhe und eine gute **Fußpflege**.

▶ Bei Verletzungen sollten Sie diese ernst nehmen und Ihrem Arzt zeigen, damit dieser einschätzen kann, ob sie schwerwiegend sind.

▶ Falls Sie Durchblutungsstörungen haben, kann regelmäßige **Fußgymnastik** und Gehen Ihre Durchblutung verbessern.

!

**Achtung:
Ihre Füße sind gefährdet**

1 Punkt – hohes Risiko

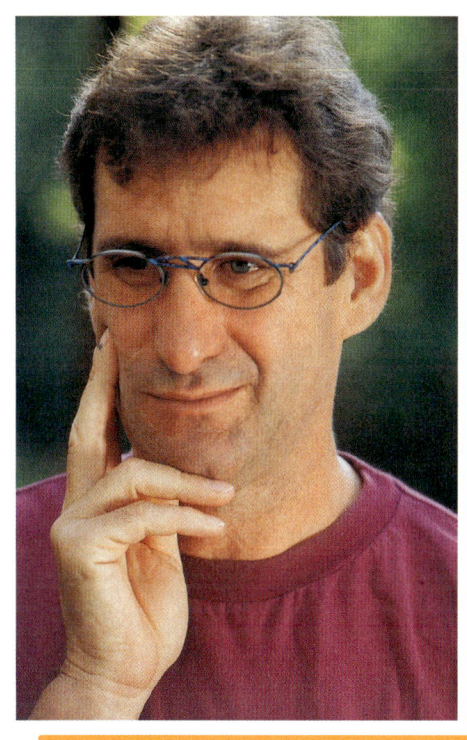

Sie können Fußprobleme nur noch eingeschränkt bemerken.

▶ Kontrollieren Sie deshalb besonders sorgfältig Ihre Füße

Risikogruppe 2

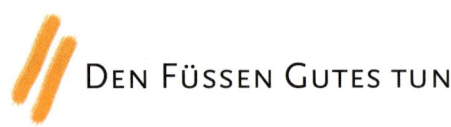

Bei 2 oder mehr Punkten haben Sie ein sehr hohes **Risiko** für schwerwiegende Fußprobleme.

▶ Besonders wenn Sie bereits eine Fußwunde hatten, sollten Sie jetzt äußerst achtsam sein, dass sich dies nicht wiederholt.

▶ Sie sollten auf keinen Fall mehr barfuß laufen und nach Möglichkeit nie wieder Schuhe tragen, die für Ihre Füße ungesund sind.

▶ Wenn Sie ein akutes Fußproblem haben, benötigen Sie **Spezialschuhe**.

▶ Ganz wichtig: bei kleinsten Anzeichen eines erneuten Fußproblems den Arzt aufsuchen – am besten einen Spezialisten, der sich mit der Behandlung von Füßen bei Menschen mit Diabetes besonders gut auskennt!

▶ Ist Ihr Fußproblem so schwerwiegend, dass Ihnen zu einer **Amputation** geraten wird, sollten Sie immer eine zweite Meinung einholen.

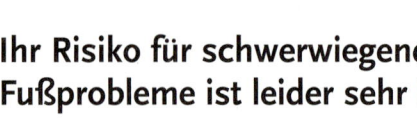 **Ihr Risiko für schwerwiegende Fußprobleme ist leider sehr hoch**

2 und mehr Punkte – sehr hohes Risiko

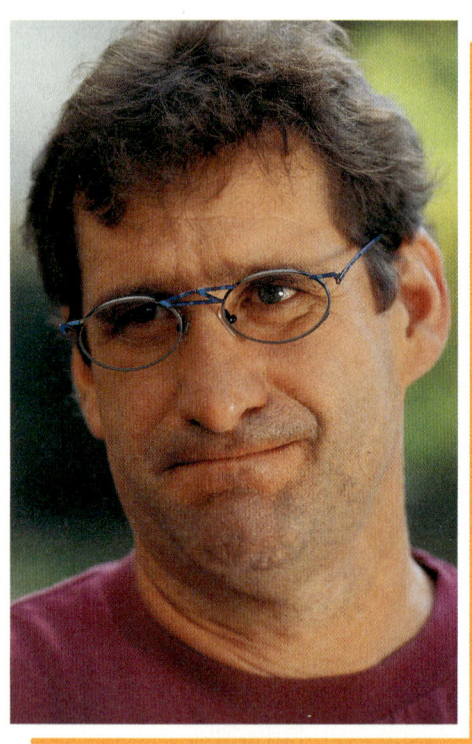

Sie können Fußprobleme nur noch sehr eingeschränkt bemerken und haben bereits ein Fußproblem.

▶ Achten Sie auf kleinste Anzeichen eines Fußproblems oder auf eine Verschlimmerung. Reagieren Sie schnell und suchen Sie Hilfe bei einem Spezialisten für Fußprobleme

Risikogruppe 3

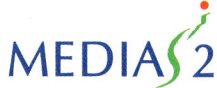

Richtige Schuhe

Die Hälfte aller Fußprobleme ließe sich durch das Tragen passender Schuhe vermeiden.
Gute Schuhe haben ausreichend Platz und sind vor allem weich, so dass der Fuß nirgendwo scheuern kann.

Einen guten Schuh erkennen Sie an folgenden Merkmalen:

▸ Der Schuh sollte ausreichend Platz in der Höhe und Breite bieten und Ihre Füße – besonders Ihre Zehen – nicht einengen. An der Ferse sollte er Halt bieten.

▸ Alles, woran sich der Fuß stoßen könnte, ist schlecht für Ihren Fuß. Deshalb ist ein weiches Oberleder günstig. Die **Fußsohle** sollte nicht biegsam sein. Nach Möglichkeit sollte der Schuh auch keine verstärkte Vorderkappe aufweisen.

▸ Flache Absätze beugen Veränderungen an Ihren Füßen vor und führen zu einer gleichmäßigen Verteilung des Drucks beim Gehen und Laufen.

▸ Achten Sie darauf, dass im Schuh nirgends Stellen sind, die zu Reibung oder Druck führen können! Prüfen Sie mit der Hand, ob die Innenfläche des Schuhs glatt ist! Der Schuh sollte keine vorgefertigten Einlagen oder Fußbettungen, harten Übergänge, Nähte oder Ösen aufweisen.

▸ Ältere Schuhe sollten keine Unebenheiten wie ein gerissenes Innenfutter oder aufgeplatzte Nähte haben.

Ein guter Schuh – von außen betrachtet

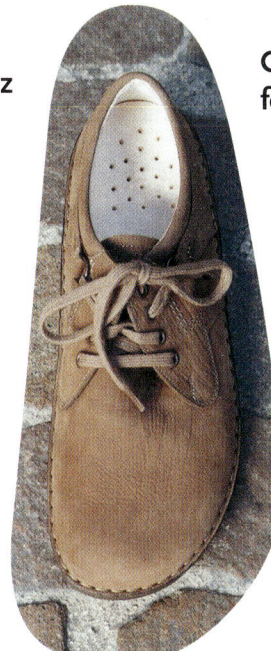

Kein hoher Absatz

Gibt der Ferse festen Halt

Weiches Obermaterial

Lässt sich nicht leicht verdrehen

Ausreichend Platz auch für Zehen

Keine Vorderkappe

Schuhsohle nicht zu biegsam

Ein guter Schuh – von innen befühlt

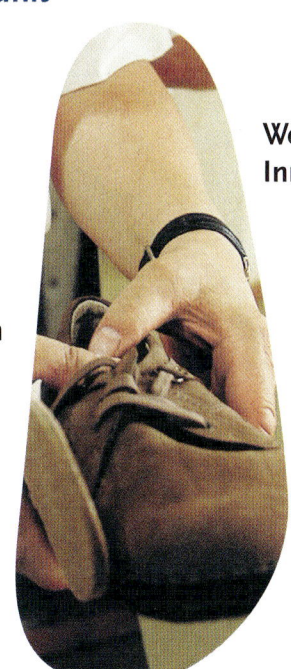

Keine harten Nähte und Ösen

Weicher Innenschuh

Keine harten Übergänge

Innenfutter nicht zerrissen

Kein vorgefertigtes Fußbett

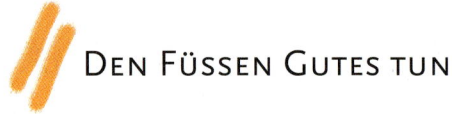

Passt Ihr Schuh?

Es gibt eine ganz einfache Möglichkeit, wie Sie feststellen können, ob Ihre Schuhe passen: Stellen Sie sich barfuß auf ein Blatt Papier und fahren Sie mit einem Stift den Umriss Ihres Fußes nach! Schneiden Sie dann den aufgezeichneten Umriss aus und legen Sie diese Schablone Ihres Fußumrisses in Ihre Schuhe!

Wenn Sie diese Schablone ohne Verknicken in Ihre Schuhe legen können, dann passt Ihr Schuh optimal: Ihr Fuß hat genügend Platz. Müssen Sie jedoch den Papierausschnitt knicken, damit er passt, hat auch Ihr Fuß zu wenig Platz im Schuh.

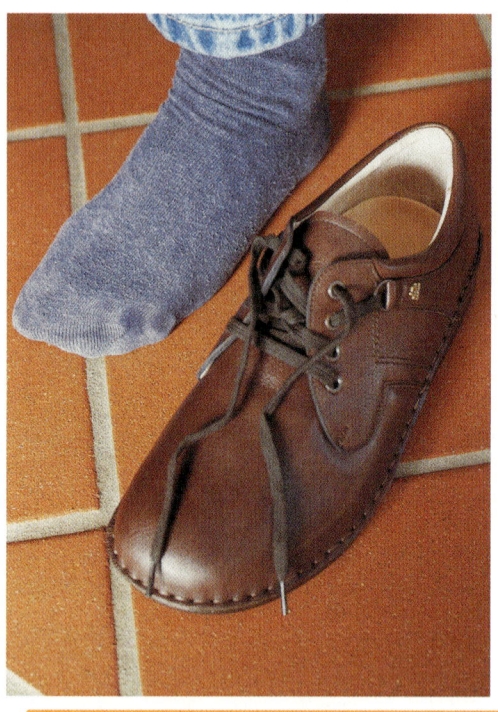

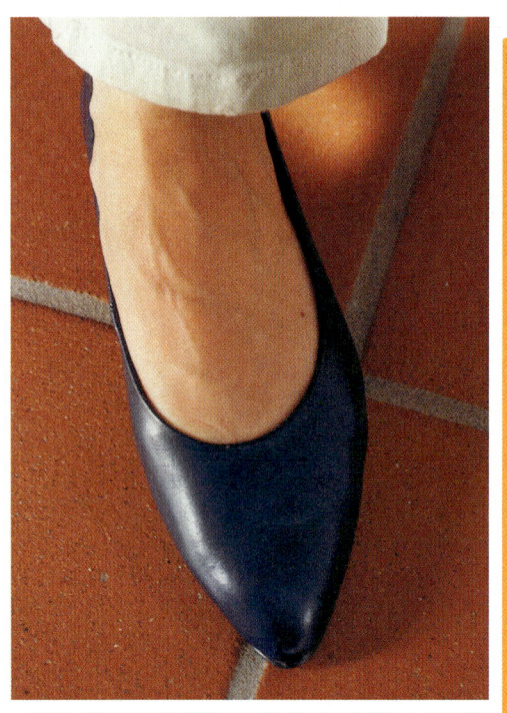

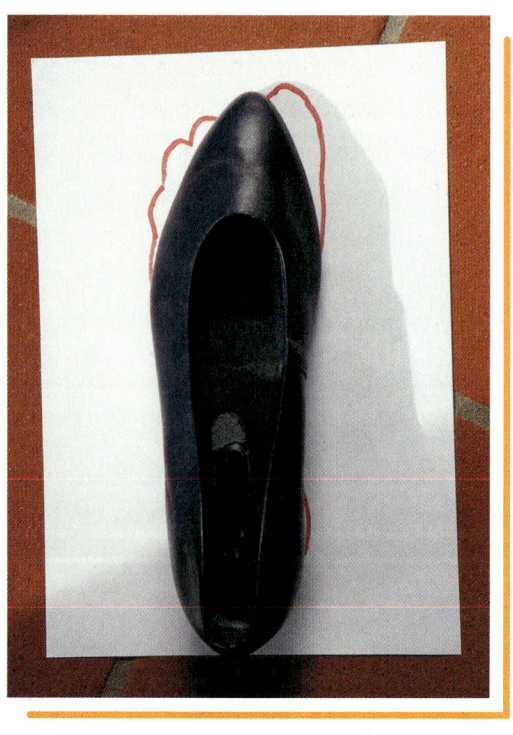

Passende Schuhe kaufen

Achten Sie bereits beim **Schuhkauf** darauf, geeignete Schuhe zu kaufen! Nehmen Sie sich zum Schuhkauf Zeit und prüfen Sie den Schuh, bevor Sie ihn kaufen!

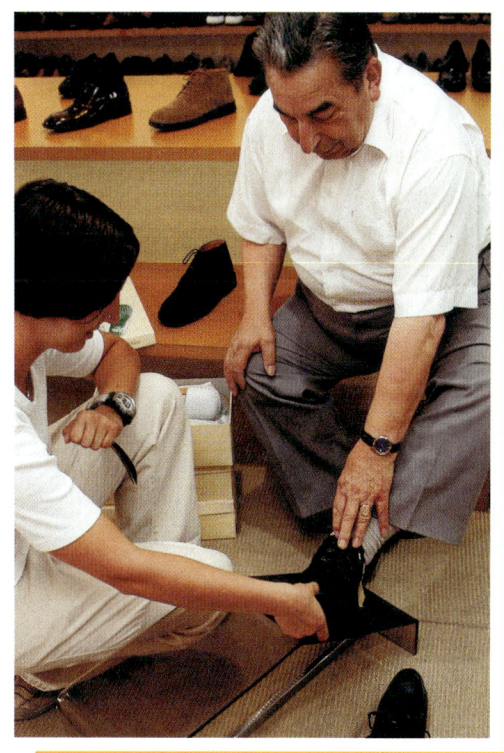

▶ Erledigen Sie den Schuhkauf am besten am späten Nachmittag! Meist sind Ihre Füße zu dieser Tageszeit etwas dicker als morgens, da sie im Laufe des Tages leicht anschwellen. Sie stellen damit sicher, dass der Schuh später nicht drückt.

▶ Tragen Sie beim Schuhkauf die Socken oder Strümpfe, die Sie normalerweise auch anziehen!

▶ Nehmen Sie die Schablone Ihres Fußumrisses, den Sie aus Papier ausgeschnitten haben, zum Schuhkauf mit! Legen Sie dieses Blatt in den Schuh! Nur wenn es glatt in der Innensohle liegt, hat Ihr Fuß genügend Platz.

▶ Neue Schuhe müssen erst eingelaufen werden. Tragen Sie sie am Anfang nicht länger als eine halbe Stunde!

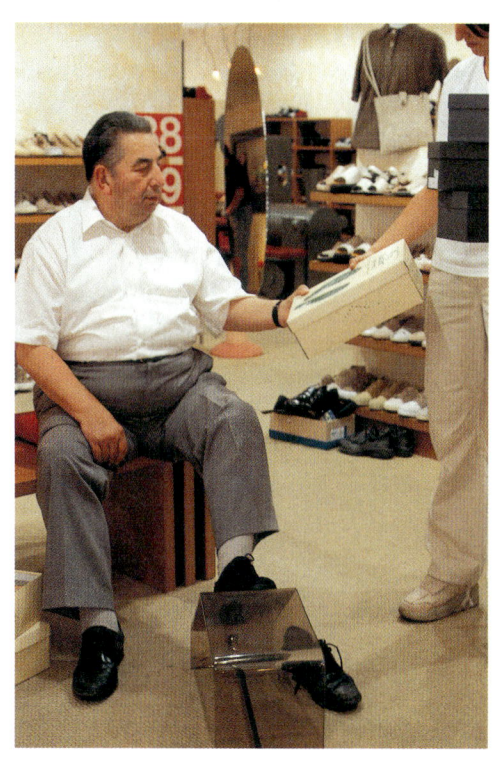

Gute Schuhe sind nicht immer billig. Die richtige Auswahl der Schuhe ist auf der anderen Seite die einfachste Möglichkeit, **Fußprobleme** zu vermeiden. Wenn Sie bereits eine Fußwunde hatten oder eine Verformung Ihres Fußes vorliegt, können besondere Maßnahmen notwendig werden, um Ihre Füße vor einer erneuten **Verletzung** zu schützen. Besprechen Sie in einem solchen Fall unbedingt mit Ihrem Arzt, welche Schuhe für Sie geeignet sind!

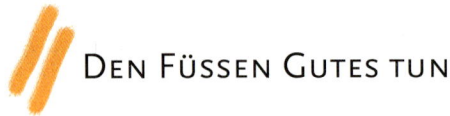

Gute Strümpfe

Auch bei den **Strümpfen** sollten Sie darauf achten, dass diese nicht scheuern und die Durchblutung behindern.

Ihre Strümpfe sollten daher

▶ *nicht zu groß sein* – zu große Strümpfe können leicht Falten bilden, verrutschen und dadurch scheuern,

▶ *keine dicken Nähte aufweisen* – diese können Druckstellen verursachen,

▶ *nicht gestopft sein* – die gestopfte Stelle kann ebenfalls scheuern,

▶ *keinen festen Gummizug haben* – dieser behindert die Durchblutung,

▶ *atmungsaktiv sein* – bevorzugen Sie Strümpfe aus Materialien, die Ihre Haut atmen lassen, wie Wolle, Baumwolle oder Seide!

Wenn Sie Durchblutungsstörungen haben, sind Ihre Füße oft kalt. Tragen Sie am besten warme Wollsocken, die nicht drücken! Sie können sie auch nachts im Bett anlassen. Keine **Wärmflaschen** oder **Heizkissen** verwenden, da Sie ansonsten **Verbrennungen** riskieren!

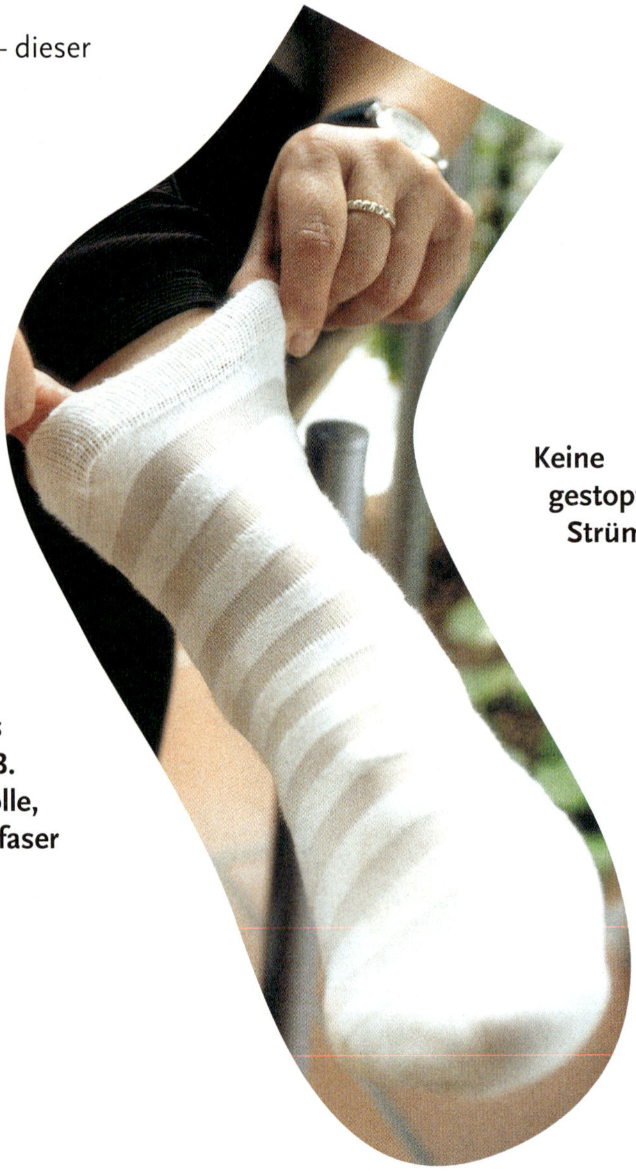

Kein fester Gummizug

Keine dicken Nähte

Atmungsaktives Material, z.B. (Baum-)Wolle, keine Kunstfaser

Keine gestopften Strümpfe

Nicht zu groß

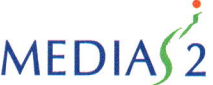

Füße kontrollieren: sehen und tasten

Die regelmäßige **Fußkontrolle** ist besonders wichtig, wenn Sie aufgrund von Nervenstörungen an den Füßen Druckstellen und kleinere Verletzungen nicht mehr richtig spüren. Ihre Augen und Hände müssen jetzt die Aufgabe der Nerven übernehmen und Sie auf Veränderungen an Ihrem Fuß hinweisen.

Kontrollieren Sie daher regelmäßig Ihre Füße! Sorgen Sie für gute Lichtverhältnisse und betrachten Sie Ihren Fuß von allen Seiten! Ein **Handspiegel** kann Ihnen gute Dienste leisten, Ihre Fußsohle besser in den Blick zu bekommen. Wenn Sie nicht mehr so beweglich sind und Ihre Füße mit Ihren Händen nur schlecht oder gar nicht mehr erreichen, ist ein **Fußspiegel** – eventuell auch ein Vergrößerungsspiegel – ein absolutes Muss. Äußerliche Verletzungen können Sie sehen, Verhärtungen oder Hautrisse können Sie durch Betasten des Fußes erfühlen.

Achten Sie bei der Kontrolle Ihrer Füße auf folgende Dinge:

▶ Sind Ihre Füße geschwollen? Gibt es Einschnürungen durch Strumpf oder Schuh?

▶ Ist Ihre **Haut** trocken und rissig – besonders zwischen den Zehen?

▶ Gibt es **Blasen**, kleine **Verletzungen** oder **Druckstellen**?

▶ Haben sich **Hornhautschwielen** oder ein **Hühnerauge** gebildet?

▶ Bemerken Sie Anzeichen einer **Entzündung** wie eine **Rötung** der Haut, **Schwellungen** oder **Eiterbildung**?

▶ Sind Ihre **Fußnägel** intakt? Wachsen die Nagelecken ein?

▶ Gibt es Anzeichen für einen **Hautpilz**?

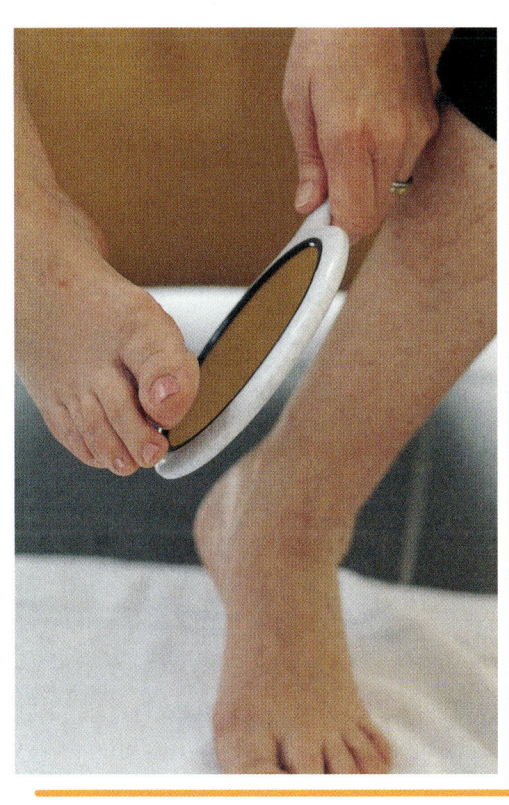

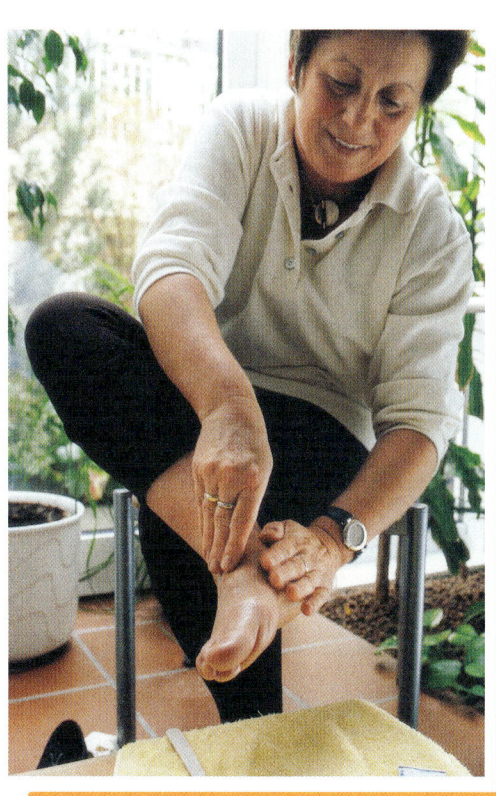

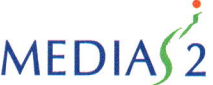

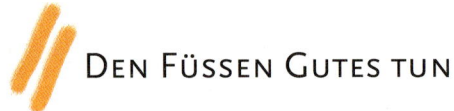
Füße waschen

Mit einer täglichen **Fußwäsche** können Sie Ihren Füßen und sich selbst eine Freude bereiten, da ein **Fußbad** sehr entspannend sein kann. Bitte jedoch beachten:

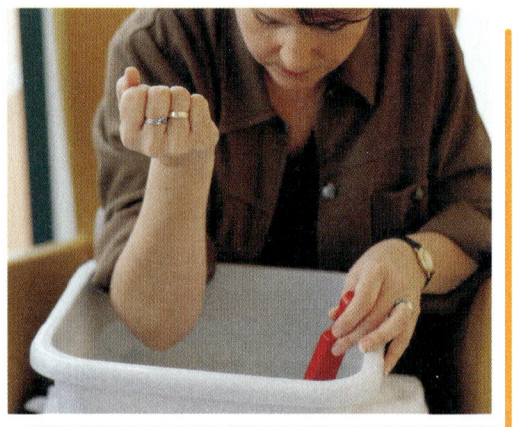

▸ *Wassertemperatur nicht über 37 Grad!* Überprüfen Sie unbedingt mit einem Thermometer die Temperatur, falls Sie an einer Nervenerkrankung leiden! Mit zu heißem Wasser können Sie sich ansonsten Ihre Füße verbrühen.

▸ *Nicht länger als drei Minuten!* Ihr Fußbad sollte nicht länger dauern, da ansonsten Ihre Haut aufweicht und einen guten Nährboden für Keime und Bakterien bildet.

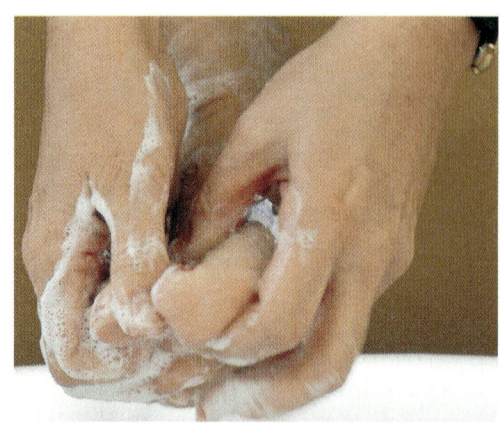

▸ *Milde Seife verwenden!* Kernseifen, rückfettende Seifen sind besser als pH-neutrale oder parfümierte Seifen.

▸ *Weiche Waschlappen benutzen!* Bürsten oder Massagehandschuhe sind ungeeignet, da sie die Haut zu sehr aufrauen.

▸ *Nach dem Waschen Ihre Füße gründlich abtrocknen!* Besonders zwischen den Zehen, da dort bei Feuchtigkeit besonders leicht Fußpilz entstehen kann.

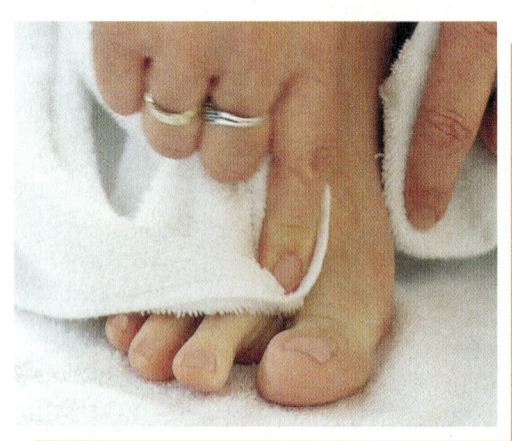

▸ *Bei trockener, schuppiger Haut eine Fußcreme verwenden!* Das Austrocknen der Haut können Sie mit Hilfe einer Fußcreme vermeiden. Einfach auftragen und einwirken lassen!

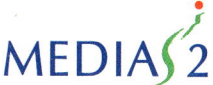

Richtige Pflege der Fußnägel

Bei der Fußpflege sollten Sie auf alle Gegenstände verzichten, die Ihren Fuß verletzen könnten. Grundsätzlich gilt, dass alle scharfen Gegenstände aus **Metall** zur Fußpflege problematisch sind: Dies gilt für **Scheren, Zangen, Knipser**, spitze Feilen und **Hornhautraspeln.**

Günstig für die Pflege Ihrer **Fußnägel:**

▶ Sandpapierfeile oder *abgerundete Diamantfeile benutzen!* Mit Scheren, spitzen **Nagelfeilen** oder **Nagelknipsern** können Sie sich sehr leicht verletzen.

▶ *Nägel gerade anstatt rund abfeilen!* Feilen Sie nicht zu tief in die Ecken – auch hier droht ganz leicht Verletzungsgefahr.

▶ *Nägel nicht zu kurz feilen!* Die Nägel sollen mit der Zehenkuppe abschließen. Sind die Nägel zu kurz, wachsen sie schnell ein.

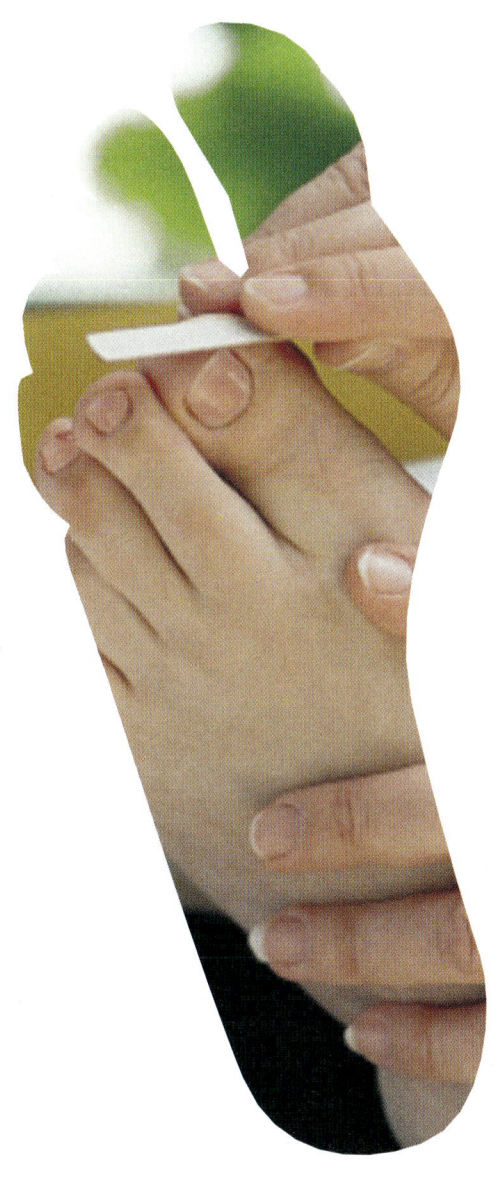

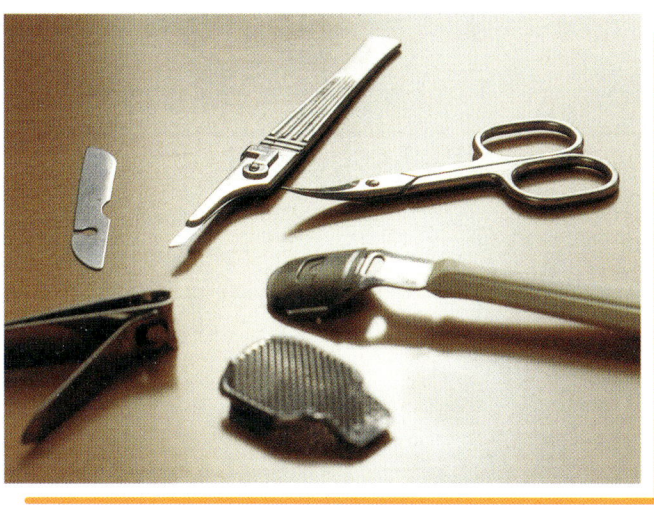

! **Problematisch für Ihre Fußpflege:**
Gegenstände aus Metall

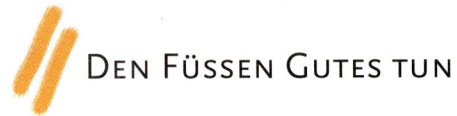

Probleme bei der Fußpflege vermeiden

Oft ist es sinnvoll, zusätzlich zur eigenen Fußkontrolle die Hilfe eines **Podologen** oder **medizinischen Fußpflegers (DDG)** in Anspruch zu nehmen. Etwa wenn Sie schlecht sehen oder nicht mehr so gelenkig sind, so dass Sie mit den Händen Ihre Füße schlecht erreichen. Aber auch bei einem **Nagelpilz**, einer dicken **Hornhaut**, **eingewachsenen Zehennägeln**, **Hühneraugen** oder **Warzen** kann es zur Vorbeugung eines Verletzungsrisikos vernünftig sein, dies fachkundig von einem Fachmann behandeln zu lassen. Bei eingewachsenen Zehennägeln muss auf jeden Fall ein Arzt helfen.

Wenn Sie diese Hilfe in Anspruch nehmen, wenden Sie sich am besten an einen Podologen oder medizinischen Fußpfleger (DDG). Fachleute mit diesen Bezeichnungen kennen sich mit der Fußpflege aus, haben gleichzeitig aber auch Kenntnisse und Erfahrungen mit dem Diabetes. Adressen von Podologen oder medizinischen Fußpflegern (DDG) erhalten Sie entweder beim Zentralverband der Podologen und Fußpfleger Deutschlands e.V. oder bei der **Arbeitsgemeinschaft „Diabetischer Fuß"** der Deutschen Diabetes Gesellschaft (siehe Kapitel „Bücher, Zeitschriften, Adressen, Internet").

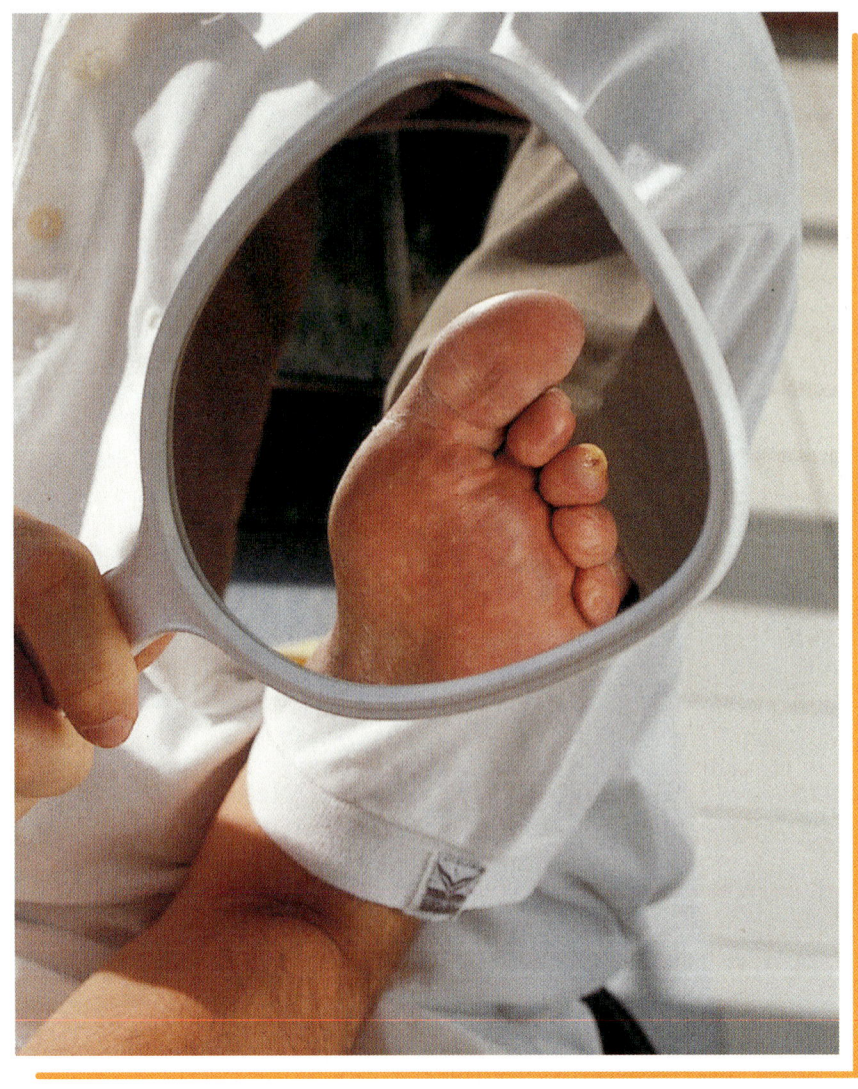

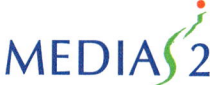

Was tun bei Hornhaut?

Die Haut reagiert auf Druck mit der Bildung von **Hornhaut**. Häufigste Ursache für Hornhautbildung sind schlecht sitzende Schuhe, die an einer bestimmten Stelle Druck ausüben. Daher sollten Sie zunächst einmal versuchen, die Ursache der Hornhautbildung herauszufinden und diese abzustellen.

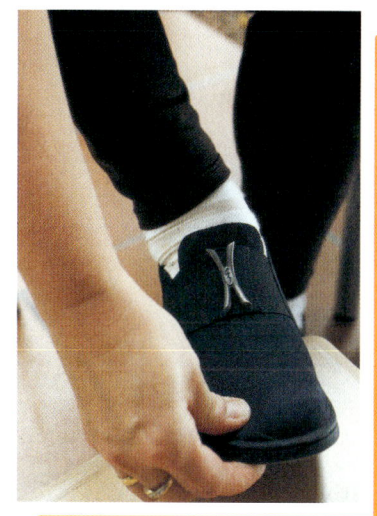

Hornhaut sollte entfernt werden, da sie auf gesundes Gewebe drückt und rissig werden kann. Als Folge können **Entzündungen** auftreten, da Keime und Bakterien es leichter haben, einzudringen.

Bei der Beseitigung von Hornhaut sollten Sie Folgendes beachten:

▶ Am besten einen natürlichen **Bimsstein** verwenden. Wenn Sie ihn bei jeder Fußwäsche benutzen, verhindert Sie, dass die Hornhaut ständig neu entsteht.

▶ Auch elektrische **Fußpflegegeräte** können gute Dienste leisten. Bei diesen Geräten müssen Sie darauf achten, dass die Reibungshitze nicht zu Verbrennungen führt.

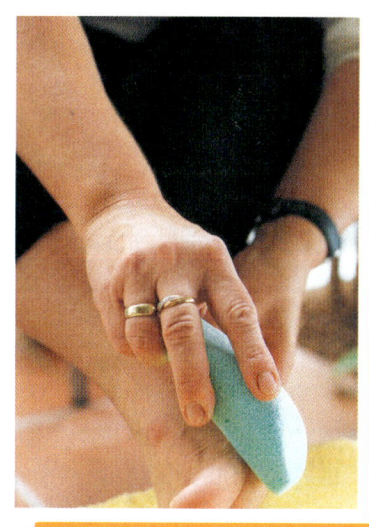

▶ Keinesfalls einen **Hornhauthobel**, **Hornhautraspeln**, **Rasierklingen** oder raue Feilen benutzen! Auch **Hornhautsalben** sowie **Tinkturen** sind für Sie ungeeignet.

▶ Den Fuß anschließend mit einer Fußcreme behandeln, um dem Austrocknen vorzubeugen!

▶ Bei dicken **Schwielen** ist es sinnvoll, sich von einem **Podologen** oder **medizinischen Fußpfleger (DDG)** helfen zu lassen.

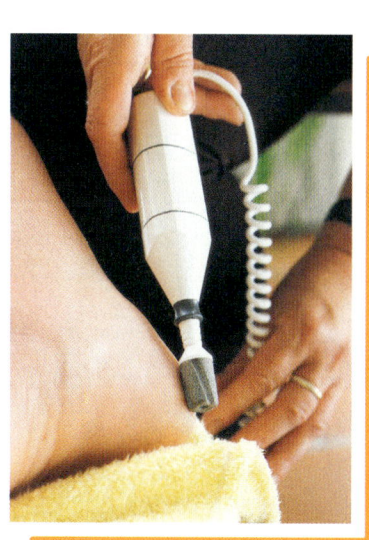

Was tun bei Hühneraugen?

Auch **Hühneraugen** sind immer die Folge von Druck. Schlecht passende Schuhe sind auch hierfür die Hauptursache. Achten Sie daher auf genügend Platz in Ihren Schuhen!

Was Sie tun sollten:

▶ Hornhaut um das Hühnerauge nach dem Fußbad vorsichtig entfernen! Auch hierzu am besten einen natürlichen **Bimsstein** benutzen. Der Kern des Hühnerauges löst sich von allein. Hier müssen Sie nur etwas Geduld haben.

▶ Materialien aus Metall **(z.B. Schere, Pinzette, Rasierklinge)** sind wegen der Verletzungsgefahr nicht geeignet.

▶ Keine **Hühneraugensalben, -tinkturen** oder **-pflaster** benutzen! Sie enthalten ätzende Substanzen, die auch die gesunde Haut angreifen können.

▶ Gehen Sie lieber auf Nummer sicher! **Podologen** oder **medizinische Fußpfleger (DDG)** können Hühneraugen sachgerecht entfernen.

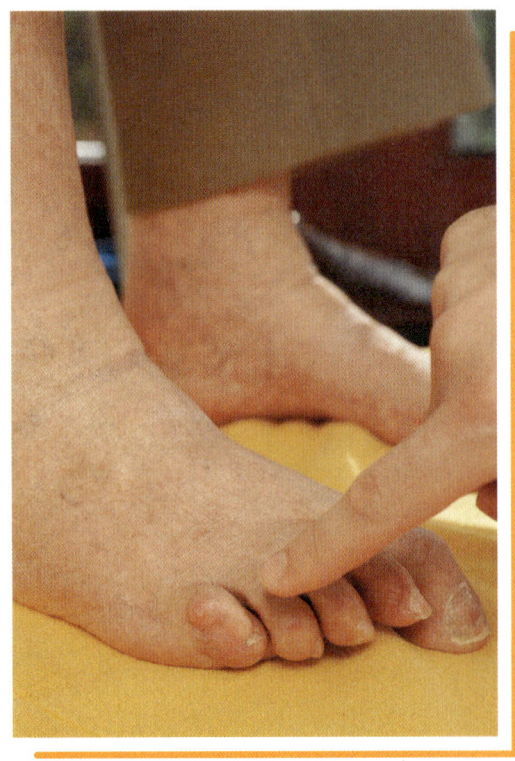

Was tun bei Fußpilz?

Durch einen harmlosen **Fußpilz** können größere Entzündungen entstehen. Wenn Sie einen Fußpilz haben, sollten Sie ihn daher sofort behandeln. Ihr Hausarzt weiß, welches Mittel dagegen hilft.

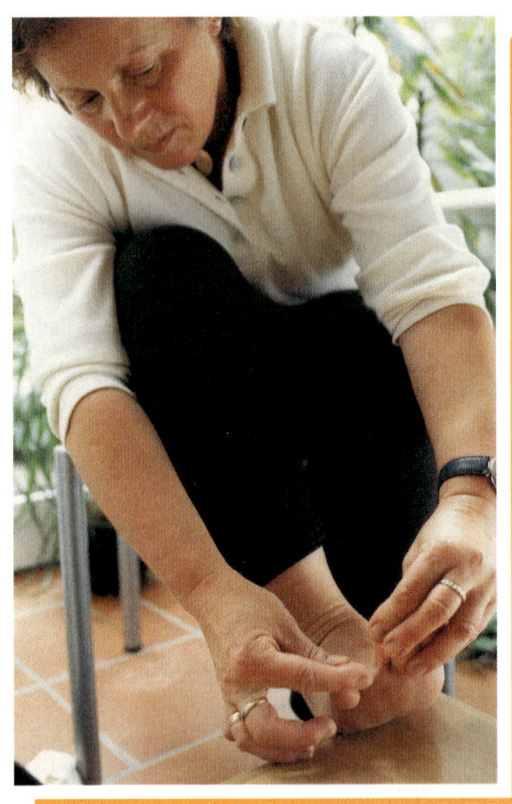

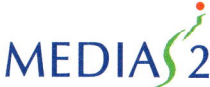

Was tun bei Verletzungen am Fuß?

Selbst kleine Wunden an Ihrem Fuß sollten Sie sofort behandeln, damit sich daraus nicht ein großes Problem ergibt:

▸ Die Wunde mit farblosem **Desinfektionsmittel** behandeln!

▸ Atmungsaktives Pflaster oder Verband verwenden – kein Sprühpflaster!

▸ Verletzungsstelle nicht mehr belasten!

▸ Regelmäßig – am besten zweimal am Tag – die Wunde kontrollieren! So bemerken Sie rasch mögliche Veränderungen an der verletzten Stelle.

▸ Achtung bei **Rötungen, Schwellungen, Eiterbildungen** oder **Fieber**! In einem solchen Fall sollten Sie unbedingt sofort den Arzt aufsuchen, da dies Vorboten einer gefährlichen Komplikation an Ihrem Fuß sein können.

Sollte bei Ihnen eine Nervenschädigung oder Durchblutungsstörung vorliegen, ist es ratsam, jede Fußwunde Ihrem Arzt zu zeigen, damit er den Schweregrad beurteilen kann.

Bei schwerwiegenden Fußproblemen ist die fachgerechte Behandlung dringend notwendig, um den Fuß von Druck zu entlasten, die Wunde sorgfältig zu behandeln und mögliche Entzündungen in den Griff zu bekommen. Steht die Frage nach einer **Amputation** im Raum, sollten Sie stets eine Zweitmeinung eines anderen Spezialisten einholen. **Spezielle Fußambulanzen** haben sich auf die Behandlung von Fußproblemen spezialisiert (siehe Kapitel „Bücher, Zeitschriften, Adressen, Internet").

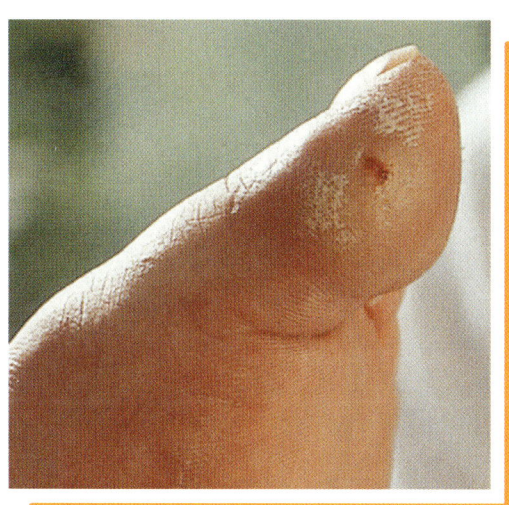

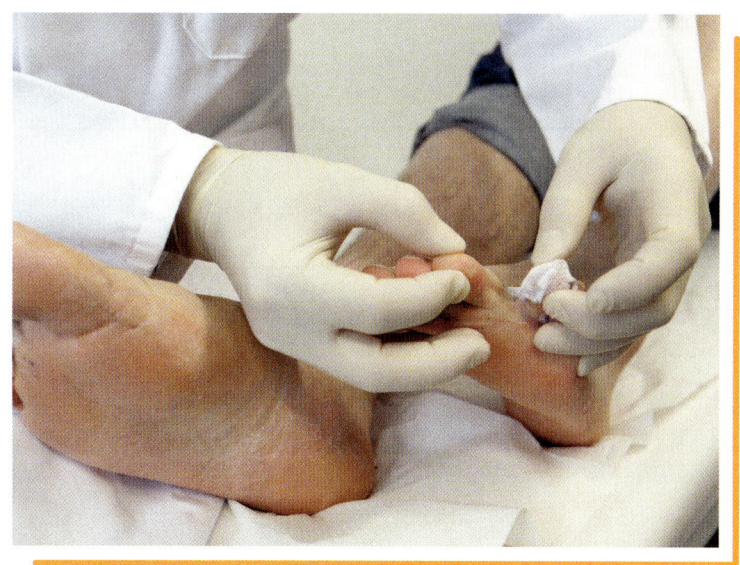

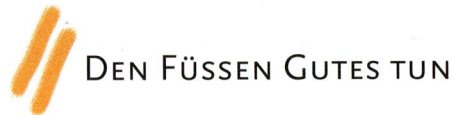

Vorbeugen ist besser als heilen: Fuß- und Schuh-Check

Mein Fuß-Check

Beim Ansehen und Betasten meiner Füße bemerke ich

	ja	nein
... Druckstellen	☒	☐
... Hornhautschwielen, Blasen, Hühneraugen oder Verletzungen	☒	☐
... eingewachsene Nägel	☐	☒
... rissige, trockene Haut	☐	☒
... nicht intakte Haut zwischen den Zehen	☐	☒
... geschwollene Füße	☐	☒
... Anzeichen einer Entzündung (Rötung, Schwellung, Eiter)	☐	☒
Meine Einschätzung:	☒☹	☺

Meine Utensilien zur Fußpflege und -kontrolle:
Was benötige ich noch? (z.B. Spiegel, Bimsstein, Termin mit Podologe/Podologin)

Sandfeile

Fußspiegel mit langem Griff

Kontakt mit Podologin aufnehmen

Wie steht es um Ihre Füße? Haben Sie alle Utensilien, die Sie zur sachgerechten Fußpflege benötigen? Mit Hilfe des Arbeitsblattes 17 können Sie dies leicht selbst feststellen. Machen Sie Ihren persönlichen **„Fuß-Check"**!

Wenn Sie Ihre Schuhe bewerten möchten, können Sie hierfür die Schuh-Checkliste benutzen, die auch als Arbeitsblatt 16 im Anhang enthalten ist. Nehmen Sie diejenigen zwei Paar Schuhe, die Sie im Alltag recht häufig anziehen, zur Hand und gehen Sie die einzelnen Punkte der Checkliste durch! Je mehr Kreuze Sie im roten Bereich haben, desto weniger sind diese Schuhe für Sie geeignet.

Mein Schuh-Check

Überprüfen Sie einmal diejenigen zwei Paar Schuhe, die Sie im Alltag am meisten tragen (Beispiel: Halbschuhe und Hausschuhe)!

Sie	Halbschuhe ja	Halbschuhe nein	Hausschuhe ja	Hausschuhe nein
... sind weich und bieten genügend Platz	☐	☒	☒	☐
... bieten ausreichend Platz auch für die Zehen	☒	☐	☒	☐
... geben den Füßen einen festen Halt	☒	☐	☒	☐
... haben keine zu hohen Absätze	☒	☐	☒	☐
... haben einen weichen Innenschuh (keine Nähte oder harten Übergänge)	☐	☒	☒	☐
... haben kein vorgefertigtes Fußbett	☒	☐	☒	☐
... haben kein zerrissenes Innenfutter	☐	☒	☒	☐
Meine Einschätzung:	☺	☒	☒	☹

Bitte ankreuzen

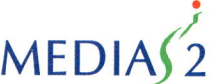

Diabetes im Alltag

Eine gute Behandlung des Diabetes sollte alltagstauglich sein mit möglichst wenigen Einschränkungen für Sie und Ihre Familie. Gewusst wie, sollte es auch nicht schwierig sein, all Ihre Hobbys weiterhin zu pflegen, Ihren **Urlaub** so zu verbringen, wie Sie dies gerne möchten, und ausgelassen **Feste** und **Feiern** zu genießen. All dies ist bestens mit einer guten Diabetesbehandlung zu vereinbaren.

Schließlich ist eine gute Einstellung des Diabetes kein Selbstzweck. Sie sollte Ihnen vielmehr die Voraussetzung schaffen, dass Sie lange gesund bleiben und so all Ihre kleinen und großen **Lebenspläne** verwirklichen können.

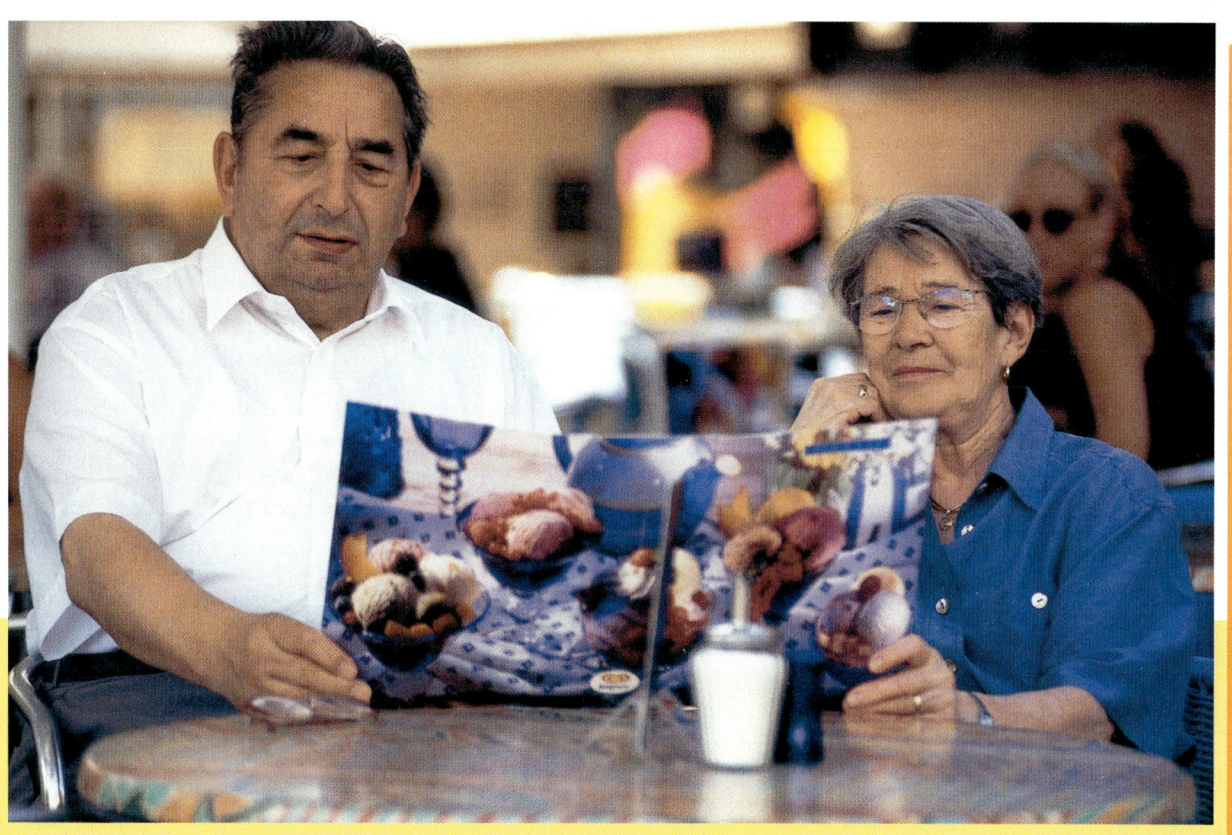

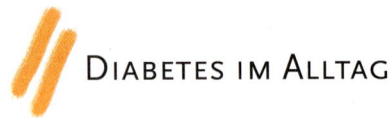

Diabetes in der Familie und in der Partnerschaft

Natürlich ist Ihre Erkrankung erst einmal Ihre Angelegenheit. Trotzdem hat der Diabetes auch Auswirkungen auf Ihre **Partnerschaft** und das **Familienleben**. Deshalb ist es sinnvoll, dass auch Ihr Partner und Ihre Familienangehörigen gut über den Diabetes Bescheid wissen. Nur so können sie ein Verständnis dafür bekommen, warum es so wichtig ist, dass Sie sich um Ihren Diabetes kümmern. Ihre Angehörigen verstehen dann auch besser, warum Sie wegen dieser Erkrankung einiges in Ihrem Leben umstellen möchten. Falls Sie an einem Diabetes-Schulungskurs teilnehmen, werden meist auch Ihre Angehörigen zu einem oder mehreren Terminen eingeladen: Nutzen Sie dieses Angebot! Oder gehen Sie mit Ihrem Partner gemeinsam zu einem Beratungstermin bei Ihrem Arzt! Denn: Gemeinsam geht vieles leichter.

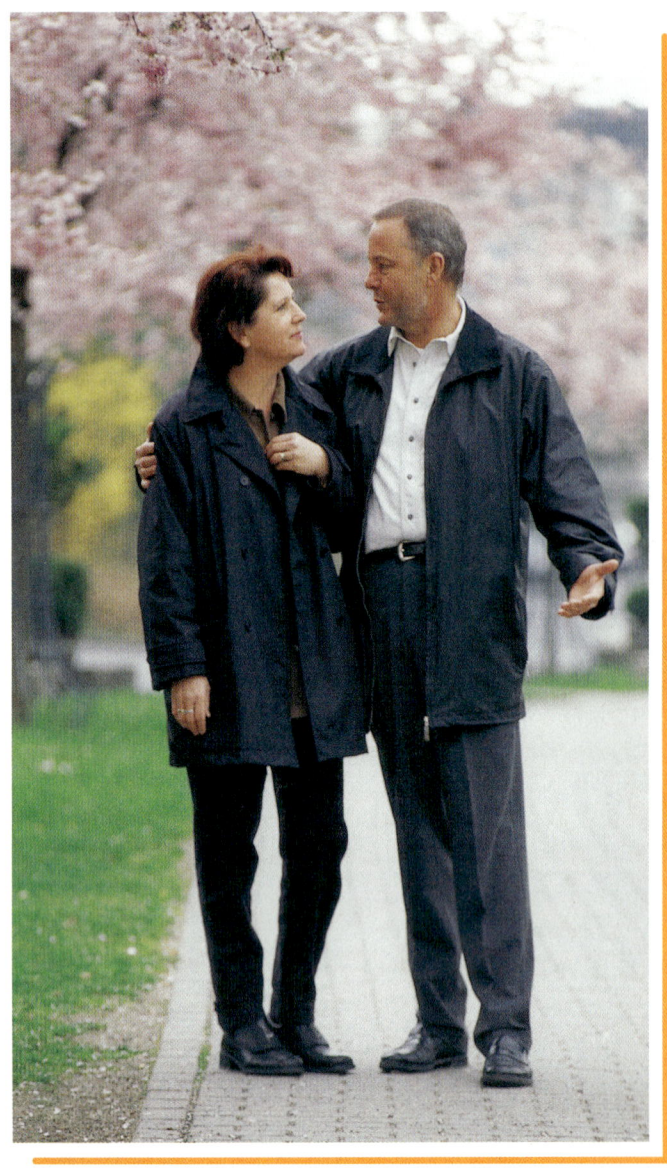

Diabetes ist unsere gemeinsame Sache – zusammen schaffen wir das schon. So schwer ist das gar nicht!

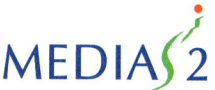

Gemeinsam geht vieles leichter

Viele Behandlungsempfehlungen bei Diabetes – ob es um die gesunde Ernährung oder die körperliche Bewegung geht – würden eigentlich jedem Menschen gut tun. Überlegen Sie deshalb doch, ob Sie nicht gemeinsam mit Ihrem **Partner** oder Ihren **Familienangehörigen** einiges in Ihrem Leben umstellen! Es ist viel einfacher, wenn Sie Ihre Familie überzeugen, auch ein wenig anders zu essen, als wenn diese sich gänzlich unterschiedlich ernährt. Essen macht schließlich nur Spaß, wenn Sie nicht allein essen müssen. Und die Lösung, dass Sie für sich extra kochen oder für Sie extra gekocht wird, ist schlichtweg nicht alltagstauglich und lebensfremd.

Dasselbe gilt auch für die körperliche Bewegung. Sich allein auf einem Heimtrainer zu plagen macht einfach viel weniger gute Laune als gemeinsam mit Ihrer Familie oder **Freunden** einen Ausflug zu machen, in geselliger Runde zum Kegeln zu gehen oder einmal wieder zu tanzen. Zusammen macht Bewegung einfach mehr Spaß.

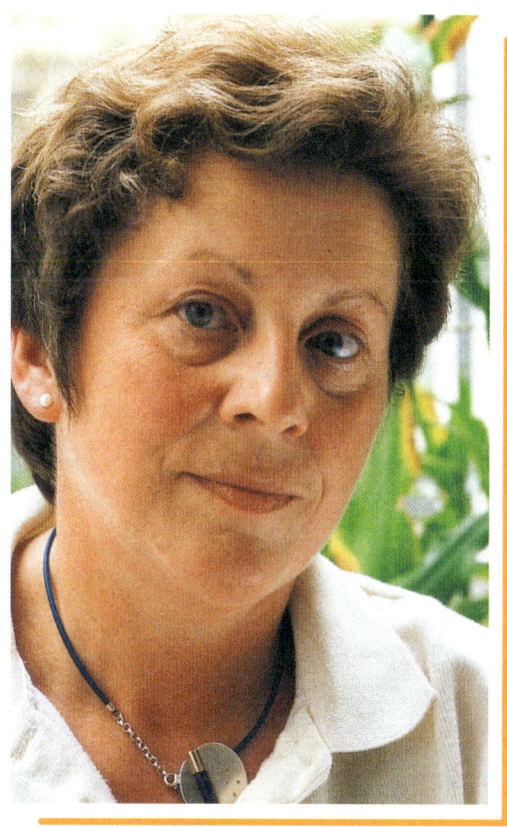

Muss ich wegen Diabetes jetzt extra kochen?

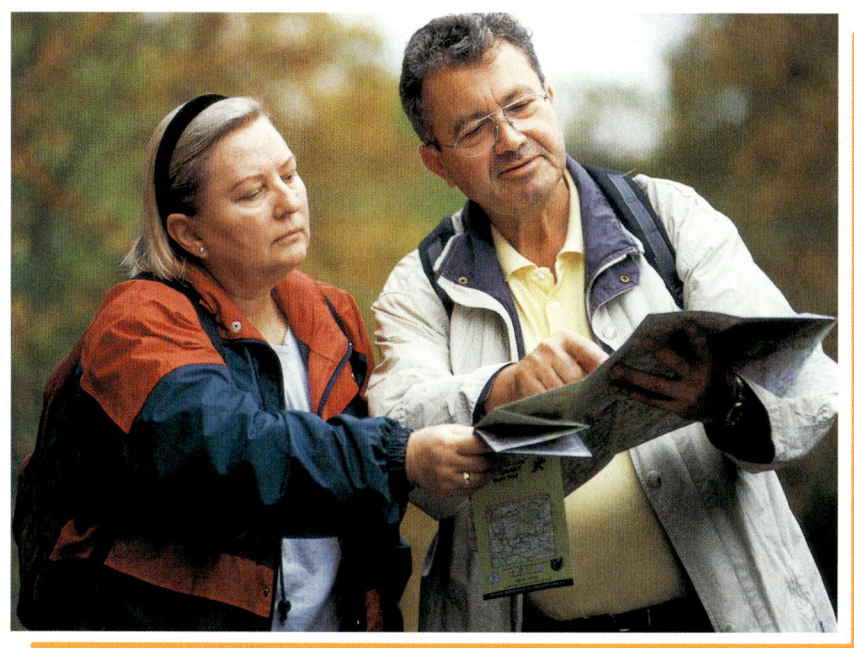

In der letzten Zeit haben wir wieder viel mehr unternommen – das tut uns beiden gut!

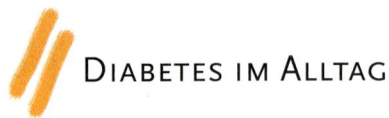

Wer könnte Sie unterstützen?

▶ Überlegen Sie doch einmal, **wer** Sie bei Ihren Vorhaben unterstützen könnte! Das können durchaus ganz unterschiedliche Personen sein. Ihre **Familie** zum Beispiel bei dem Vorhaben, sich anders zu ernähren, Ihre **Freunde** bei dem Vorhaben, sich mehr zu bewegen, und Ihr Hausarzt bei Ihren Bemühungen, abzunehmen.

▶ **Wie** könnte diese Unterstützung aussehen? Sprechen Sie doch einmal mit Ihrer Familie, was Sie sich in Bezug auf Ihre Diabetesbehandlung vorgenommen haben! Machen Sie deutlich, wo Sie sich von Ihrer Familie Unterstützung wünschen! Trauen Sie sich aber auch, mitzuteilen, welche „gut gemeinte" Hilfe Sie mehr nervt als unterstützt!

▶ Was können Sie tun, um diese **Unterstützung** zu bekommen? Je konkreter, desto besser! Ein paar Beispiele: Wem berichten Sie von Ihrem Vorhaben, abzunehmen? Wer könnte mit Ihnen gemeinsam Sport treiben? Wie könnten Sie beispielsweise den Koch in Ihrer Kantine davon abbringen, Ihnen immer eine extragroße Portion auf den Teller zu schöpfen? Wie gelangen Sie an die Adresse einer guten Fußpflegerin, die sich auch mit Diabetes auskennt?

Gemeinsam geht vieles leichter

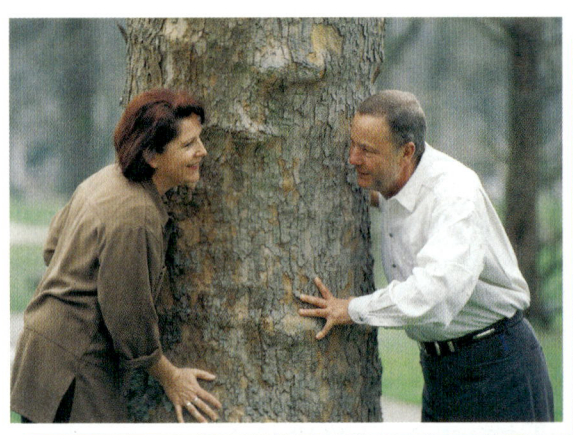

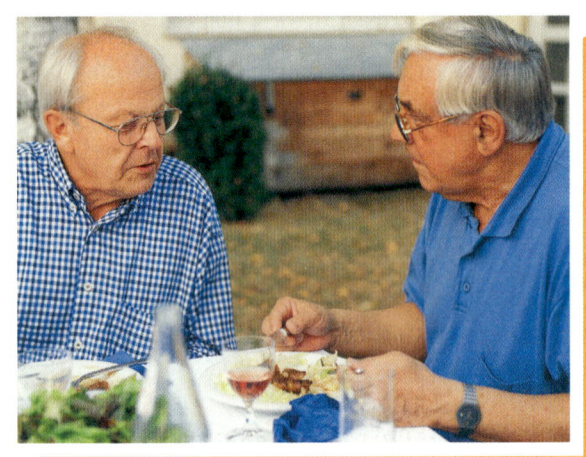

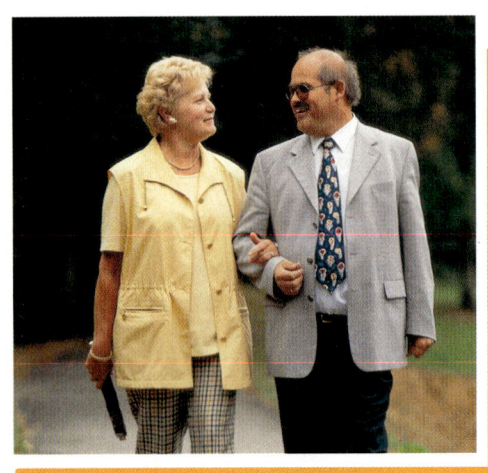

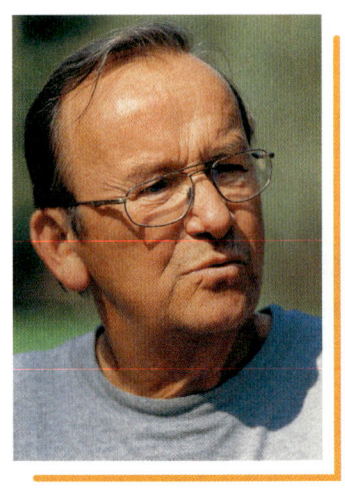

Seit ich Diabetes habe, hab ich das Gefühl, dass mich meine ganze Familie beim Essen kontrolliert. Das nervt!

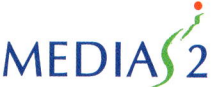

Wie Sie Ihre Kinder unterstützen können

Die **Veranlagung** zum Typ-2-Diabetes wurde Ihnen bereits in die Wiege gelegt. Dafür können Sie nichts. Leider beträgt das **Risiko** für Ihre Kinder und Enkelkinder, ebenfalls mit den Jahren einen **Typ-2-Diabetes** zu bekommen, zwischen 30 und 50 %. Vor allem, wenn Ihre Kinder/Enkelkinder übergewichtig sind und sich wenig körperlich bewegen, erhöht sich die Wahrscheinlichkeit, dass der Diabetes zum Ausbruch kommt. Dagegen können Sie jedoch etwas tun. Machen Sie Ihre Kinder darauf aufmerksam, dass durch eine richtige **Ernährung**, die Vermeidung von **Übergewicht** und **körperliche Aktivität** die Entstehung des Typ-2-Diabetes verhindert beziehungsweise das Auftreten hinausgezögert werden kann. Noch besser: Leben Sie es vor und gehen Sie mit gutem Beispiel voran.

Im Anhang finden Sie das Arbeitsblatt 14, mit dem das Risiko Ihrer Angehörigen, selbst an Typ-2-Diabetes zu erkranken, getestet werden kann.

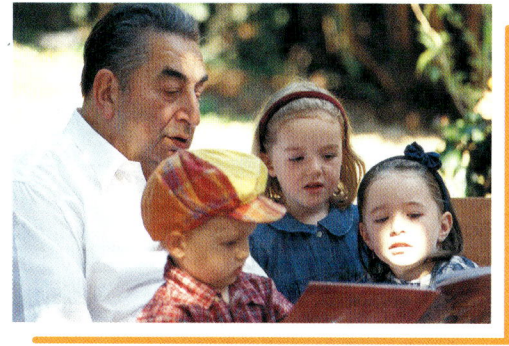

Ist Diabetes vererbbar?

Risiko für Kinder/Enkelkinder:
ca. 30–50 %

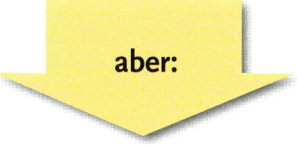

aber:

Trotz Veranlagung:
Der Ausbruch des Typ-2-Diabetes lässt sich verhindern oder zumindest hinausschieben.

Wie?

▶ Übergewicht vermeiden

▶ Viel körperliche Bewegung

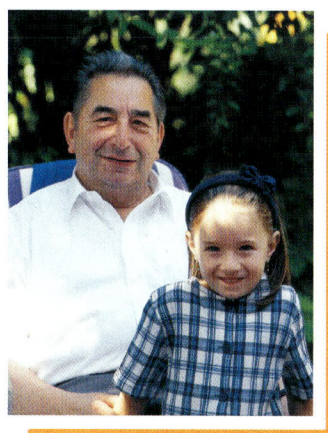

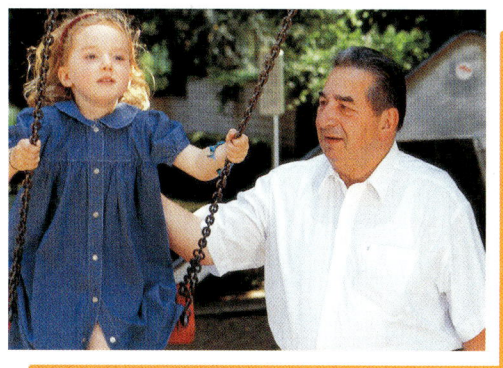

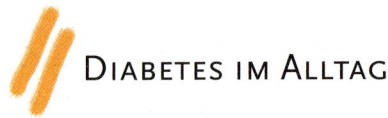

Diabetes ist kein Makel

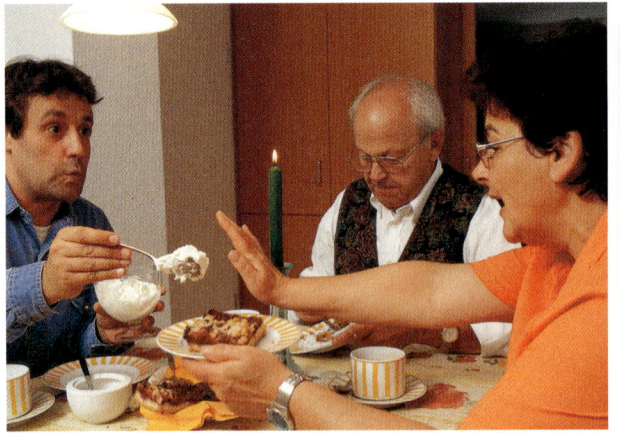

Seitdem ich meinen Verwandten erklärt habe, dass ich Diabetes habe, komme ich bei den häufigen Einladungen und Geburtstagen viel besser klar!

Aus dem Diabetes sollten Sie kein Geheimnis machen, er ist schließlich kein Makel. Sie sind ja nicht allein. Mehrere Millionen anderer Menschen haben dieselbe Erkrankung. Sprechen Sie im Freundeskreis Ihre Diabeteserkrankung ruhig einmal an und machen Sie Ihren **Verwandten** und Bekannten klar, dass Sie Ihre Behandlung ernst nehmen! Meist reagieren gute Freunde und Bekannte hierauf eher mit Unterstützung und Verständnis. Dies kann ein wichtiger Beitrag dafür sein, Missverständnisse und so genannte „Versuchungssituationen" zu vermeiden.

Feste und Feiern

Diabetes ist kein Grund, auf **Feste, Feiern, Einladungen** oder **Restaurantbesuche** zu verzichten. Warum auch? Überlegen Sie lieber, wie Sie diese Situationen gut meistern, ohne das Ziel einer guten Diabeteseinstellung völlig aus den Augen zu verlieren!

Möglicherweise kennen Sie auch Situationen, in denen es Ihnen bei Festen oder Einladungen bei Freunden besonders schwer fällt, Ihre „guten Vorsätze" in puncto Ernährung auch tatsächlich in die Tat umzusetzen. In einer gemütlichen Runde möchte man eben nicht gerne außen vor bleiben, wenn es sich alle anderen mit gutem Essen und Getränken gut gehen lassen. Manchmal mussten Sie vielleicht auch schon die Erfahrung machen, dass Gastgeber enttäuscht reagieren, wenn Sie die angebotenen Leckereien aus Rücksicht auf Ihren Diabetes ablehnen.

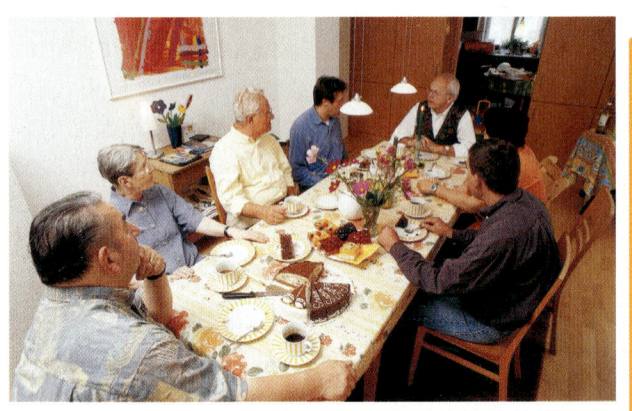

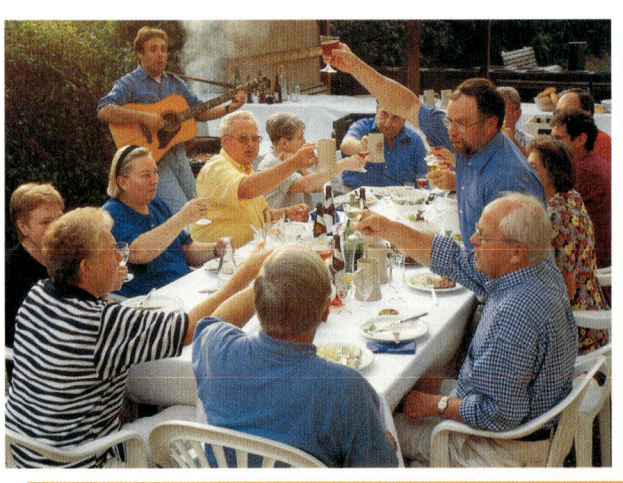

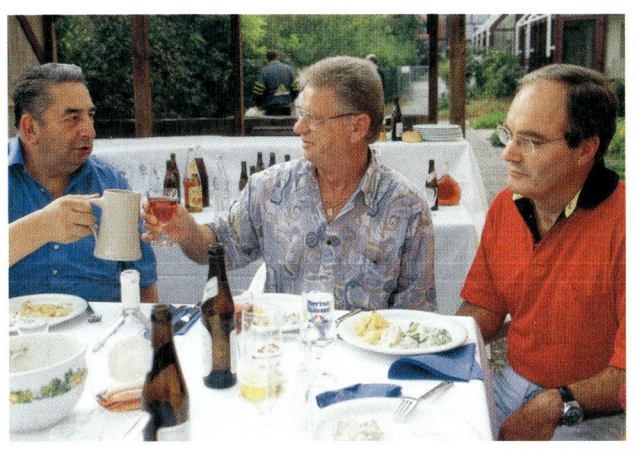

Soll ich mit einem Glas Wasser daneben sitzen, wenn andere es sich gut gehen lassen?

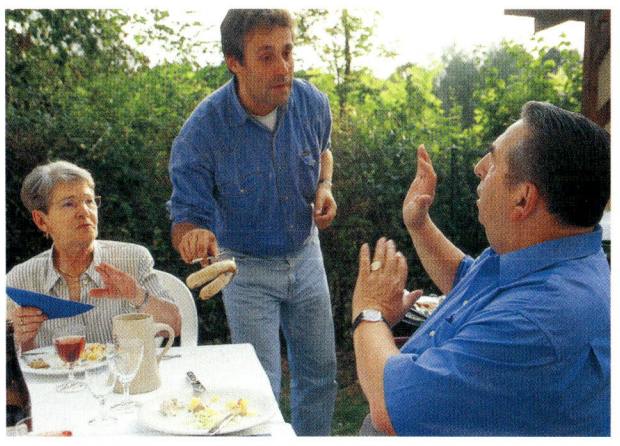

Bei Feiern fällt es mir oft schwer, nein zu sagen.

Natürlich kommt es auf die Situation an. Vieles hängt davon ab, wie häufig festliche Anlässe vorkommen. Einzelne, herausgehobene Festlichkeiten wie ein runder Geburtstag oder die Hochzeit der Kinder sind vielleicht nicht die passende Gelegenheit für einschneidendes Fasten und intensive Gewichtsreduktionsbemühungen. Solche Einzelereignisse spielen normalerweise für die langfristige Gewichts- und Blutzuckereinstellung keine Rolle, so dass Sie solche Festtage mit gutem Gewissen genießen können, ohne ständig an Ihren Diabetes zu denken – selbst wenn die Blutzuckerwerte an diesem und dem darauf folgenden Tag nicht optimal sind.

Dagegen sollten Sie sich schon im Voraus eine sinnvolle Strategie zurechtlegen, wie Sie mit Ihrem Diabetes umgehen, wenn Sie häufig zu Festen oder Feiern im Betrieb, im **Sportverein**, in der **Verwandtschaft** oder Nachbarschaft eingeladen sind. Eine solche Strategie könnte etwa darin bestehen, im Voraus zu planen, was und wie viel Sie trinken möchten. Oder vielleicht haben Sie vorab schon eine Idee, welche fettärmeren Speisen oder Zubereitungsformen Sie bevorzugen. Falls Sie einmal mehr gegessen und getrunken haben als beabsichtigt, sollten Sie möglichst schnell wieder zu Ihrem normalen Essverhalten zurückkehren. Eventuell können Sie auch überzählige Kalorien durch vermehrte körperliche Bewegung oder einen Fastentag am Tag danach ausgleichen.

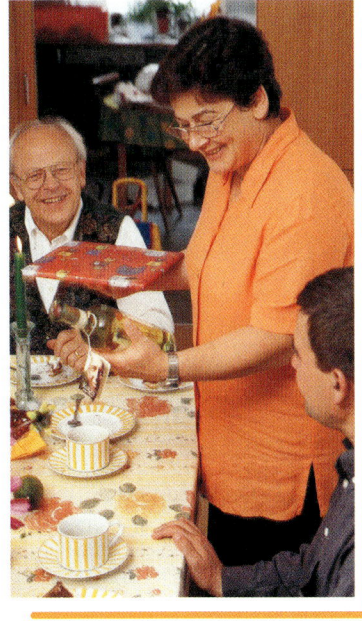

Heute lasse ich es mir richtig gut gehen.

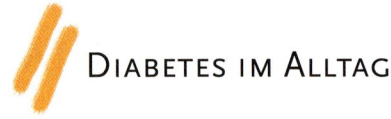

Den Urlaub genießen

Diabetes ist auch kein Grund, auf Reisen zu verzichten. Was immer Sie unternehmen und wohin Sie auch reisen – mit Ihrem Diabetes ist dies prinzipiell möglich. Natürlich auch mit Vollpension. Beachten Sie jedoch, dass in anderen Ländern andere Essgewohnheiten herrschen! Können Sie diese nur schwer einschätzen, so lohnt es sich, mehr Selbstkontrollen durchzuführen, um die Wirkung dieser Nahrungsmittel auf Ihren Blutzucker zu kontrollieren. Eine grobe Einordnung ist durch den Vergleich mit ähnlichen Lebensmitteln möglich.

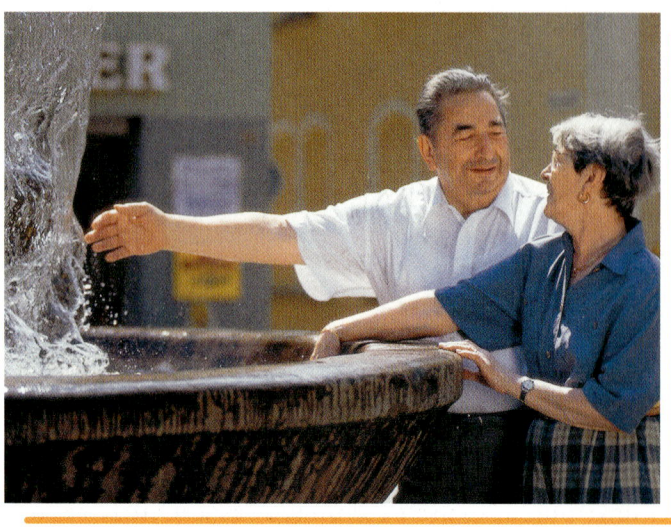

Vollpension – geht das mit Diabetes?

Bedenken Sie auch, einige hilfreiche Dinge mitzunehmen, um im Ausland vor unangenehmen Überraschungen gefeit zu sein:
Hierzu zählt ein **Diabetesausweis** in der jeweiligen Landessprache, den Sie zum Beispiel beim Kirchheim-Verlag, Mainz, bestellen können. Denken Sie auch an den **Auslandskrankenschutz**! Hierzu müssen Sie sich vor der Reise mit Ihrer Krankenkasse in Verbindung setzen. Auch der Abschluss einer Reisekrankenversicherung kann sinnvoll sein. Achten Sie dabei aber darauf, dass in den Versicherungsbedingungen nicht alle Leistungen für Vorerkrankungen ausgeschlossen werden!

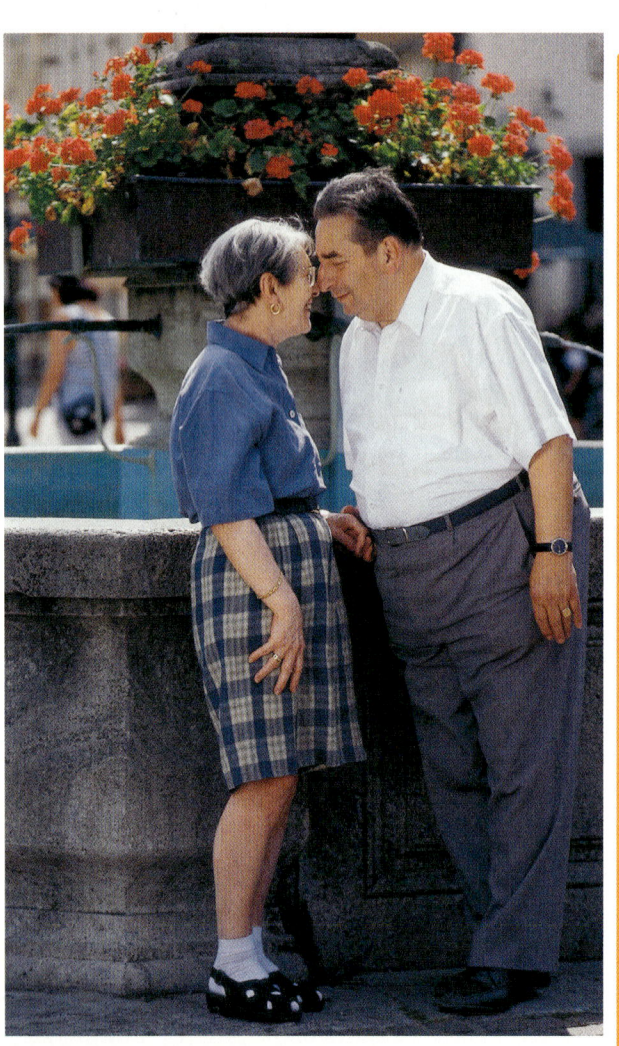

Den Urlaub lass ich mir durch den Diabetes nicht vermiesen.

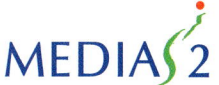

Über Ihre Rechte Bescheid wissen

In Bezug auf die Diabeteserkrankung gibt es einige gesetzliche Bestimmungen. Diese betreffen hauptsächlich berufliche Fragen, Regelungen zum **Führerschein** sowie den Status der **Schwerbehinderung**. Obwohl diese Bestimmungen für Menschen mit Diabetes, die nicht Insulin spritzen, keine große Bedeutung haben, sollten Sie über die gesetzlichen Rahmenbedingungen informiert sein, damit Sie Ihre **Rechte**, aber auch Ihre Pflichten im Zusammenhang mit Ihrer Diabeteserkrankung kennen.

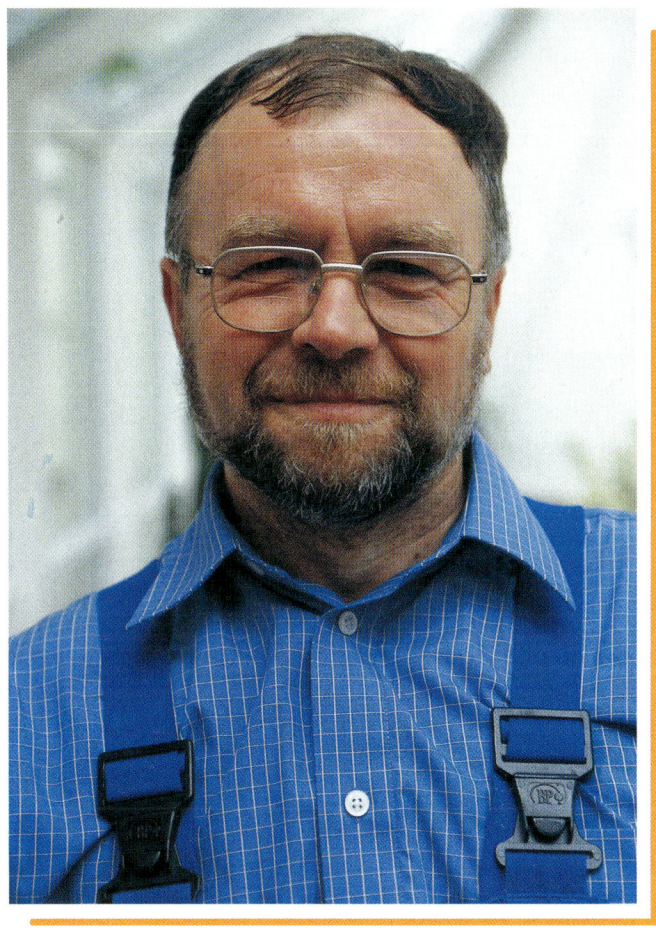

Diabetes und Beruf

Grundsätzlich gilt, dass Sie mit Typ-2-Diabetes voll leistungsfähig sind und jeden Beruf ausüben können. Voraussetzung dafür ist natürlich, dass Sie Ihren Diabetes gut behandeln. Denn bei sehr hohen Blutzuckerwerten kann dies nicht mehr so uneingeschränkt gelten. Vielleicht haben Sie auch schon einmal gemerkt, dass Sie sich bei hohen Zuckerwerten energieloser, müder und abgespannter fühlen. Ihre Leistungskurve zeigt bei erhöhten Blutzuckerwerten klar nach unten. Und natürlich können Folgeerkrankungen des Diabetes Ihre **Leistungsfähigkeit** sehr stark beeinträchtigen. Fit zu bleiben für Beruf und Alltag ist daher für viele Menschen mit Diabetes ein wichtiger Grund, sich besonders um ihre Erkrankung zu bemühen.

Kaum Einschränkungen

Wenn Sie nicht Insulin spritzen, gibt es auch kaum Probleme, die notwendigen Behandlungsmaßnahmen des Diabetes mit Ihren beruflichen Anforderungen zu vereinbaren. Falls Sie jedoch mit Tabletten behandelt werden, welche die **Insulinproduktion** anregen, besteht für Sie eine gewisse Gefährdung für Unterzuckerungen (siehe Kapitel „Richtig auf hohe und niedrige Zuckerwerte reagieren"). Deshalb sollten Sie bei den folgenden Tätigkeiten ganz besonders auf die Anzeichen einer Unterzuckerung achten:

▶ **Personenbeförderung** (z.B. Busfahrer)

▶ Tätigkeiten mit **Absturzgefahr**
(z.B. Arbeiten auf Gerüst oder Leiter)

▶ verantwortliche **Überwachungstätigkeiten** (z.B. Arbeiten im Stellwerk der Bahn)

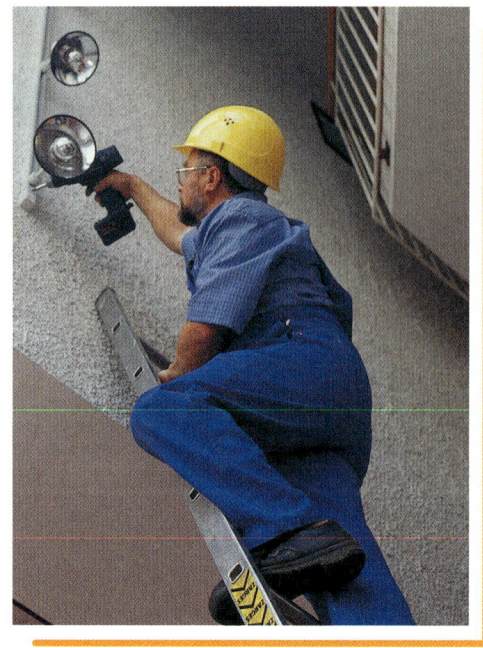
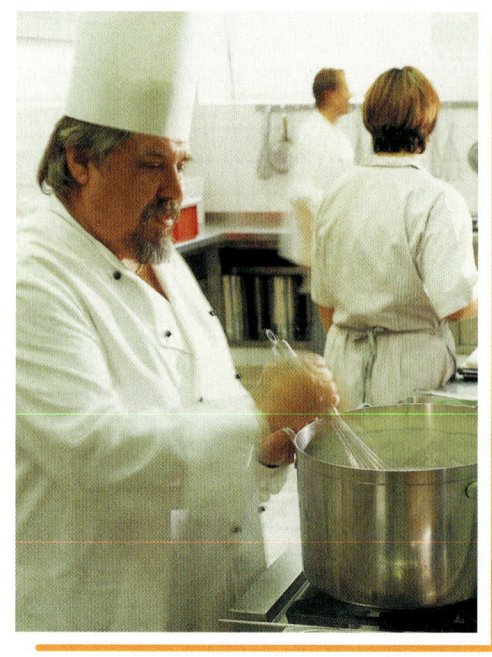

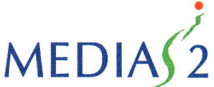

Achtung: Unterzuckerungsgefahr

Falls Sie im weiteren Verlauf Ihrer Diabetes-erkrankung zusätzlich Insulin spritzen müssen, können sich aufgrund des erhöhten **Unterzu-ckerungsrisikos** einige berufliche Einschränkungen ergeben. Diese betreffen Berufe, bei denen Sie sich und andere bei einer möglichen schweren **Unter-zuckerung** stark gefährden könnten.

Bei folgenden Berufen ist dies der Fall:

▶ Berufe mit **Personenbeförderung** (z.B. Bus- oder **Taxifahrer**, Lokomotivführer, Pilot)

▶ Berufe, die das Führen von Fahrzeugen über 3,5 Tonnen notwendig machen (z.B. **Fernfahrer**)

▶ Berufe, die mit einem Dienst an der **Waffe** verbunden sind (z.B. Polizeibeamter, **Bundeswehrsoldat**)

▶ Berufe, die mit Überdruck arbeiten (z.B. Berufs-feuerwehrmann)

Falls Sie Ihren Diabetes mit Insulin behandeln müssen und in einem dieser Berufe tätig sind, könnte dies im Einzelfall einen Wechsel Ihrer Tätigkeiten, eine Versetzung oder im Extremfall sogar einen **Berufswechsel** erforderlich machen.

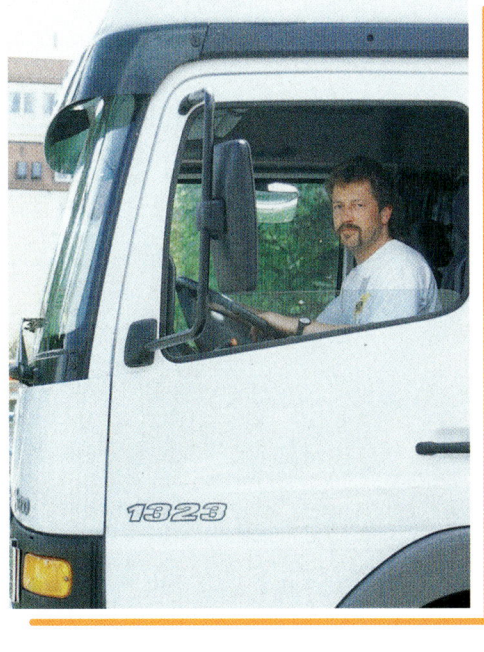
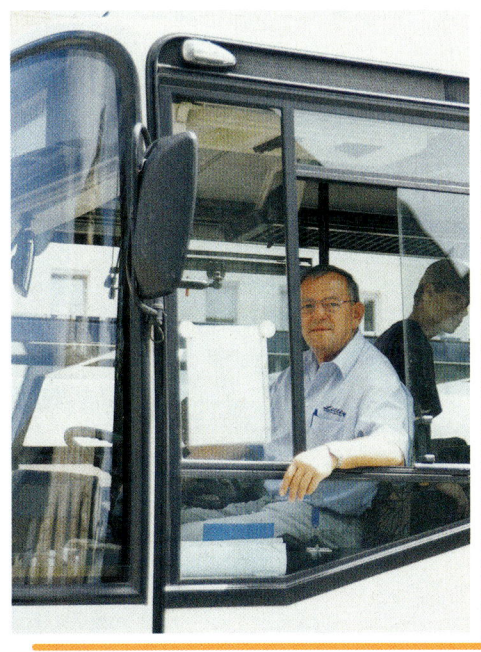
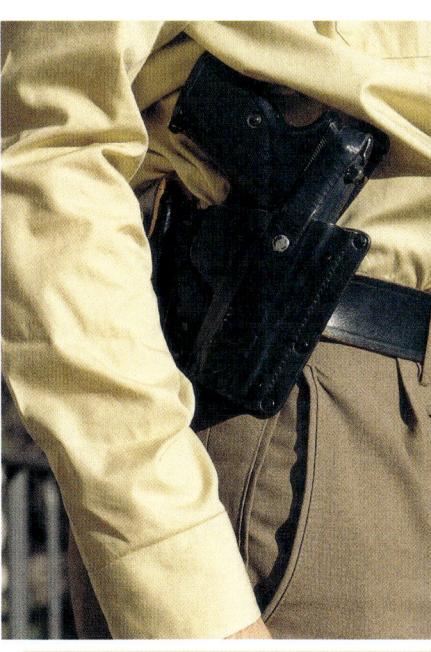

Diabetes und Führerschein

Für die Teilnahme am Straßenverkehr setzt der Gesetzgeber voraus, dass eine entsprechende Eignung vorhanden ist. Wer sich infolge körperlicher Mängel nicht sicher im Verkehr bewegen kann, darf daran nur teilnehmen, wenn Vorsorge getroffen ist, dass er andere nicht gefährdet. Dies betrifft auch den Diabetes und mögliche Begleit- und Folgeerkrankungen.

Im Rahmen der Diabeteserkrankung kann es durch folgende Ursachen zu einer zeitweisen oder sogar dauerhaften Einschränkung der **Fahrtauglichkeit** kommen:

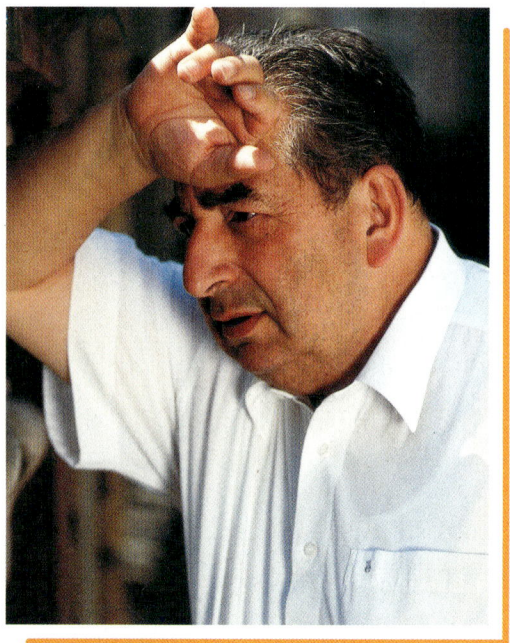

▶ Wiederholte **Unterzuckerungen** mit oder ohne Wahrnehmungsstörungen

▶ **Überzuckerungen** (einhergehend mit Übelkeit und Schwächegefühl)

▶ Labile Stoffwechsellage

▶ Therapieumstellungen nach Blutzuckerentgleisungen (z.B. Verordnung von Insulin)

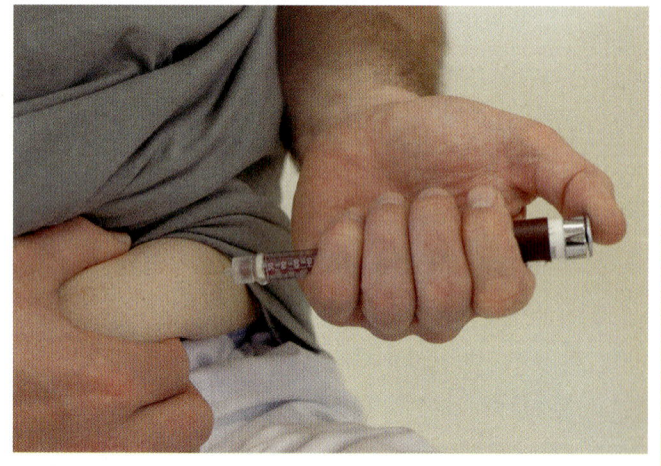

▶ **Folgeerkrankungen** (z.B. Herzerkrankung, Sehstörungen oder Schlaganfall)

Begleiterkrankungen (z.B. Bluthochdruck)

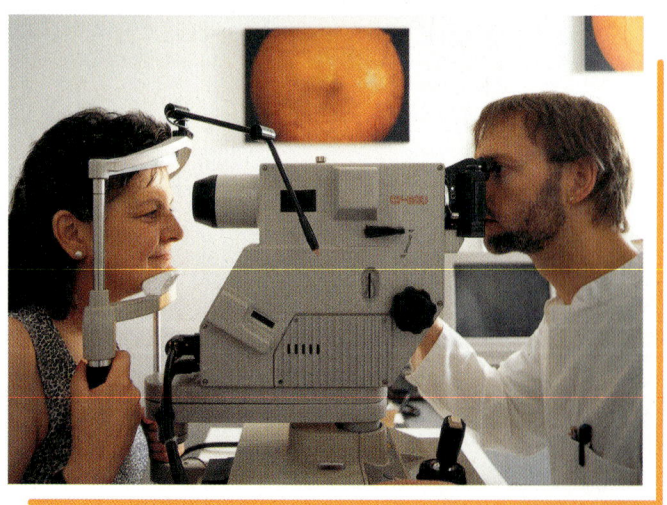

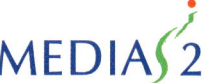

Mobil bleiben

Wenn Sie eine ausgeglichene Stoffwechsellage aufweisen und keine gravierenden Begleit- und Folgeerkrankungen haben, gibt es im Prinzip keine Einschränkungen Ihrer **Fahrtauglichkeit**, solange Sie kein Insulin spritzen. Sollten Sie mit Insulin freisetzenden Tabletten behandelt werden, sollten Sie jedoch an eine erhöhte **Unterzuckerungsgefahr** denken. Treffen Sie alle Vorkehrungen, um Unterzuckerungen am Steuer zu vermeiden! Da Unterzuckerungen während der Fahrt gefährlich werden können, sollten Sie auch bei leichtesten Anzeichen eines Unterzuckers Ihre Fahrt unterbrechen und rasch Gegenmaßnahmen einleiten, damit Ihr Zucker wieder ansteigt (siehe Kapitel „Richtig auf niedrige oder hohe Zuckerwerte reagieren"). Wird die Zulassungsbehörde der örtlichen Verwaltung über ein auffälliges Fahrverhalten infolge einer Unterzuckerung informiert, so kann die Behörde eine ärztlichen Beurteilung der Fahrtüchtigkeit veranlassen. Im begründeten Einzelfall kann dies Einschränkungen der Fahrerlaubnis zur Folge haben.

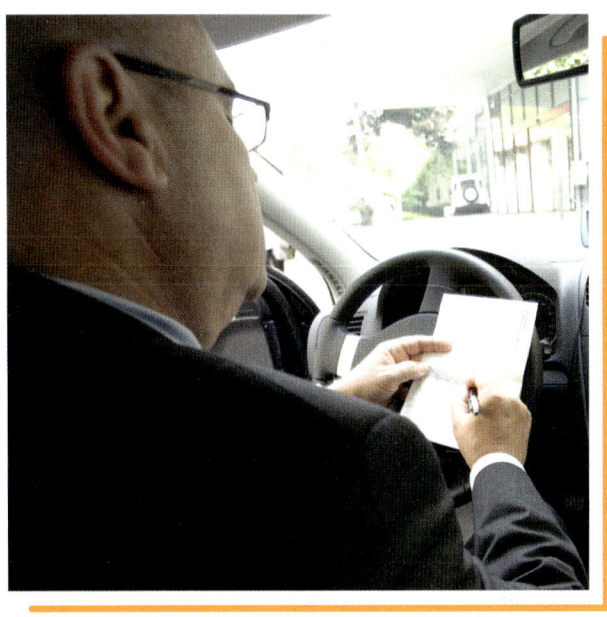

Bei hohem Unterzuckerungsrisiko mehr Einschränkungen

Der Gesetzgeber unterscheidet zwischen einem niedrigen und einem hohen Unterzuckerungsrisiko. Nach den gesetzlichen Bestimmungen liegt ein hohes Unterzuckerungsrisiko vor, wenn Sie mit blutzuckersenkenden Tabletten der Gruppe der „Sulfonylharnstoffe" (z.B. Glibenclamid, Glimepirid) oder mit Insulin behandelt werden. Menschen mit Diabetes und einem hohen Unterzuckerungsrisiko dürfen nur unter bestimmten Auflagen Fahrzeuge über 3,5 Tonnen führen (Klassen C, C1, CE, C1E, D, D1, DE, D1E) oder Fahrgäste befördern. Hierfür ist in der Regel jeweils eine fachärztliche bzw. verkehrsmedizinische Untersuchung / Begutachtung notwendig.

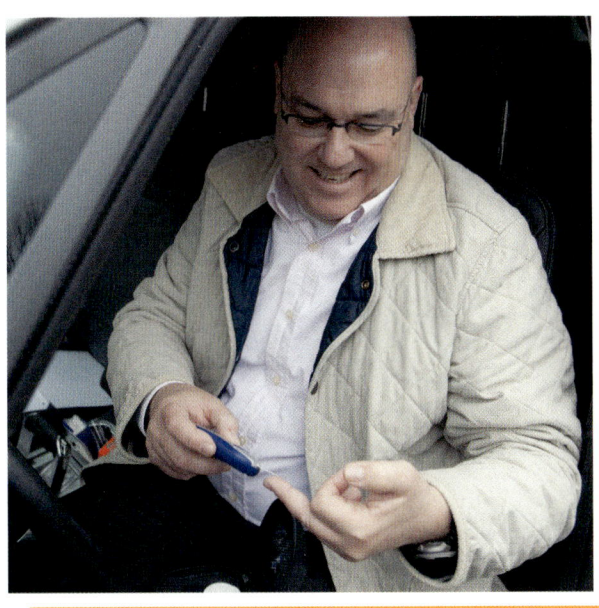

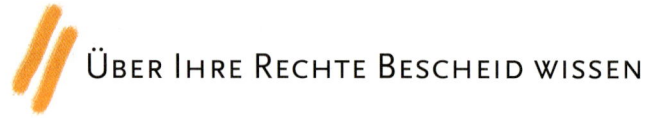

Schwerbehindertenausweis wegen Diabetes?

Als Mensch mit Diabetes können Sie beim Versorgungsamt einen Schwerbehindertenausweis beantragen. Dort wird der **Grad der Behinderung (GdB)** festgestellt, welcher von 0 bis 100 reichen kann. Er bezieht alle gesundheitlichen Einschränkungen ein, auch solche, die nicht durch den Diabetes verursacht sind. Beeinträchtigungen, die spezifisch auf den Diabetes zurückgeführt werden können, bemisst der Gesetzgeber mit der Bezeichnung **„Grad der Schädigungsfolgen" (GdS)**. Ab einem GdB von 50 erhalten Sie einen Schwerbehindertenausweis. Die Beurteilung des Diabetes erfolgt nach dem Ausmaß des Therapieaufwands, der Güte des Stoffwechsels sowie nach den zu erwartenden „Einschnitten in die Lebensführung", wie es der Gesetzgeber ausdrückt. Der nicht-insulinpflichtige Diabetes wird in der Regel, je nach Behandlung, mit einem GdS von 0 bis 20 eingestuft. Dies ist nicht ausreichend, um allein wegen des Diabetes einen Schwerbehindertenausweis ausgestellt zu bekommen. Folge- oder Begleiterkrankungen des Diabetes werden extra bewertet. Zudem können Sie natürlich auch andere vorhandene Erkrankungen angeben. Allerdings wird der Gesamtgrad der Behinderung zumeist niedriger bewertet als die Summe der verschiedenen Behinderungen.

Wonach bemisst sich der Grad der Schädigungsfolgen (GdS) bzw. der Grad der Behinderung (GdB) bei Diabetes

	GdS bzw. GdB
… wenn aufgrund der Therapieform keine Unterzuckerungsgefahr und keine Beeinträchtigung der Lebensführung besteht	0
… wenn aufgrund der Therapieform eine Unterzuckerungsgefahr sowie Einschnitte in der Lebensführung bestehen	20
… wenn aufgrund der Therapieform eine Unterzuckerungsgefahr besteht, mindestens einmal täglich eine Blutzuckerselbstkontrolle notwendig ist und weitere Einschnitte in der Lebensführung vorliegen	30 – 40
… wenn eine intensivierte Insulintherapie mit Dosisanpassung (mind. 4 Insulininjektionen pro Tag) durchgeführt wird **und** die Lebensführung durch erhebliche Einschnitte gravierend beeinträchtigt ist	50

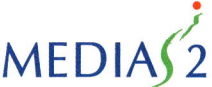

Die Vorteile des Schwerbehindertenausweises

Welche Vorteile bietet ein Schwerbehindertenausweis?

Schwerbehindertenausweis: bei einem Grad der Behinderung (GdB) von mindestens 50

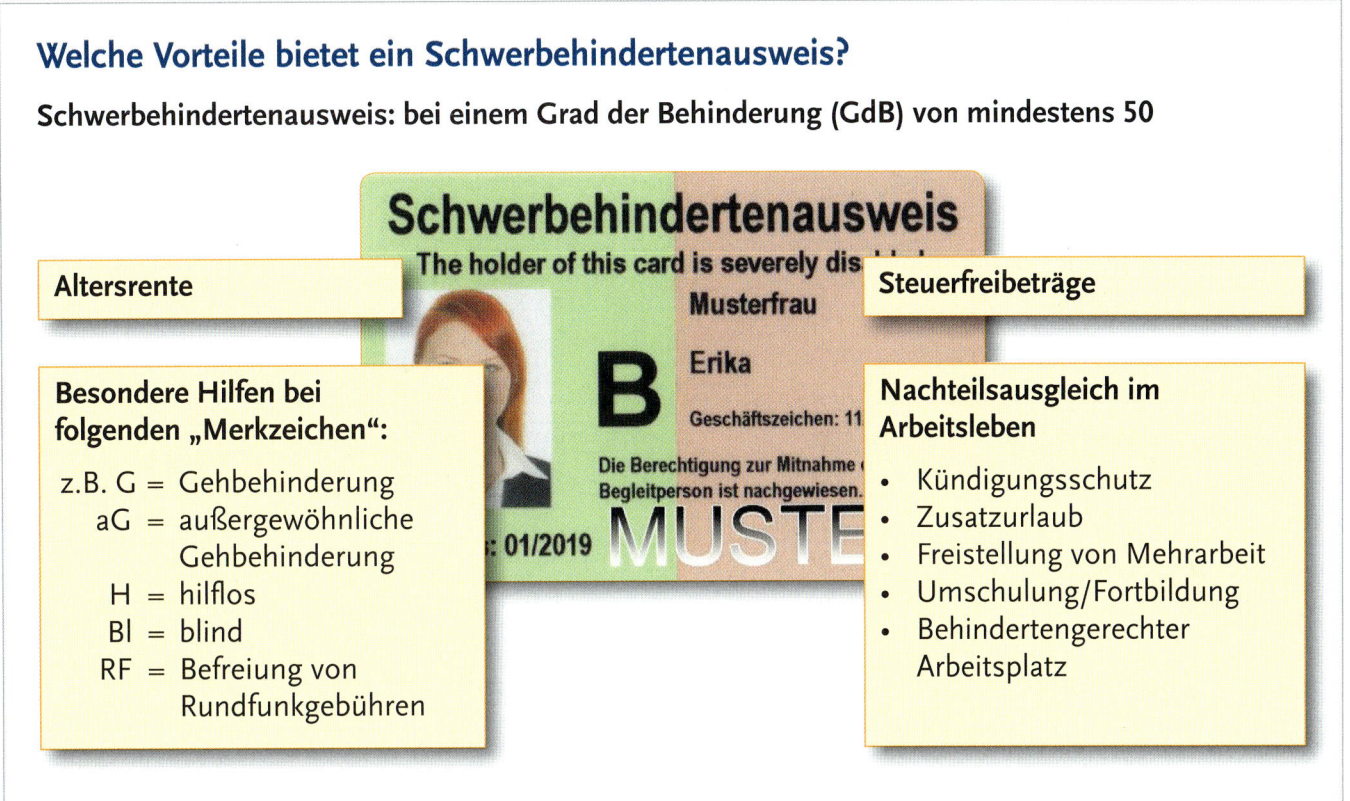

Altersrente

Besondere Hilfen bei folgenden „Merkzeichen":

z.B. G = Gehbehinderung
aG = außergewöhnliche Gehbehinderung
H = hilflos
Bl = blind
RF = Befreiung von Rundfunkgebühren

Steuerfreibeträge

Nachteilsausgleich im Arbeitsleben

- Kündigungsschutz
- Zusatzurlaub
- Freistellung von Mehrarbeit
- Umschulung/Fortbildung
- Behindertengerechter Arbeitsplatz

Der Schwerbehindertenausweis bietet eine Reihe von Vorteilen. Im Arbeitsleben besteht ein verstärkter **Kündigungsschutz**. Sie haben außerdem Anspruch auf **Zusatzurlaub** und die Möglichkeit, von **Mehrarbeit** befreit zu werden. Falls Sie wegen des Diabetes oder möglicher Folgeerkrankungen Ihre momentane Tätigkeit oder Ihren Beruf nur erschwert oder überhaupt nicht mehr ausüben können, gibt es eine Reihe von Maßnahmen, die Ihren Verbleib im Arbeitsleben ermöglichen. Diese reichen von Umschulungs- und **Fortbildungsmaßnahmen** bis hin zu einer behindertengerechten Ausgestaltung Ihres Arbeitsplatzes.

Zudem besteht die Möglichkeit, mit einem Schwerbehindertenausweis früher die Altersrente zu beantragen. Nach dem Ihnen zugestandenen GdB richten sich auch die jährlichen **Steuerfreibeträge**. Diese liegen derzeit zwischen 310,00 Euro (GdB 30) und 1.420,00 Euro (GdB 100).

Im Schwerbehindertenausweis geben „Merkzeichen" Auskunft über die Art der gesundheitlichen Einschränkungen. Mit diesen Merkzeichen haben Sie Anspruch auf einen festgelegten Nachteilsausgleich.

Besonderer Kündigungsschutz durch Gleichstellung

Wurde vom Versorgungsamt ein Grad der Behinderung von mindestens 30 festgestellt, so können Sie bei der Agentur für Arbeit die Gleichstellung mit einem Schwerbehinderten beantragen, wenn Sie aufgrund Ihrer krankheitsbedingten Behinderung einen Arbeitsplatz nicht erlangen oder behalten können. Sie erwerben sich damit ausschließlich den besonderen **Kündigungsschutz** für Schwerbehinderte, jedoch keine anderen Vergünstigungen. Bei einem Grad der Behinderung von unter 30 ergeben sich für Sie keine Vorteile.

Was bedeutet Gleichstellung?

GdB	
50	Schwerbehindertenausweis
30–40	**Antrag auf Gleichstellung** mit Status eines Schwerbehinderten möglich (Agentur für Arbeit) **Vorteil:** Hilfen zur Sicherung eines Arbeitsplatzes (Kündigungsschutz)
20	
10	

Lohnt sich der Schwerbehindertenausweis?

Ein **Schwerbehindertenausweis** kann für Sie einige Vorteile bringen, jedoch auch möglicherweise mit Nachteilen verbunden sein. Vor allem, wenn Sie eine neue berufliche Tätigkeit oder einen neuen Arbeitgeber suchen, könnte ein Schwerbehindertenausweis für Sie nachteilig werden. Manche Arbeitgeber zögern bei einer Einstellung von Schwerbehinderten aufgrund des verstärkten Kündigungsschutzes, des Zusatzurlaubes und der Freistellung von Mehrarbeit. Manche Menschen möchten auch nicht wegen des Diabetes einen

Behindertenstatus bekommen. Wenn Sie nicht berufstätig sind oder kein steuerpflichtiges Einkommen haben, ist auch zu hinterfragen, welchen Vorteil ein Schwerbehindertenausweis bringt. Sie müssen somit selbst abwägen, ob sich eine Antragstellung für Sie lohnt.

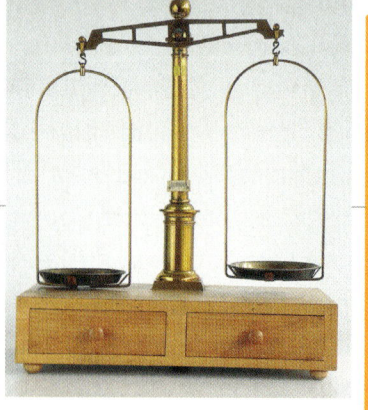

Schwerbehindertenausweis: Pro und Contra

Vorteile

▶ Hilfen im Arbeits- und Berufsleben

▶ Möglichkeit der Gleichstellung

▶ Frühere Rente möglich

▶ Steuerliche Vorteile

▶ Sonstige Vergünstigungen, Nachteilsausgleiche

Nachteile

▶ Probleme bei der Stellensuche möglich

▶ Möchte ich als schwerbehindert gelten?

▶ Lohnt sich der Aufwand einer Antragstellung?

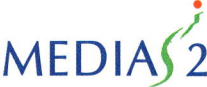

Gut versichert

Bei Abschluss einer **Lebens-,** Sterbe- oder privaten **Krankenversicherung** verlangen die meisten Versicherungen für Menschen mit Diabetes einen **Risikozuschlag**. Den Diabetes dürfen Sie bei der Antragstellung nicht verschweigen, da Sie die Fragen nach Krankheiten wahrheitsgemäß beantworten müssen, um Ihren Versicherungsschutz nicht zu gefährden. Allerdings gibt es sehr unterschiedliche Vertragsbedingungen, die von Versicherung zu Versicherung ganz unterschiedlich sein können. Holen Sie sich daher stets mehrere Angebote ein und vergleichen Sie vor Vertragsabschluss die verschiedenen Konditionen! Beim **Deutschen Diabetiker Bund (DDB)** können Sie sich nach speziellen Versicherungsangeboten für Menschen mit Diabetes informieren.

Behandlunsgsprogramme für Typ-2-Diabetes (DMPs)

Die gesetzlichen Krankenversicherungen haben seit 2002 mit staatlicher Förderung spezielle Behandlungsprogramme, so genannte **„Disease Management Programme (DMPs)"** für ihre Versicherten mit Typ-2-Diabetes entwickelt. Jedes Behandlungsprogramm (DMP) einer Krankenkasse legt genau fest, wie die Behandlung ihrer Versicherten mit Typ-2-Diabetes erfolgen sollte. Mit Hilfe eines DMP soll erreicht werden, dass Menschen mit Typ-2-Diabetes nach anerkannten Leitlinien behandelt werden – ganz gleich, bei welchem Arzt sie behandelt werden und in welcher Region sie leben.

Anerkannte Behandlungsmethoden

Behandlungsprogramme (DMPs) für den Typ-2-Diabetes sollen bewirken, dass Versicherte nach anerkannten Leitlinien nur mit denjenigen Therapiemethoden behandelt werden, deren Wirksamkeit wissenschaftlich überprüft und nachgewiesen worden ist. Zu einer umfassenden Behandlung des Typ-2-Diabetes innerhalb eines DMP gehört auch die Therapie erhöhter Blutdruck- und Blutfettwerte. Gleichzeitig ist aber auch der langjährige Erfahrungsschatz Ihres Arztes gefragt. Beides zusammen – die Behandlung nach modernen Leitlinien und die Erfahrung Ihres Arztes – sollen eine Behandlung mit dem Ziel sicherstellen, Ihre Lebensqualität zu erhalten, gute Stoffwechselwerte zu erzielen und das Risiko von Folgeerkrankungen so gering wie möglich zu halten.

Therapie und Betreuung nach Maß

Wenn Sie an einem DMP für Typ-2-Diabetes teilnehmen, bleibt der Arzt Ihr Ansprechpartner für die Behandlung Ihrer Erkrankung. Sie bewerten gemeinsam mit ihm den Behandlungsverlauf und legen Therapieziele fest, die auf Ihren Alltag abgestimmt sind. Er informiert Sie genau über Diagnosen und therapeutische Schritte und bezieht Sie von Anfang an in die Behandlungsentscheidungen mit ein. Und

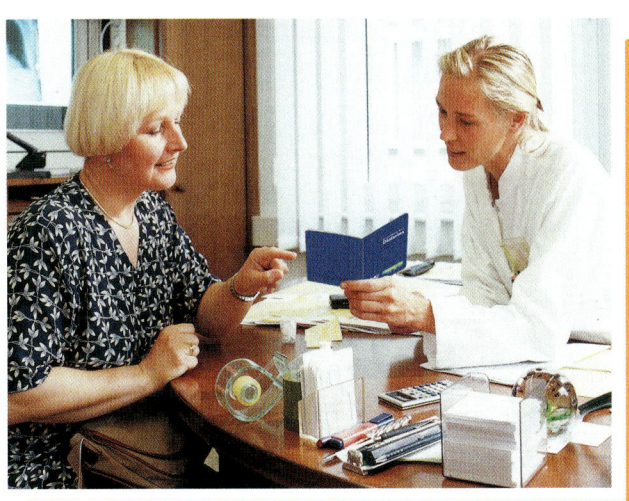

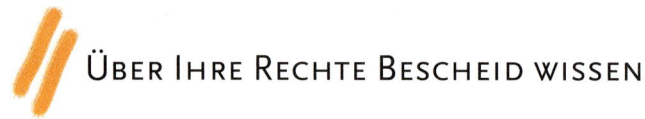

er erinnert Sie an regelmäßige Vorsorge- und Kontrolluntersuchungen (z.B. beim Augenarzt). Kontrolluntersuchungen gehören zum festen Bestandteil der Behandlung.

Weiterhin übernimmt der Arzt die Rolle des Koordinators. Er stimmt alle Abläufe mit weiteren Fachärzten und Einrichtungen ab, die auf die Behandlung des Typ-2-Diabetes spezialisiert sind. Er bekommt von diesen wiederum alle Befunde und ist somit immer auf dem Laufenden. Damit soll sichergestellt werden, dass alle notwendigen Therapiemaßnahmen fachgerecht und ohne Zeitverlust umgesetzt werden. Unnötige Doppeluntersuchungen oder Mehrfachbehandlungen können so vermieden werden.

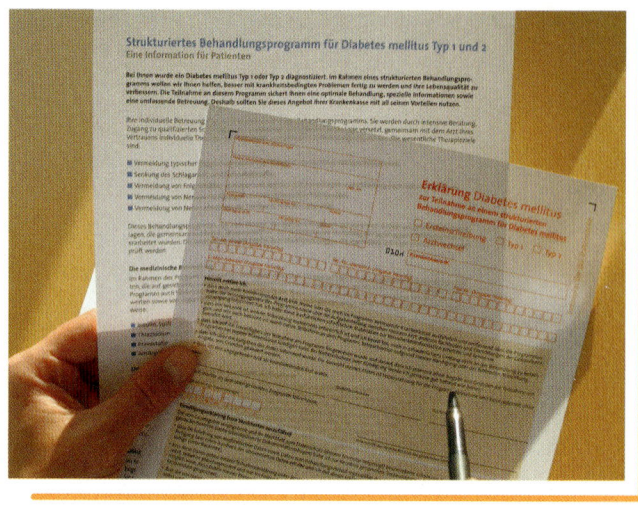

Recht auf Teilnahme an einem Schulungskurs

Mit der Teilnahme an einem DMP haben Sie einen verbrieften Anspruch, an einem strukturierten Schulungskurs teilnehmen zu können. Die Schulungskurse werden von Schulungskräften (z.B. Diabetesberaterinnen DDG) geleitet, die sich eigens für diese Aufgabe qualifiziert haben. In einem Schulungskurs erfahren Sie eine Menge Tipps und Tricks, wie Sie in Ihrem Alltag den Typ-2-Diabetes angemessen behandeln können. Die Inhalte und die Gestaltung der Schulungskurse unterliegen ebenfalls Qualitätsmaßstäben, die im DMP verbindlich festgelegt sind. Wenn Ihr Arzt keine Schulungskurse anbieten kann, so verweist er sie an eine Praxis, welche laufend Kurse mit erfahrenen Schulungskräften durchführt. Übrigens: auch Angehörige sind eingeladen, an Schulungskursen teilzunehmen.

Verständliche Informationen

Als Teilnehmer eines Schulungskurses DMP erhalten Sie auch schriftliche, leicht verständliche Informationen zur Behandlung des Typ-2-Diabetes im Alltag. Diese helfen Ihnen und Ihren Angehörigen, die Inhalte des Kurses zu vertiefen und praktisches Wissen auch nach dem Kurs in Erinnerung zu behalten. Das vorliegende Buch „Typ-2-Diabetes selbst behandeln" ist das Arbeitsbuch für den Schulungskurs „Mehr Diabetes Selbstmanagement für Typ-2 (MEDIAS 2 BASIS). Dieser Kurs umfasst je nach Möglichkeit 12 oder 8 Kurseinheiten und findet in der Regel im wöchentlichen Abstand statt.

Freiwillig und kostenlos

Die Teilnahme an einem DMP ist freiwillig und kostenlos. Bitten Sie Ihren Arzt, Sie genauer über die Rechte und Vorteile des DMP Ihrer Krankenkasse zu informieren und Sie in das DMP aufzunehmen! Dazu müssen Sie eine Teilnahmeerklärung unterschreiben. Auf der anderen Seite muss auch Ihr Arzt selbst am DMP teilnehmen. Das heißt, dass er alle notwendigen Qualifikationen nachgewiesen hat und regelmäßig an Fortbildungsveranstaltungen teilnimmt.

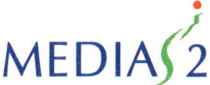

Am Ball bleiben

Diabetes ist eine **chronische Erkrankung**, sie bleibt lebenslang. Dies bedeutet, dass Sie sich täglich um Ihren Diabetes kümmern müssen. Klar, dass das nicht jeden Tag gleich gut gelingt. Der Alltag bringt es zuweilen mit sich, dass es manchmal gar nicht so einfach ist, die „guten Vorsätze" in der Routine des Alltagslebens umzusetzen. Alte Gewohnheiten schleichen sich oft nach einer gewissen Zeit fast unmerklich wieder ein.

Ohne Frage geht alles viel einfacher, wenn Sie Erfolg haben. So lange beispielsweise der Zeiger der Waage nach unten zeigt, sind Sie wahrscheinlich viel motivierter, sich um Ihr Gewicht zu bemühen. Stagniert dagegen das Gewicht trotz großer Anstrengungen oder schnellt der Zeiger der Waage plötzlich wieder nach oben, so ist es menschlich, dass die **Motivation** wieder nachlässt. Nichts motiviert mehr als Erfolg – nichts ist allerdings

frustrierender als **Misserfolg**. Wenn Sie langfristig gut mit Ihrem Diabetes zurechtkommen möchten, sollten Sie sich auch auf solche „Durststrecken" einstellen. Manchmal ist es eben nicht so einfach, sich im Alltag konsequent um den Diabetes zu bemühen. Überlegen Sie sich deshalb bereits vorab einen Plan, wie Sie Ihr persönliches Risiko von Misserfolgen und **Rückschlägen** in Sachen Diabetes merklich reduzieren können!

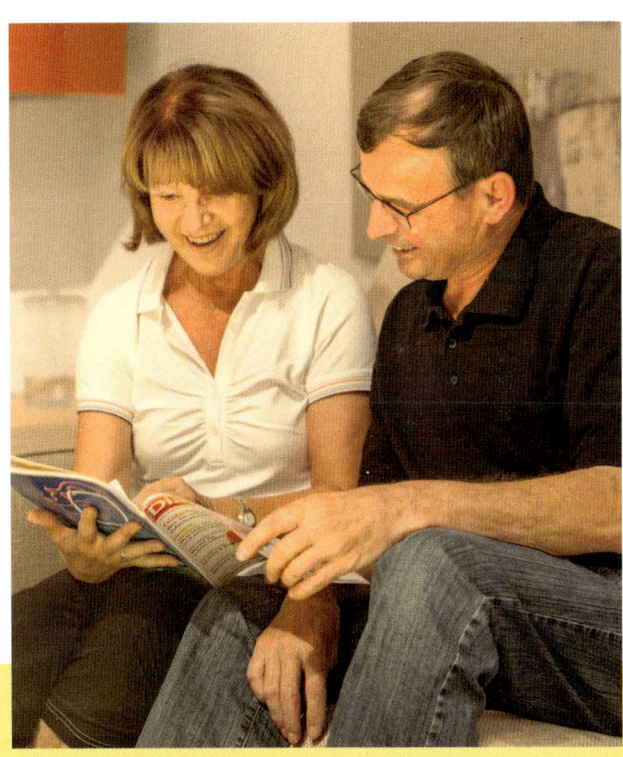

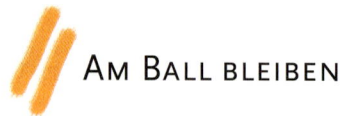

Schwierigkeiten ins Auge sehen

Machen wir uns nichts vor! Es ist gar nicht einfach, Lebensgewohnheiten zu verändern und diese dann auch konsequent beizubehalten. „Der Mensch ist ein Gewohnheitstier", sagt eine geflügelte Redewendung. Dies betrifft besonders das Essen und Trinken.

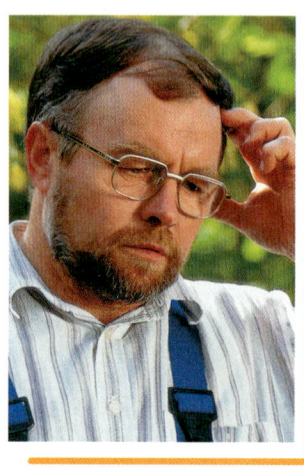

Der Wille ist schon da, aber in meinem Alltag ist es recht schwer, dies alles umzusetzen.

Was Sie bevorzugt einkaufen oder was Ihnen schmeckt, hat sich in langen Jahren zur Gewohnheit entwickelt. Und trotz guter Vorsätze kann es vorkommen, dass diese sich fast unmerklich wieder einschleichen. Vor allem, wenn es Ihre **Lebensumstände** erschweren, sich bewusst um die eigene Gesundheit zu bemühen. Dies ist im Berufs- oder Familienleben oft gar nicht so einfach. Oder Sie stehen sich selbst „im Wege". Aus eigener Erfahrung wissen Sie sicherlich auch, dass gerade in Zeiten, in denen Sie sich „gestresst" oder belastet fühlen, „Ausrutscher" leichter vorkommen. Schnell findet sich eine Entschuldigung: „Ich konnte heute nicht anders ..." oder „Heute ist sowieso nicht mein Tag ...". Kleine „Ausrutscher" drohen aber schnell zur Regel zu werden.

Wenn der Erfolg ausbleibt

Vielleicht kennen Sie das: Solange Ihre Bemühungen um gute Blutzuckerwerte von Erfolg gekrönt sind, ist es viel einfacher, den Blutzucker zu testen, regelmäßig zum Arzt zu gehen oder sich bewusst richtig zu ernähren, als wenn die Ergebnisse der Blutzuckertestung schlecht ausfallen. Dabei muss dies gar nicht an Ihnen liegen. Es kann gut möglich sein, dass andere körperliche oder krankheitsbedingte Einflüsse das Erreichen einer guten Blutzuckereinstellung erschweren. So wirken sich beispielsweise andere Krankheiten (z.B. **Grippe**) oder die Einnahme von bestimmten Medikamenten (z.B. **Cortison**) auf Ihre Stoffwechseleinstellung aus. Aber auch beim Diabetes selbst gibt es im Laufe der Jahre krankheitsbedingte Veränderungen: So nimmt die Fähigkeit der Bauchspeicheldrüse ab, eigenes Insulin zu produzieren.

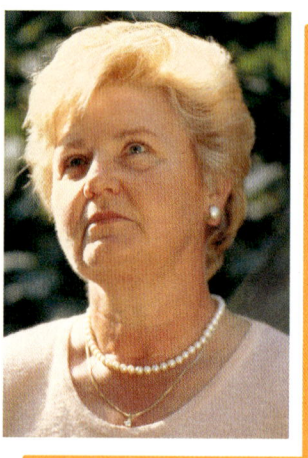

Trotz all meiner Bemühungen sind meine Blutzuckerwerte noch immer nicht gut. Sind meine Bemühungen umsonst gewesen?

Beim Abnehmen kann es ebenfalls ähnliche Erschwernisse geben. So neigen viele Menschen mit zunehmenden Alter dazu, an Pfunden zuzulegen – vielleicht hat sich das auch in Ihrer **Lebensgewichtskurve** gezeigt. Gegen diesen ansteigenden Trend anzuarbeiten, ist nicht einfach – und dennoch lohnt sich jede Mühe.

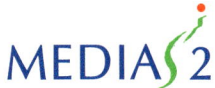

Mit Misserfolgen und Rückschlägen richtig umgehen

Nicht gleich die Flinte ins Korn werfen

Wenn trotz Ihrer Anstrengungen erste spürbare Erfolge ausbleiben oder diese unter Ihren Erwartungen liegen, sollten Sie trotzdem einen langen Atem bewahren. Für eine gute Diabetes-einstellung ist es wichtig, langfristig zu denken. **Folgeerkrankungen** des Diabetes entstehen nicht aufgrund einzelner **Ausrutscher**, sondern aufgrund einer längeren Zeit mit einer schlechten Stoffwech-seleinstellung. Die Richtung muss stimmen.

Vermehrte Selbstbeobachtung

Wenn sich bei Ihren Blutzuckerwerten oder beim Gewicht „nichts tut", lohnt es sich oft, Ihr Ess- oder Bewegungsverhalten im Alltag nochmals unter die Lupe zu nehmen und Ihre Werte regel-mäßig zu kontrollieren. So verschaffen Sie sich über einen längeren Zeitraum einen Überblick. Viele Menschen haben die Beobachtung gemacht, dass bereits das Protokollieren selbst die Wahr-nehmung schärft, so dass sie recht schnell die Ursachen erkennen, die ihnen das Erreichen Ihrer Ziele erschweren.

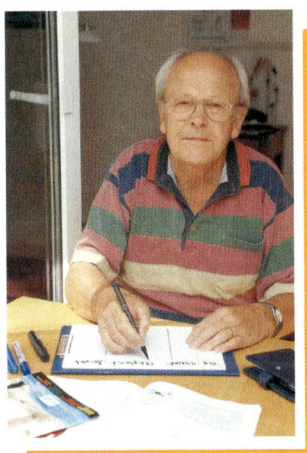

Nach Ursachen suchen

Versuchen Sie, typische Zusammenhänge heraus-zufinden, warum es nicht recht klappen will! Wenn Sie sich allein damit schwer tun, kann Ihnen vielleicht ein Gespräch mit einer Vertrauensperson oder Ihrem Arzt helfen.

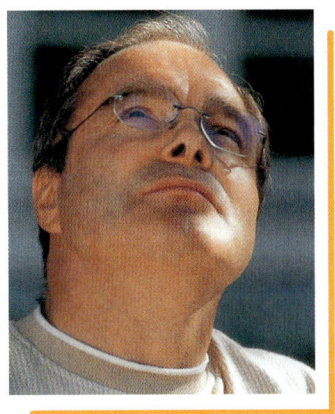

Kleine Etappen – mehr Ausdauer

Haben Sie sich vielleicht zu viel vorgenommen? Streben Sie stattdessen lieber wenige und kleinere Ziele an, die Sie dann in kleineren Schritten und einer überschaubaren Zeit tatsächlich auch errei-chen können! Wenn Sie es dann geschafft haben, stärkt das Ihr Selbstbewusstsein. Vom Erfolg beflügelt planen Sie dann die nächste Etappe. Sie können sich zusätzlich motivieren, indem Sie sich beim Erreichen eines Ziels eine kleine Annehmlich-keit gönnen, sich selbst belohnen.

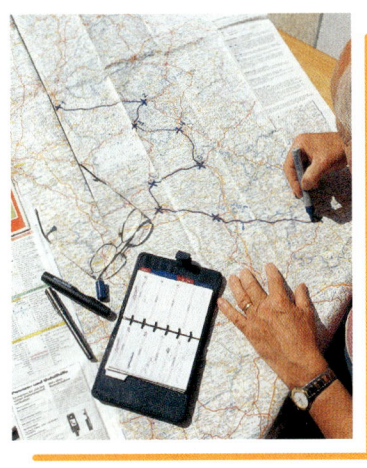

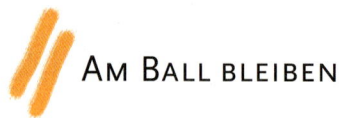

Sich für den Fall der Fälle wappnen

Es macht Sinn, sich bereits vorab zu überlegen, welche möglichen **„Stolpersteine"** und Hindernisse Sie in Zukunft daran hindern könnten, gut mit Ihrem Diabetes zurechtzukommen. Denn wann immer Sie einen realistischen Plan aufstellen, ist es empfehlenswert, sich schon im Vorfeld zu überlegen:

▶ Was könnte Sie daran hindern, sich langfristig gut um Ihren Diabetes zu kümmern?

▶ Was könnten Sie tun, damit Sie nicht in alte Gewohnheiten zurückfallen?

▶ Was könnten Sie sich jetzt bereits überlegen was Sie dagegen unternehmen könnte?

▶ Wer könnte Sie dabei unterstützen?

Gute Zeiten, schlechte Zeiten

Inmitten von Schwierigkeiten kann es schwer fallen, schnell einen „Ausweg" zu finden und sich wieder zu motivieren, gut mit dem Diabetes zurechtzukommen. Daher ist es sinnvoll, sich in „guten Zeiten" auf mögliche Schwierigkeiten vorzubereiten. Ähnlich wie die Besatzung eines Flugzeuges, die bereits einen fertigen Plan für den Fall „X" besitzt und diesen schon oft geprobt hat. Denn so wissen Sie schnell, was Sie tun können, damit sich Ihr Umgang mit dem Diabetes rasch wieder verbessert.

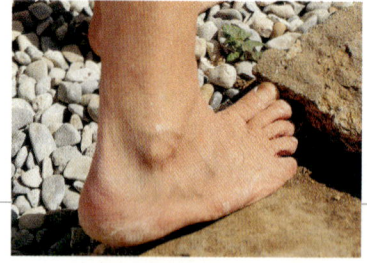

▶ Welche Hindernisse und Stolpersteine könnten Sie in der Zukunft daran hindern, gut mit dem Diabetes zurechtzukommen?

▶ Was tun Sie, wenn Sie in „alte Gleise" zurückfallen?

▶ Was könnte Ihnen helfen, den Faden wieder aufzunehmen?

▶ Wer könnte Sie dabei unterstützen?

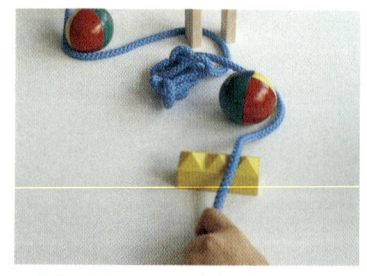

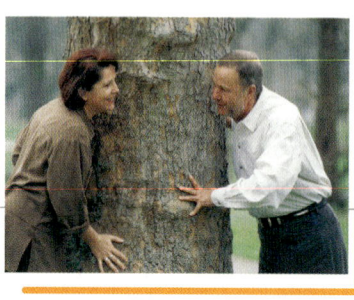

So könnte ein Plan aussehen

Misserfolge erkennen

Überlegen Sie doch bereits vorab:
Was wäre für Sie ein **Misserfolg**? Wo liegt Ihre „kritische Schwelle", ab der Sie sich gezielt überlegen, etwas zu unternehmen? Füllen Sie doch einmal Arbeitsblatt 18 aus!

Hier einige Beispiele möglicher „kritischer Schwellen":

▶ **Blutzucker:** Sie haben schon zwei Wochen lang überhaupt nicht mehr Ihren Blutzucker gemessen.

▶ **Blutdruck:** Sie haben mehrfach vergessen, Ihre Blutdruckmedikamente zu nehmen.

▶ **Gewicht:** Ihre Gewichtskurve steigt wieder um mehr als drei Kilogramm an.

▶ **Ernährung:** Sie registrieren, dass Sie in der letzten Woche selten geregelte Mahlzeiten zu sich genommen haben.

▶ **Bewegung:** In den letzten beiden Wochen waren Sie nicht ein einziges Mal ausgiebig körperlich aktiv.

Sich jetzt schon Gedanken machen

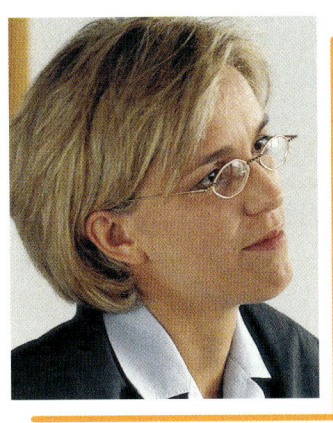 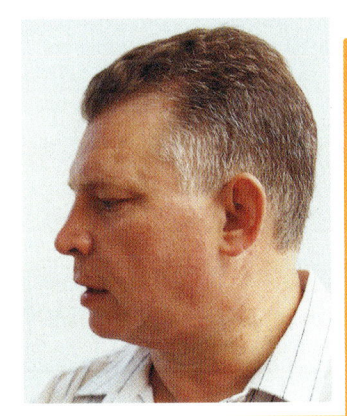

Misserfolge erkennen

Ab wie viel Kilogramm Gewichtszunahme wären Sie unzufrieden?

... wenn ich mehr als drei Kilo zunähme, wäre das für mich ein Misserfolg.

Handeln

Was könnten Sie tun?

... vielleicht sollte ich wieder regelmäßig aufschreiben, was ich abends esse und trinke. Da habe ich mein Hauptproblem.

Stärken nutzen

Was hat Ihnen bisher geholfen?

... das Abnehmen hat bei mir bisher am besten geklappt, wenn ich mich regelmäßig körperlich bewegt habe.

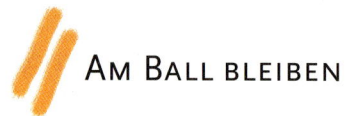

Was könnte ich tun?

Überlegen Sie ebenfalls, was Sie in diesem Fall tun könnten! Je konkreter Sie sich hierzu Gedanken machen, desto eher besteht die Chance, dass Sie dies dann auch tatsächlich umsetzen. Ein Beispiel: Überlegen Sie doch konkret, was Sie tun könnten, wenn Ihr **Gewicht** wieder um drei Kilogramm ansteigt! Es gibt viele Möglichkeiten, darauf zu reagieren. Hierzu gehören beispielsweise eine vermehrte **Selbstbeobachtung**, ein Gespräch mit Ihrem Partner, einen Termin bei Ihrem Arzt ausmachen oder in nächster Zeit gezielt auf die Auswahl bestimmter Nahrungsmittel achten. Manchmal ist auch eine gezielte **psychologische Beratung** notwendig, um die Situation klarer erkennen, seine Gedanken und Gefühle ordnen, neue Strategien oder neue Motivation finden zu können.

Stärken nutzen

Sie haben sicherlich **„persönliche Erfolgsrezepte"**, wie Sie sich bei anderweitigen Schwierigkeiten im Leben – sei es im Privat- oder Berufsleben – geholfen haben. Es liegt nahe, dass Sie Ihre Stärken nutzen, um auch mögliche Probleme im Umgang mit dem Diabetes zu meistern. Erinnern Sie sich an Zeiten oder Situationen, in denen Sie es geschafft haben, Ihre Vorsätze besser in die Tat umzusetzen? Dann überlegen Sie doch einmal, wie Sie es damals angestellt haben und wer Sie dabei unterstützt hat!

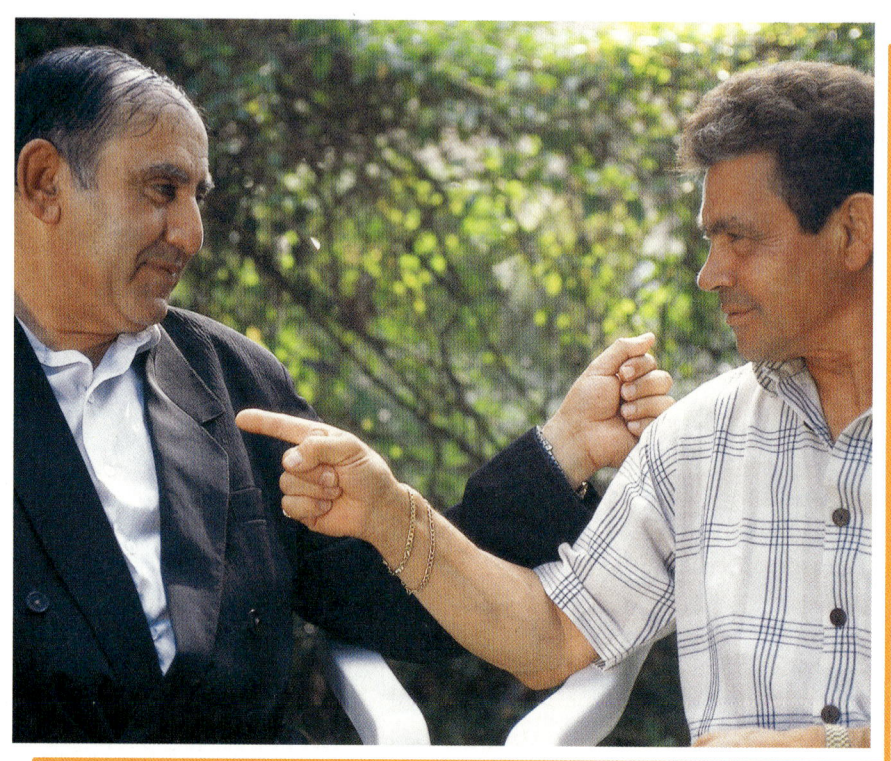

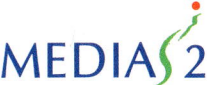

Meine Ziele

Niemand anderes als Sie selbst kann die Verant-
wortung für die Behandlung Ihres Diabetes übernehmen. Setzen Sie sich daher eigene Ziele, wie
Sie zukünftig Ihre Diabetesbehandlung erfolgreich
gestalten wollen! Legen Sie am besten gemeinsam
mit Ihrem Arzt und dem Diabetesteam fest,
was Sie erreichen wollen! Der **Gesundheits-Pass
Diabetes** bietet Ihnen hierfür eine sinnvolle Unterstützung. Er erleichtert es Ihnen, an die verschiedenen **Kontrolluntersuchungen** zu denken, und
macht es für andere Ärzte einfacher, sich rasch ein
Bild über Ihren Diabetes zu verschaffen.

Heute gibt es eine ganze Reihe vom Möglichkeiten, sich über die Behandlung des Diabetes zu
informieren und hierbei auf dem neuesten Stand
zu bleiben. Das Angebot reicht von **Selbsthilfegruppen** über **Bücher, Zeitschriften** bis hin zu
Neuigkeiten aus dem **Internet**.

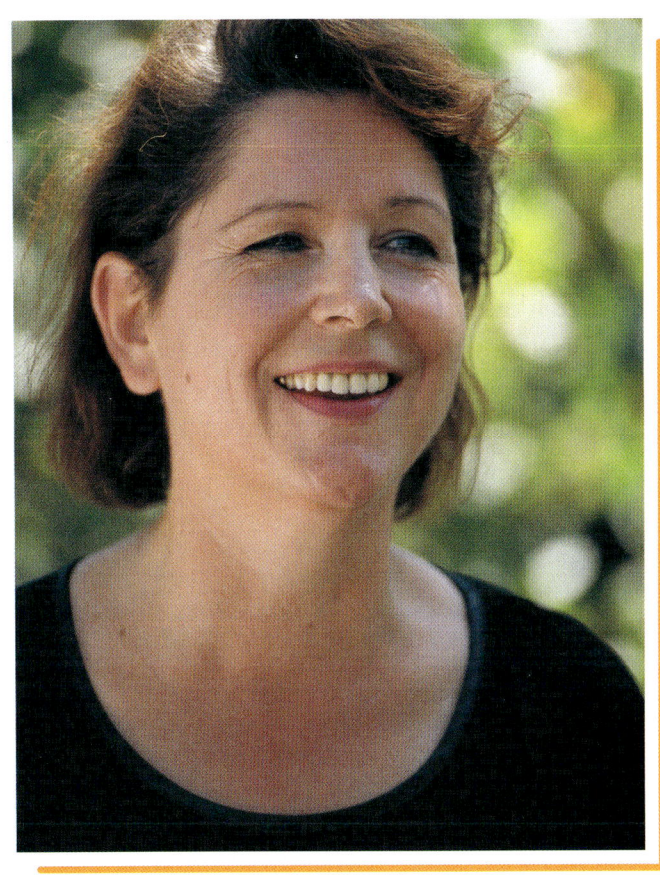

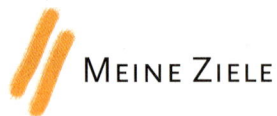
Bilanz ziehen

Am Ende des Buches, am Ende eines Schulungskurses oder auch immer wieder zwischendurch gilt es, Bilanz zu ziehen.

▶ Haben Sie das notwendige Rüstzeug, um im Alltag gut mit dem Diabetes zurechtzukommen?

▶ Haben Sie eine andere – hoffentlich positive – Einstellung zum Diabetes gewonnen?

▶ Glauben Sie, dass Sie den Diabetes gut in Ihr Leben integrieren können, so dass Sie mit und trotz Diabetes all Ihre Lebensziele erreichen können?

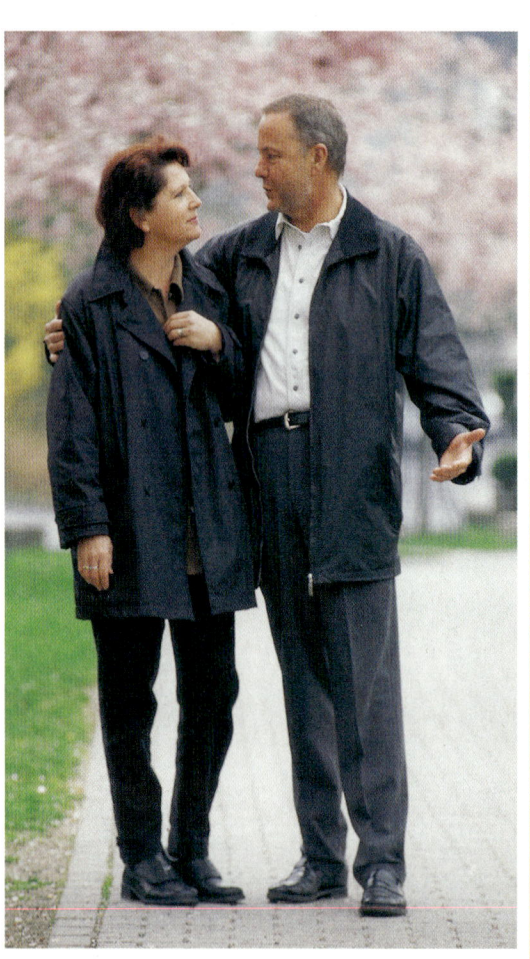

Sich Ziele setzen

Was haben Sie sich vorgenommen? Fassen Sie doch einmal zusammen, was in der nächsten Zeit (3 Monate) Ihre persönlichen Ziele für den Umgang mit Ihrem Diabetes sind! Hierzu ist das Arbeitsblatt 19 vorgesehen:

▶ Welche Blutzuckerwerte streben Sie an?

▶ Mit welchem Gewicht wären Sie zufrieden?

▶ Mit welchen Blutdruckwerten wären Sie zufrieden?

▶ Welche Form der Selbstkontrolle möchten Sie wie häufig durchführen?

▶ Was sind Ihre wichtigsten Vorsätze in puncto Essen und Trinken?

▶ Möchten Sie sich anders oder häufiger bewegen?

▶ Was möchten Sie Ihren Füßen Gutes tun?

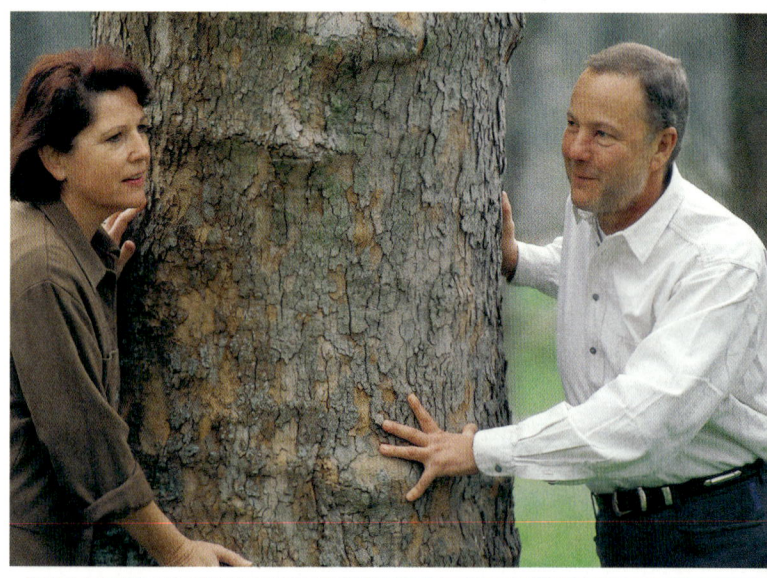

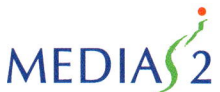

Sich Ziele setzen: Ein Beispiel

Mit diesen Ergebnissen in drei Monaten wäre ich zufrieden:

mein HbA1c: ___7,5___ % _____ mmol/mol

mein Gewicht: ___87___ kg

mein Blutdruck: ___140/80___ mm

Selbstkontrolle	1x pro Woche Gewicht messen
	2x pro Woche Blutdruck messen
	mindestens 3x pro Woche Blutzucker messen
Mein Essverhalten	Ich gehe immer noch nur mit vorherigem Frühstück morgens aus dem Haus. Für den kleinen Hunger zwischendurch nehme ich etwas mit. Abends ess' ich nur wenig und vermeide Erdnüsse beim Fernsehen.
Körperliche Bewegung	Ich wäre zufrieden, wenn ich es schaffen würde, drei Monate bei gutem Wetter mit dem Fahrrad zur Arbeit zu fahren und einmal pro Woche schwimmen zu gehen.
Fußpflege und -kontrolle	Ich möchte, auch wenn meine Füße in Ordnung sind, wenigstens einmal pro Woche meine Füße mit dem Spiegel genau anschauen. Zur Fußpflege benutze ich zukünftig einen natürlichen Bimsstein und eine Sandpapierfeile.

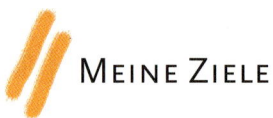

Gesundheits-Pass Diabetes

Legen Sie Ihre Ziele gemeinsam mit Ihrem Arzt und dem **Diabetesteam** fest! Hierzu bietet sich der **Gesundheits-Pass Diabetes** an. In diesem persönlichen Ausweis sind alle für Ihre Behandlung notwendigen Informationen übersichtlich zusammengefasst. In den Spalten der Quartale 1 bis 4 (jeweils 3 Monate) werden die Ergebnisse der durchgeführten Untersuchungen eingetragen. Weiterhin haben Sie die Möglichkeit, Ihre Blutdruck- und Diabetesmedikamente einzutragen. Für die jeweils nächsten drei Monate formulieren Sie und Ihr Arzt ein Behandlungsziel, das Sie ebenfalls im Gesundheits-Pass Diabetes eintragen.

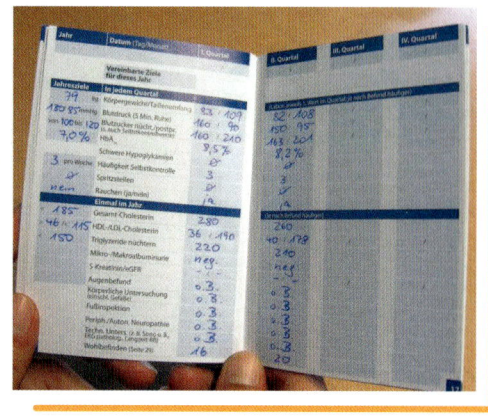

Folgeerkrankungen vermeiden: regelmäßige Kontrolle beim Arzt

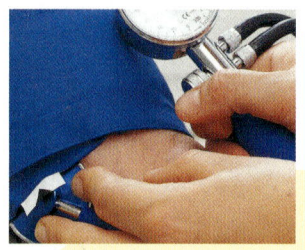

Blutdruck

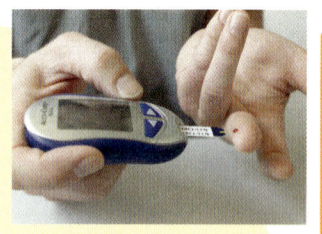

Blutzucker nüchtern/ nach einer Mahlzeit

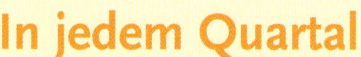

In jedem Quartal

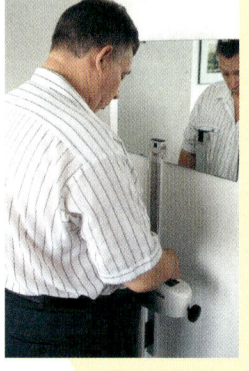

Gewicht/Taillenumfang

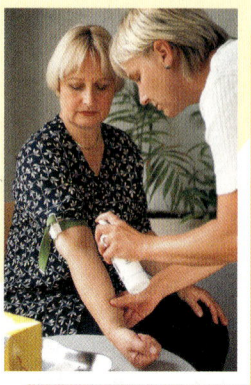

Langzeitzuckerwert HbA1c

DMP-Anforderungsrichtlinie/ DMP-A-RL (05/2018)

In dem Pass ist auch aufgeführt, wann welche Vorsorgeuntersuchungen anstehen.

Bei jedem Arztbesuch

▶ Bei jedem Arzttermin sollten der Blutdruck gemessen und die Ergebnisse der Blutzuckerselbstkontrolle besprochen werden.

Und in jedem Quartal

Alle drei Monate sollten Sie bei Ihrem Arzt folgende Untersuchungen durchführen lassen:
– Messung von Gewicht und Taillenumfang
– Blutdruckmessung
– Blutzucker nüchtern/ nach einer Mahlzeit
– Langzeitzuckerwert (HbA1c)

Wenn Sie an einem **Disease Management Programm (DMP)** teilnehmen, können weitere Untersuchungen erfolgen, die Sie mit Ihrem Arzt in diesem Rahmen vereinbart haben.

Folgeerkrankungen vermeiden: regelmäßige Kontrolle beim Arzt

Körperliche Untersuchung (einschließlich Gefäße)

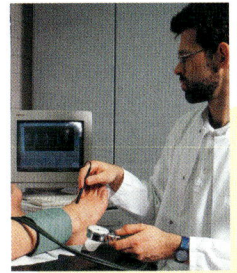

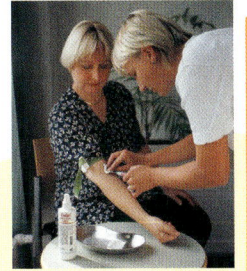

Blutfettwerte, Kreatinin im Blut, Leberwerte

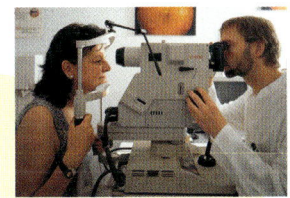

Augenarzt: Augenhintergrund (risiko-abhängig ein- bis zweijährlich)

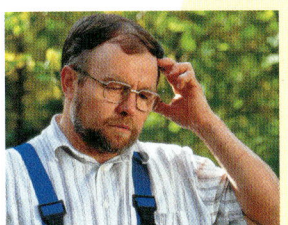

Wohlbefinden einschätzen

Einmal im Jahr

Eiweiß (Albumin) im Urin, Nieren-funktion (mittels eGFR)

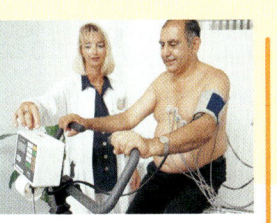

Herz überprüfen
(z.B. Belastungs-EKG)

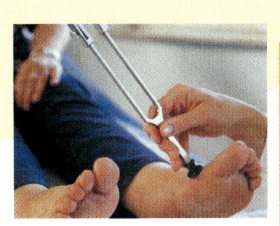

Überprüfung der Nerven
(je nach Befund auch häufiger)

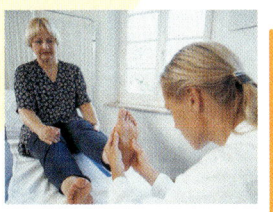

Füße untersuchen (inkl. Schuhwerk)
(je nach Befund auch häufiger)

DMP-Anforderungsrichtlinie/DMP-A-RL (05/2018)

Einmal im Jahr

▶ Einmal im Jahr sollten Sie zusätzlich folgende Untersuchungen bei sich durchführen lassen:
- Untersuchung Ihrer Blutfettwerte: Gesamt-Cholesterin, HDL-/LDL-Cholesterin, Triglyzeride
- Untersuchung, ob sich im Urin Eiweißstoffe befinden (Albumin)
- Überprüfung der Nierenfunktion (mittels eGFR)
- Überprüfung des Kreatininwertes
- Untersuchung Ihrer Augen beim Augenarzt
- Körperliche Untersuchung (einschließlich Ihrer Gefäße)
- genaue Untersuchung der Füße (einschließlich des Schuhwerks)
- Überprüfung der Nerven
- Überprüfung Ihres Herzens
- Einschätzung Ihres Wohlbefindens (5 Fragen, die Sie im Gesundheits-Pass Diabetes finden)

Den Gesundheits-Pass Diabetes sollten Sie vor allem auch mitnehmen, wenn Sie andere Ärzte aufsuchen oder ins Krankenhaus müssen, damit sich die behandelnden Ärzte rasch und umfangreich über Ihre Diabetesbehandlung informieren können.

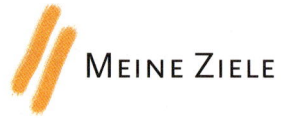

Sich weiter informieren

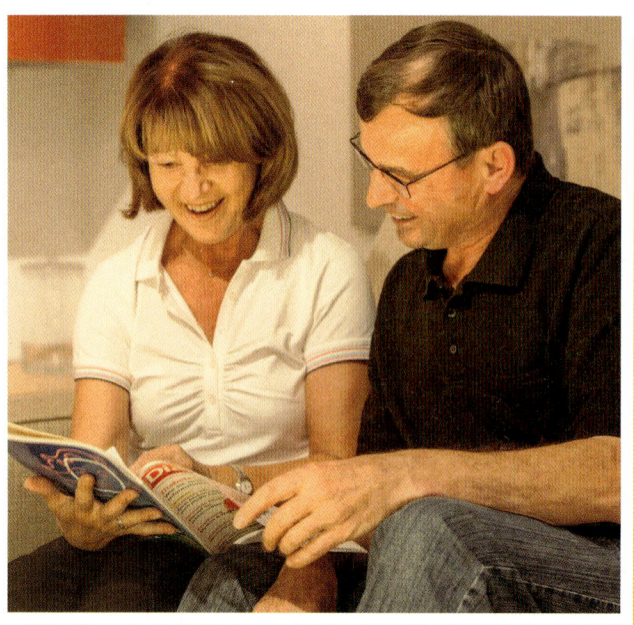

Es gibt heute eine breite Palette von Möglichkeiten, wie Sie sich auch weiterhin über den Diabetes und dessen Behandlung „auf dem Laufenden" halten können.

Zeitschriften wie das „Diabetes Journal" informieren Sie über neueste Trends der Diabetestherapie und geben Ihnen aktuelle Tipps und Tricks zum Umgang mit dem Diabetes. So frischen Sie ganz nebenbei Ihr Wissen auf und erhalten neue Anregungen. Auch eine ganze Reihe von Büchern zu fast allen Themenbereichen des Diabetes ist verfügbar. Daneben bietet Ihnen auch das **Internet** eine Fülle von Informationsmöglichkeiten. Klicken Sie einfach mal rein! Auf den letzten Seiten dieses Buches haben wir einige nützliche Tipps und Adressen für Sie zusammengefasst.

An einer Selbsthilfegruppe teilnehmen

Eine hervorragende Möglichkeit, in Sachen Diabetes am Ball zu bleiben, bietet Ihnen **diabetesDE**, eine Vereinigung von Betroffenen, engagierten Ärzten, Diabetesberatern und Forschern. diabetesDE vermittelt Ihnen den Kontakt zu Selbsthilfegruppen, die es sicherlich auch in Ihrer Region gibt.

In einer **Selbsthilfegruppe** lassen sich Fragen zu Ihrem Diabetes sehr gut klären, denn hier können Betroffene mit viel Erfahrung ihre „Tipps und Tricks" im Umgang mit dem Diabetes austauschen. Vielerorts organisieren engagierte Gruppenleiter ein beachtliches Programm mit interessanten Vorträgen namhafter Fachleute und Diskussionsrunden. Bei detaillierten Fragen kann Ihnen eine Selbsthilfegruppe meist schnell und unkompliziert weiterhelfen. Genauso wichtig ist jedoch auch die Geselligkeit – viele Gruppen treffen sich regelmäßig zu gemeinsamen Unternehmungen. Und wenn Sie in einem „Motivationstief" stecken, kann der Besuch in einer Selbsthilfegruppe eine große Hilfe sein.

Wir wünschen Ihnen viel Erfolg und alles Gute!

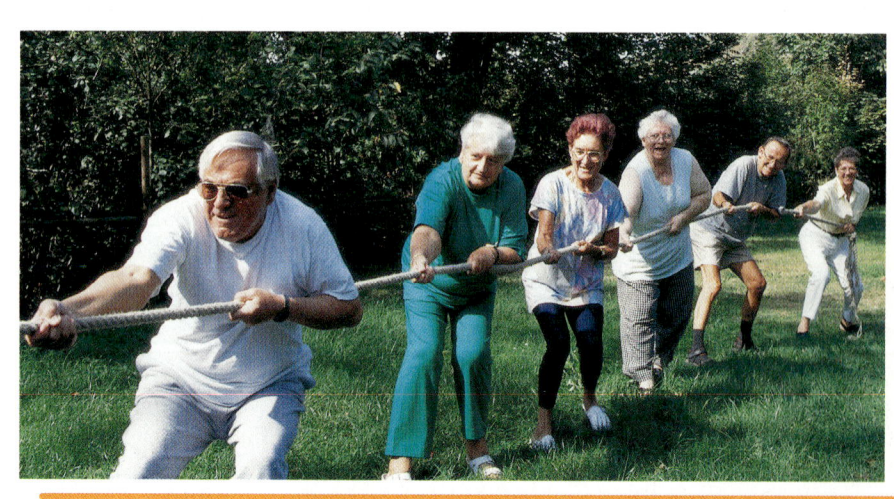

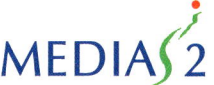

Fachbegriffe –
leicht erklärt von A bis Z

Eigentlich ist die Behandlung des Diabetes gar nicht so kompliziert und soll auch hauptsächlich von Ihnen selbst in Ihrem Alltag durchgeführt werden. Um Ihnen das Nachlesen des ein oder anderen Begriffes zu erleichtern, haben wir die wichtigsten Begriffe zum Diabetes hier kurz und bündig zusammengefasst.

Acarbose Blutzuckersenkendes Medikament für Menschen mit Typ-2-Diabetes. Verlangsamt die Aufnahme der Zuckerbausteine aus dem Darm ins Blut, so dass der Blutzucker nicht so schnell ansteigt.

Adipositas Anderes Wort für massives Übergewicht *(siehe Übergewicht)*.

Albuminurie Es liegt zu viel des Eiweißbestandteils Albumin (über 20 mg/l) im Urin vor, ein Anzeichen einer beginnenden Nierenschädigung (Nephropathie).

Angiographie Untersuchung zur Darstellung von Blutgefäßen (z.B. an den Beinen oder am Augenhintergrund).

Arteriosklerose Schädigung der Blutgefäße. Erhöhte Blutzucker-, -fett- und Blutdruckwerte tragen dazu bei, dass die Wände der Blutgefäße dicker werden, sich verhärten und an Elastizität verlieren. Die Blutbahnen werden immer enger und es kommt zu Durchblutungsstörungen.

Arterielle Verschlusserkrankung Durchblutungsstörung an den Beinen, Wadenkrämpfe und Schmerzen, die bereits nach einer kurzen Gehstrecke auftreten und zum Stehenbleiben zwingen, sind typische Anzeichen. Sie wird im Volksmund auch „Schaufenstererkrankung" genannt.

Augenhintergrund Eine Schädigung der Netzhaut (Retinopathie) als Folge eines Diabetes ist nur durch Betrachtung des Augenhintergrundes durch den Augenarzt festzustellen. Diese Untersuchung sollte mindestens alle zwei Jahre durchgeführt werden, um rechtzeitig mögliche Veränderungen am Auge zu sehen.

Autonome Neuropathie Nervenschädigungen an inneren Organen wie dem Herzen, Magen-Darm-Trakt, der Blase oder auch dem männlichen Geschlechtsorgan. Diese führen zu Funktionsstörungen der Organe.

Bauchspeicheldrüse (Pankreas) Organ im Körper, in dem Verdauungsstoffe und Hormone – unter anderem das Insulin – hergestellt werden. Das Insulin wird von der Bauchspeicheldrüse ins Blut abgegeben.

Ballaststoffe Bestandteile der Nahrung, die der Körper nicht oder nur teilweise verwerten kann. Ballaststoffe aus Vollkornprodukten, Obst und Gemüse bewirken eine langsame Verdauung und einen verzögerten Blutzuckeranstieg.

BE Maßeinheit für die Berechnung des Kohlenhydratanteils von Nahrungsmitteln. Abkürzung für Broteinheit oder Berechnungseinheit. Eine BE enthält 10–12 g Kohlenhydrate *(siehe auch KE)*.

Biguanide Bezeichnung für eine Gruppe blutzuckersenkender Medikamente (z.B. Metformin) für Menschen mit Typ-2-Diabetes, die in erster Linie die körpereigene Zuckerbildung hemmen und möglicherweise den Übertritt des Zuckers in die Zelle erleichtern.

Blutfettwerte (Lipide) Siehe Cholesterin.

Blutdruck Der Blutdruck entsteht durch die Pumpfunktion des Herzens, damit das Blut fließt. Der systolische Blutdruck (oberer Wert) entsteht, wenn das Herz das Blut in die Gefäße pumpt. Der diastolische Blutdruck ist der Druck während der darauffolgenden Entspannung des Herzens. Der Blutdruck sollte nicht über 140/90 mm Hg liegen. Neben erhöhten Blutzucker- und -fettwerten zählen erhöhte Blutdruckwerte zu den wichtigsten Risikofaktoren für Folgeerkrankungen.

Blutzucker Zuckergehalt des Blutes (angegeben in mg/dl oder mmol/l).

Blutzuckerselbstmessung Selbsttestung des Zuckergehaltes im Blut mit Hilfe eines Teststreifens.

BMI Der Body-Mass-Index (Körper-Masse-Index) ist ein Maß zur Beurteilung des Körpergewichts. Wird errechnet, indem das Körpergewicht in kg durch die Körperlänge in m^2 geteilt wird. Ab einem BMI von 26 spricht man von leichtem bis mäßigen Übergewicht, ab einem BMI von 30 von deutlichem und ab einem BMI von über 40 von sehr starkem Übergewicht – die letzten beiden Bereiche werden als Adipositas bezeichnet.

CGM ist die Kurzform von englisch „Continuous Glucose Monitoring", eine moderne Form der Glukosebestimmung.

Cholesterin Bezeichnet verschiedene Formen von Blutfettwerten, die entweder im Körper gebildet oder durch die Nahrung aufgenommen werden. Dazu gehören das Gesamtcholesterin, das LDL- und das gefäßschützende HDL-Cholesterin. Neben erhöhten Blutzucker- und -druckwerten zählen erhöhte Blutfettwerte zu den Risikofaktoren für Folgeerkrankungen.

DDB Der Deutsche Diabetiker Bund ist in Deutschland die größte Selbsthilfegruppenorganisation für Menschen mit Diabetes.

diabetesDE Vereinigung von Betroffenen, Ärzten, Diabetesberatern und Forschern. Sie setzt sich in Deutschland für bessere Prävention, Versorgung und Forschung im Kampf gegen Diabetes ein. Informative Plattform und weitreichendes Serviceangebot auf www.diabetesde.org.

Diabetes mellitus Diabetes ist eine Stoffwechselkrankheit, die zu akuten Problemen und Folgeerkrankungen führen kann. Die Erkrankung gibt es schon lange. Griechische Ärzte gaben ihr den Namen: „Diabetes" steht für den schnellen Durchfluss, starken Durst und vermehrten Harndrang bei hohen Blutzuckerwerten, „mellitus" für honigsüß, um den honigähnlichen Geschmack des Harns zu beschreiben. Diabetes ist heute eine Volkskrankheit immer mehr Neu-Erkrankten. Von einem Diabetes spricht man, wenn der Nüchtern-Blutzucker über 126 mg/dl (7,0 mmol/l) oder der 2-Stunden-Wert nach einem oralen Glukosebelastungstest über 200 mg/dl (11,1 mmol/l) ansteigt.

Diabetologie Lehre von der Zuckerkrankheit.

Diabetologe Arzt mit besonderen Kenntnissen auf dem Gebiet der Zuckerkrankheit.

Diabetischer Fuß Folgeerkrankung des Diabetes, durch welche die Füße und Beine betroffen sein können.

Diät Aus dem Alt-Griechischen übersetzt bedeutet „Diät" gesunde Lebensführung. Verstanden wird darunter allerdings meist eine kalorien-restriktive und eher einseitige Kostform, die ausschließlich bei speziellen Erkrankungen und Nahrungsmittelunverträglichkeiten erforderlich ist.

Disease Management Programm (DMP) Strukturiertes Behandlungsprogramm gesetzlicher Krankenkassen für Versicherte mit chronischen Erkrankungen (auch „Chronikerprogramm" genannt), mit vertraglich festgelegten Standards für die Behandlung und Schulung.

EKG Mit Hilfe eines Elektrokardiogramms (EKG) wird die Herztätigkeit untersucht. Bei einem Belastungs-EKG findet diese Messung unter Belastung (in der Regel auf einem Standfahrrad) statt.

Eiweiß (Protein) Bestandteil der Nahrung, welcher sich vor allem in Fleisch, Fisch, Eiern, Milch und Milchprodukten befindet.

Erektile Dysfunktion Fachausdruck für Impotenz, eine mögliche Folgeerkrankung des Diabetes bei Männern. Gemeint ist damit die Schwierigkeit, eine Erektion zu bekommen und sie so aufrecht zu erhalten, dass ein Geschlechtsverkehr möglich ist.

Fett Bestandteil der Nahrung, welcher am meisten Energie liefert. Überschüssige Energie speichert der Körper als Fett. Ein erhöhter Fettanteil der Nahrung ist somit eine Hauptursache für Übergewicht.

Flash Glukose Monitoring ist wie CGM eine moderne Form der Glukosebestimmung im Gewebe. Dabei misst und speichert ein kleiner Sensor die Glukose permanent und automatisch; über ein Lesegerät werden diese Werte dann schnell ("flash") abgerufen; außerdem stehen wichtige Zusatzinformationen zur Verfügung.

Fruktose Fruchtzucker, gehört zu der Gruppe der Zuckeraustauschstoffe.

Geschätzte glomeruläre Filtrationsrate (eGFR, wobei das „e" für estimated steht) gibt das Gesamtvolumen des Primärharns an, das von beiden Nieren zusammen pro Zeit gebildet wird. Dies sind bei einem Menschen mit normalen Blutdruckwerten zirka 120 Milliliter pro Minute oder zirka 170 Liter pro Tag. Dieses Maß ist wichtig zur Einschätzung der Nierenfunktion und sollte regelmäßig überprüft werden.

Gestationsdiabetes Schwangerschaftsdiabetes. Eine Form, welche während der Schwangerschaft zu erhöhten Blutzuckerwerten führt, die sich in der Regel danach wieder normalisieren. Bei nicht behandeltem Schwangerschaftsdiabetes besteht ein erhöhtes Risiko für Schwangerschaft und Geburt. Außerdem ist ein Schwangerschaftsdiabetes oft ein erstes Warnsignal für einen Typ-2-Diabetes im späteren Lebensalter.

Gestörte Glukosetoleranz Bezeichnung für eine Phase zwischen normalen und eindeutig diabetischen Blutzuckerwerten (Diabetes). Wird mit Hilfe eines so genannten „oralen Glukosetoleranztests" (oGTT) getestet, bei dem die Blutzuckerwerte nach einer besonderen Belastungssituation für die Bauchspeicheldrüse (Einnahme von 75 Gramm Traubenzucker) gemessen werden. Liegen die Blutzuckerwerte nach 2 Stunden zwischen 140 mg/dl (7,8 mmol/l) und 200 mg/dl (11,1 mmol/l), so spricht man von einer gestörten Glukosetoleranz, welche oft eine Vorstufe der Diabeteserkrankung ist.

Gesundheits-Pass Diabetes Gesundheitspass für Menschen mit Diabetes, in dem die wichtigsten Vorsorgeuntersuchungen aufgeführt sind und die Befunde dokumentiert werden. Dieser Pass stellt eine wichtige Hilfe dar, gemeinsam mit Ihrem Arzt oder anderen Ärzten die richtigen Therapieentscheidungen zu treffen und gemeinsame Behandlungsziele festzulegen.

Glinide Bezeichnung für eine Gruppe blutzuckersenkender Medikamente für Menschen mit Typ-2-Diabetes, die vor allem das Insulin gezielt zum Essen freisetzen.

Gliptine Medikamente, welche die Wirkung blutzuckersenkender Darmhormone (Inkretine) verstärken, indem sie deren Abbau hemmen.

GLP-1 steht für Glukagon-like (ähnliche) Peptide. Sie verstärken die Freisetzung von Insulin nach der Nahrungsaufnahme, wirken an vielen Stellen im Körper und senken dadurch den Blutzucker. Dieses Medikament muss gespritzt werden.

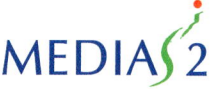

Glukose, Einfachzucker Anderes Wort für Traubenzucker, welcher bei der Blutzuckertestung gemessen wird.

Grad der Schädigungsfolgen (GdS) seit 2009 gilt die „Versorgungsmedizin-Verordnung mit den Versorgungs-medizinischen Grundsätzen". Darin werden Grad der Behinderung (GdB) und GdS erläutert: Der GdS hat dabei die frühere MdE, die Minderung der Erwerbsfähigkeit, abgelöst. GdS und GdB werden nach gleichen Grundsätzen bemessen, beide unterscheiden sich nur darin, dass der GdS nur auf Schädigungsfolgen (also kausal) und der GdB auf alle Gesundheitsstörungen unabhängig von ihrer Ursache (also final) bezogen ist. Beide Begriffe beinhalten Auswirkungen von Funktionsbeeinträchtigungen in allen Lebensbereichen und nicht nur im Erwerbsleben.

Harnzuckertest Test zur Bestimmung des Zuckergehaltes im Urin. Erhöhte Harnzuckerwerte deuten auf erhöhte Blutzuckerwerte hin.

HbA1c-Wert Der Hämoglobin-A1c-Wert gibt die durchschnittliche Blutzuckerkonzentration der letzten 8–12 Wochen an und ist damit eine Art Blutzuckerlangzeitgedächtnis des Körpers. Wichtiger Kontrollwert, der einmal im Vierteljahr bestimmt werden sollte.

Hormon Körpereigener Botenstoff – wie beispielsweise das Insulin –, welcher in Drüsen hergestellt wird und im Körper bestimmte Informationen weiterleitet.

Hypoglykämie Anderes Wort für Unterzucker. Bezeichnet einen erniedrigten Zuckergehalt im Blut. Von einem Unterzucker spricht man bei Blutzuckerwerten unter 70 mg/dl (3,9 mmol/l). Eine Unterzuckerung kündigt sich zumeist durch Anzeichen wie Schwitzen, Zittern oder Heißhunger an und muss sofort richtig behandelt werden – am besten mit schnell wirksamen Kohlenhydraten wie Traubenzucker, Fruchtsaft oder normales Cola.

Hyperglykämie Anderes Wort für Überzucker. Bezeichnet einen erhöhten Zuckergehalt bei gleichzeitigem Insulinmangel im Blut. Von einem erhöhten Blutzucker spricht man, wenn vor dem Essen Werte über 100 mg/dl (> 5,5 mmol/l) oder zwei Stunden nach dem Essen Werte über 140 mg/dl (> 7,8 mmol/l) erreicht werden. Ein sehr stark erhöhter Blutzucker (Ketoazidose) kann zu einem diabetischen Koma führen.

Inkretin-Mimetika Medikamente, die Darmhormone (Inkretine) aktivieren, die wiederum einen bedeutsamen Einfluss auf die Produktion und Wirkung von Insulin nehmen.

Insulin Hormon, welches in der Bauchspeicheldrüse gebildet wird und die Aufgabe hat, den Zucker (Glukose) in die Körperzellen zu schleusen, damit diese daraus Energie gewinnen können. Reicht das körpereigene Insulin nicht aus, so muss es mit künstlich hergestelltem Insulin ergänzt oder vollständig ersetzt werden.

Insulintherapie Bezeichnung für eine Therapieform, bei der körperfremdes Insulin mittels Spritzen dem Körper zur Verfügung gestellt wird.

Insulinresistenz Zustand, in dem Körperzellen zu wenig oder fast überhaupt nicht auf das Insulin reagieren.

Kalorie Alte, aber gebräuchliche Maßeinheit für den Energiegehalt der Nahrung. 1g Eiweiß und 1g Kohlenhydrate enthalten 4 kcal, 1g Alkohol 7 kcal und 1g Fett 9 kcal. 1 kcal entspricht 4,2 Kilojoule.

KE (Kohlenhydrateinheit) Schätzgröße für den Kohlenhydratanteil der Nahrung. 1 KE entspricht 10–12 Gramm Kohlenhydrate. Diese wird auch als Broteinheit (BE) bezeichnet (siehe auch BE).

Ketoazidose Schwere und sehr gefährliche Stoffwechselentgleisung bei einer Überzuckerung (Hyperglykämie) mit Insulinmangel. Geht mit sehr stark erhöhten Blutzuckerwerten und einer Übersäuerung des Blutes einher.

Kohlenhydrate Abkürzung KH. Bestandteile der Nahrung, die sich auf den Blutzucker auswirken. Bei der Verdauung werden sie zu Zucker abgebaut und erhöhen den Blutzucker. Die Maßeinheit ist BE oder KE (siehe auch BE, KE).

Koronare Herzkrankheit (KHK) Häufige Begleit- oder Folgeerkrankung des Diabetes. Bei dieser Erkrankung sind die Herzkranzgefäße verengt und die Herzmuskulatur wird nicht ausreichend durchblutet. Dadurch erhöht sich das Risiko eines Herzinfarktes.

Kreatinin Laborwert zur Bestimmung der Nierenfunktion. Dieser Wert sollte bei Diabetes einmal im Jahr bestimmt werden und im Normalfall geringer als 1,3 mg/dl sein.

Laserbehandlung Klassische Behandlungsform bei Netzhautveränderungen (Retinopathie) aufgrund des Diabetes. Hierbei werden geschädigte Blutgefäße oder Teile der Netzhaut durch Laserlicht verödet.

Makroangiopathie Oberbegriff für die Erkrankung der großen Blutgefäße (z.B. am Herz, den Beinen oder den Halsschlagadern).

Metabolisches Syndrom bezeichnet das gemeinsame Auftreten mehrerer Risikofaktoren wie Übergewicht und erhöhte Blutzucker-, -fett- und -druckwerte. Diese Kombination ist bei Menschen mit Diabetes häufig anzutreffen und birgt ein erhöhtes Risiko für Gefäßschäden.

Mikroangiopathie Oberbegriff für die Erkrankung der kleinen Gefäße (z.B. an den Augen, der Niere).

mg/dl Milligramm pro Deziliter. Gebräuchliche Maßeinheit für den Blutzucker.

mmol/l Millimol pro Liter. Ebenfalls Maßeinheit für den Blutzucker (v. a. in den ostdeutschen Bundesländern verbreitet). Beim Blutzucker entspricht 1 mmol/l etwa 18 mg/dl.

Neuropathie Nervenerkrankung als eine mögliche Folge eines schlecht eingestellten Diabetes. Betroffen sein können Nerven, die das Schmerz- und Berührungsempfinden vermitteln (sensible Neuropathie), Nerven, die für die Muskelbewegung verantwortlich sind (motorische Neuropathie), und Nerven, die innere Organe steuern (autonome Neuropathie).

Nephropathie Nierenerkrankung als eine mögliche Folge eines schlecht eingestellten Diabetes. Sie zeigt sich anfänglich durch die Ausscheidung kleinster, dann größerer Eiweißmengen im Urin (Albuminurie) und später in einem erhöhten Kreatininwert. Ein Nierenversagen, welches eine Nierenersatztherapie (Dialyse) notwendig macht, ist durch eine Normalisierung der Blutzucker- und -druckwerte und eine Einschränkung der Eiweißaufnahme zu verhindern.

Nierenschwelle Schwellenwert, ab dem die Niere den im Blut befindlichen Zucker über den Urin auszuscheiden beginnt. Gewöhnlich ab Werten zwischen 160 bis 200 mg/dl (8,9 mmol/l bis 11,1 mmol/l). Allerdings ist sie von Person zu Person verschieden, kann im Einzelfall noch höher oder niedriger liegen.

Normoglykämie Blutzuckerwerte im Normalbereich.

Nüchtern-Blutzucker Blutzuckerwert am Morgen vor einer Nahrungsaufnahme. Dieser sollte möglichst nicht über 110 mg/dl (6,0 mmol/) liegen.

Orale Antidiabetika Oberbegriff für die Gruppe blutzuckersenkender Tabletten.

Pankreas Anderes Wort für Bauchspeicheldrüse. Organ im Körper, in dem Verdauungsstoffe und Hormone – unter anderem das Insulin – hergestellt werden. Das Insulin wird von der Bauchspeicheldrüse ins Blut abgegeben.

PDE-5-Hemmer steht für Phosphodiesterase-V-Hemmer. Dies sind verschreibungspflichtige Substanzen, die ein spezielles Enzym hemmen und dadurch u. a. eine Erweiterung von Blutgefäßen verursachen. Ursprünglich zur Behandlung der Angina pectoris sowie von Bluthochdruck entwickelt, finden sie heute v. a. in der Therapie der erektilen Dysfunktion Anwendung.

Pioglitazon ist ein Arzneistoff, der als Tablette zur Behandlung des Diabetes-Typ-2 eingenommen wird. Er wirkt, indem er die Insulinempfindlichkeit des Gewebes erhöht, und wird daher auch als Insulin-Sensitizer bezeichnet.

Podologe Medizinisch geschulter Fachmann, der auf die professionelle Fußpflege spezialisiert ist und fundierte Kenntnisse und Erfahrungen in der Behandlung von Menschen mit Diabetes hat.

Postprandialer Blutzucker (pp-Wert) Blutzuckerwert nach einer Mahlzeit. Er sollte möglichst nicht über 160 mg/dl (9,0 mmol/l) liegen.

Pulsmessung Einfacher Selbsttest zur Bestimmung des Belastungsgrades bei körperlicher Bewegung. Liegt der Puls nach einer Bewegung höher als 200 minus Lebensalter, ist von einer Überanstrengung auszugehen.

Resorptionsverzögerer Bezeichnung für eine Gruppe blutzuckersenkender Medikamente für Menschen mit Typ-2-Diabetes, die vor allem den Übertritt des Zuckers vom Darm ins Blut verzögern.

Retinopathie Schädigung der Netzhaut als mögliche Folge eines schlecht eingestellten Diabetes. Erste Veränderungen am Augenhintergrund sind meist nicht zu spüren, da die Sehkraft normalerweise nicht beeinträchtigt wird. Daher ist die regelmäßige Augenuntersuchung beim Augenarzt sehr wichtig. Es besteht die Gefahr, dass Blutgefäße platzen und es zu Einblutungen ins Auge kommt. Erste Veränderungen am Augenhintergrund lassen sich durch eine Laserbehandlung korrigieren.

Schwerbehindertenausweis Bietet Nachteilsausgleiche für Auswirkungen, die aufgrund einer chronischen Krankheit im Alltag und Erwerbsleben entstehen. Wird vom Versorgungsamt ab einem Grad der Behinderung (GdB) von 50 ausgestellt und bietet eine Reihe besonderer Hilfen und Vergünstigungen. Bei einem Grad der Behinderung von 30 besteht die Möglichkeit einer Gleichstellung wie ein Schwerbehinderter.

Selbstmanagement Ausdruck für die Fähigkeit, selbst eine Sache – wie zum Beispiel den Diabetes – erfolgreich in den Griff zu bekommen.

SGLT-Hemmer Neue Klasse von Medikamenten, die eine verstärkte Ausscheidung von Glukose über den Harn bewirkt und so den Blutzuckerspiegel senkt.

Sulfonylharnstoffe Bezeichnung für eine Gruppe blutzuckersenkender Medikamente für Menschen mit Typ-2-Diabetes, die vor allem die Bauchspeicheldrüse anregen, schneller und mehr Insulin auszuschütten.

Schlaganfall (Insult) Entsteht durch eine Durchblutungsstörung in Blutgefäßen, die das Gehirn versorgen, oder durch eine Gehirnblutung. Eine mögliche Folge eines schlecht eingestellten Diabetes und hohen Blutdrucks.

Süßstoffe Kalorienfreie Zuckerersatzstoffe wie Saccharin, Cyclamat oder Aspartam, die den Blutzucker nicht erhöhen.

Triglyzeride Bestimmte Form der Blutfette. Erhöhte Werte können Ausdruck eines schlecht eingestellten Diabetes oder ungünstiger Ernährungsgewohnheiten bzw. Übergewicht sein. Neben erhöhten Blutzucker- und -druckwerten zählen erhöhte Triglyzeridwerte zu den Risikofaktoren für Folgeerkrankungen.

Typ-1-Diabetes Diese Form wird auch „jugendlicher Diabetes" genannt, da die Erkrankung meist vor dem 40. Lebensjahr, oft auch schon im Kindes- oder Jugendalter auftritt. Bei Menschen mit Typ-1-Diabetes kommt es zu einem völligen Versagen der körpereigenen Insulinproduktion (absoluter Insulinmangel). Sie müssen daher mehrmals täglich das fehlende Insulin durch Spritzen von Insulin ersetzen.

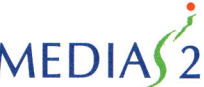

Typ-2-Diabetes Rund 90 Prozent aller Menschen mit
Diabetes erkranken am Typ-2-Diabetes, der im Volksmund
auch „Altersdiabetes" genannt wird. Bei ca. der Hälfte
tritt der Diabetes im mittleren Alter (vor dem 65. Lebensjahr), bei der anderen Hälfte erst im höheren Alter (nach
dem 65. Lebensjahr) auf. Zwar wird bei dieser Form des
Diabetes vom Körper noch Insulin produziert, allerdings
reicht die Menge aufgrund eines Insulinwirkverlustes nicht
aus, um den Blutzucker zu normalisieren (relativer Insulinmangel). Die Wirksamkeit des Insulins kann durch die
richtige Form der Ernährung, Gewichtsreduktion, körperliche Bewegung und Tabletten gesteigert werden. Auch ein
Insulinersatz kann notwendig werden. Als Ursache werden
neben einer genetischen Veranlagung Übergewicht, falsche
Ernährungsgewohnheiten und mangelnde körperliche
Bewegung vermutet.

Übergewicht Als Übergewicht bezeichnet man ein Gewicht,
dessen Körper-Masse-Index (BMI) über 25,0 kg/m² liegt.
Ab einem BMI von 30 wird von massivem Übergewicht
oder Adipositas gesprochen.

Überzuckerung Gebräuchliches Wort für Hyperglykämie
(siehe Hyperglykämie).

Unterzuckerung Gebräuchliches Wort für Hypoglykämie
(siehe Hypoglykämie).

Wohlbefinden bedeutsames Ziel der Diabetesbehandlung.
Überprüfung mit Hilfe von fünf Fragen im Gesundheits-
Pass Diabetes, S. 28–29.

Zelle Kleinste lebende Einheit jedes Körpers. Jede Zelle ist
darauf angewiesen, mit Energie versorgt zu werden.

Zuckeraustauschstoffe Kalorienhaltige Zuckerersatzstoffe wie
Fruchtzucker, Sorbit oder Maltit, die in üblichen Mengen
den Blutzucker nicht erhöhen.

Zuckerkrankheit Andere, umgangssprachliche Bezeichnung
für Diabetes mellitus.

Bücher, Zeitschriften, Adressen, Internet

Empfehlenswerte Bücher über Diabetes

Ratgeber

Das Diabetes-Grundlagen-Buch
Ein Diabetes-Kurs in sechs Teilen
G.-W. Schmeisl
Verlag Kirchheim: Mainz, 2014

In guten wie in schlechten Werten
Was das Leben mit Diabetes für Familien & Paare
bedeutet
A. Thiel
Verlag Kirchheim: Mainz, 2018

Wie behandele ich meinen Diabetes
Für Typ-2-Diabetes ohne Insulin
V. Jörgens et al.
Verlag Kirchheim: Mainz, 2017

ANPACKEN statt EINPACKEN
Menschen mit Diabetes erzählen aus ihrem Leben
Hrsg.: Deutsche Diabetes Gesellschaft, diabetesDE –
Deutsche Diabetes-Hilfe
Verlag Kirchheim: Mainz, 2014

Endlich Nichtraucher!
Der einfache Weg, mit dem Rauchen Schluss zu
machen
A. Carr
Goldmann: München 2012

Ernährung

Mit Lafer leicht genießen
Gesünder kochen mit Johann Lafer
J. Lafer
Verlag Kirchheim: Mainz 2012

Die Diabetes-Journal-Diät
Gesund und dauerhaft abnehmen
K. Metternich
Verlag Kirchheim: Mainz, 2006

Erfolgreich abnehmen bei Diabetes
Ratgeber für Typ-2-Diabetiker
D. Hauner / H. Hauner
Verlag Kirchheim: Mainz, 2013

Heimatküche für Diabetiker und alle Genießer
H. Lauber
Verlag Kirchheim: Mainz, 2015

Schlemmen wie ein Diabetiker
H. Lauber
Verlag Kirchheim: Mainz, 2013

Himmlisch Backen mit Stevia und Co
K. Metternich
Verlag Kirchheim: Mainz, 2013

Die Diabetes-Journal-Nährwert-Tabelle
BE, KE und Kalorien auf einen Blick
K. Metternich
Verlag Kirchheim: Mainz 2016

Psychologie

Diabetes akzeptieren und Motivation gewinnen
Selbsthilfe mit der Diabetes-Akzeptanz- und
Commitmenttherapie (DACT)
A. Stenzel
Verlag Kirchheim: Mainz, 2012

Dolce Vita mit Diabetes
Ein genussvoller Leitfaden für den Umgang mit
Diabetes
M. Storch / G. Eilers
Verlag Hogrefe: Bern, 2016

Sport

Das Diabetes-Nordic-Walking-Buch
Ausrüstung, Technik, Training
W.-R. Klare / V. Schildt
Verlag Kirchheim: Mainz, 2008

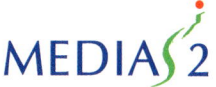

Diabetes- und Sportfibel
Mit Diabetes weiter laufen
U. Thurm / B. Gehr
Verlag Kirchheim: Mainz, 2018

Gebrauchsanweisung fürs Fahrradfahren
S. Herrmann
Piper Verlag: München 2017

Bluthochdruck

Mein Buch über den hohen Blutdruck
M. Grüßer / V. Jörgens
Verlag Kirchheim: Mainz, 2018

Dokumentation

Gesundheits-Pass Diabetes
Hrsg.: Deutsche Diabetes Gesellschaft, diabetesDE –
Deutsche Diabetes-Hilfe
Verlag Kirchheim: Mainz

Gesundheits-Pass Diabetes
deutsch/türkisch
Hrsg.: Deutsche Diabetes Gesellschaft, diabetesDE –
Deutsche Diabetes-Hilfe
Verlag Kirchheim: Mainz

**Das komplette Diabetes-Buchprogramm
des Kirchheim-Verlages finden Sie im Internet
unter www.kirchheim-shop.de**

Zeitschriften über Diabetes

Diabetes-Journal
Verlag Kirchheim + Co GmbH
Kaiserstraße 41, 55116 Mainz
Tel. 06131 96070-0
E-Mail: info@kirchheim-shop.de
www.diabetes-online.de
*Monatliche Zeitschrift über Diabetes, erhältlich über den
Verlag und im gut sortierten Pressefachhandel*

D-Journal
Zeitschrift der Schweizerischen Diabetes-Gesellschaft
Postfach 1645, CH-5400 Baden
Tel. 056 2001790
E-Mail: info@d-journal.ch
www.d-journal.ch
*Zeitschrift über Diabetes für die deutschsprachige Schweiz,
erscheint 6x im Jahr*

Mein Leben
Die Zeitschrift nicht nur für Diabetiker
Moosstraße 18, A-5020 Salzburg
Tel. 0662 827722
E-Mail: oedv.office@aon.at
www.meinleben-diabetes.at
*Zeitschrift der Österreichischen Diabetikervereinigung
(ÖDV), erscheint 4x im Jahr*

Wichtige Adressen

diabetesDE – Deutsche Diabetes-Hilfe
Albrechtstraße 9, 10117 Berlin
Tel: 030 201677-0
E-Mail: info@diabetesde.org
*Hier erhalten Sie aktuelle Informationen und ein reichhal-
tiges Serviceangebot rund um den Diabetes*

Deutsche Diabetes Gesellschaft (DDG)
Albrechtstraße 9, 10117 Berlin
Telefon: 030 31169370
E-Mail: info@ddg.info
*Hier erhalten Sie Informationen über Leitlinien,
diabetologisch geschulte Ärzte und anerkannte
Schulungseinrichtungen*

Schweizerische Diabetes-Gesellschaft
Rütistrasse 3 A, CH-5400 Baden
Tel. 056 2001790
E-Mail: sekretariat@diabetesgesellschaft.ch
*Hier erhalten Sie neben Broschüren wichtige Adressen aus
der Region, die Ihnen über diabetologisch geschulte Ärzte,
Schulungen und Selbsthilfegruppen Auskunft geben*

Österreichische Diabetes Gesellschaft
Währingerstrasse 76/13, A-1090 Wien
Tel. 0650 7703378
E-Mail: office@oedg.at
*Hier erhalten Sie Informationen über diabetologisch
geschulte Ärzte und Schulungseinrichtungen*

Deutscher Diabetiker Bund e.V.
Käthe-Niederkirchner-Str. 16
10407 Berlin
Tel. 030 420824980
E-Mail: info@diabetikerbund.de
*Hier erhalten Sie Informationen über Selbsthilfegruppen für
Diabetes und Selbsthilfeaktivitäten*

Österreichische Diabetikervereinigung
Moosstraße 18, A-5020 Salzburg
Tel.: 0662 827722
E-Mail: oedv.office@aon.at
*Hier erhalten Sie Informationen über Selbsthilfegruppen
für Diabetes und Selbsthilfeaktivitäten*

Diabetes-Akademie Bad Mergentheim e.V.
Theodor-Klotzbücher-Straße 12
97980 Bad Mergentheim
Tel.: 07931 8015
www.diabetes-akademie.de
E-Mail: diabetes-akademie@diabetes-zentrum.de
Hier erhalten Sie Informationen über die Veranstaltungen, Fortbildungen und Aktivitäten des gemeinnützigen Vereins Diabetes-Akademie Bad Mergentheim e.V.

Verlag Kirchheim + Co GmbH
Kaiserstraße 41, 55116 Mainz
Tel. 06131 96070-0
E-Mail: info@kirchheim-verlag.de
Hier bekommen Sie Informationen über Zeitschriften und Bücher zum Thema Diabetes

Arbeitsgemeinschaft Diabetischer Fuß in der DDG
Postfach 28
63774 Mömbris
E-Mail: info@ag-fuss-ddg.de
www.ag-fuss-ddg.de
Hier erhalten Sie Informationen über Fußambulanzen in Ihrer Nähe

Diabetes im Internet

www.diabetes-online.de
Das große Online-Portal für Menschen mit Diabetes

www.blood-sugar-lounge.de
Die Diabetes-Community

www.kirchheim-shop.de
Website des Kirchheim-Verlags mit großer Auswahl an Büchern, Schulungsprogrammen, Veranstaltungen und Zeitschriften über Diabetes

www.diabetesde.org
Interaktive Internet-Plattform, Informationsdienste (z.B. 24-Std.-Diabetestelefon, Diabetes-Schwerpunkt-Praxen, diensthabende Apotheken, Selbsthilfegruppen), Community-Bereich zum Erfahrungsaustausch

www.diabetes-deutschland.de
Diabetesportal für Betroffene und Fachleute

www.diabetes-forum.de
Informationsdienst, Diabetes und Recht, Kontaktbörse

www.diabsite.de
Diabetes-Portal von Diabetikern, mit Diabetikern, für Diabetiker

www.apotheken-umschau.de
Gesundheitsportal mit umfangreichen Informationen zum Diabetes

www.diabetes-news.de
Aktuelle Nachrichten aus Forschung, Adressregister von Hausärzten, Schwerpunktpraxen, Selbsthilfegruppen, Online-Tagebuch

www.diabetes-zentrum.de
Website des Diabeteszentrums Mergentheim mit Diabetes-Klinik, -Akademie, -Praxis sowie Forschungsinstitut der Diabetes-Akademie Bad Mergentheim (FIDAM)

www.diabetes-schulungsprogramme.de
Schulungsprogramme des Forschungsinstituts der Diabetes-Akademie Bad Mergentheim (FIDAM)

www.deutsche-diabetes-gesellschaft.de
Website der Deutschen Diabetes Gesellschaft

www.oedg.at
Website der Österreichischen Diabetes Gesellschaft

www.diabetesgesellschaft.ch
Website der Schweizerischen Diabetes-Gesellschaft

www.ald.lu
Website der Luxemburger Diabetesgesellschaft (Deutsch/ Französisch)

www.diabetikerbund.de
Website des Deutschen Diabetiker Bundes e.V., Verbandsinformationen, Sozialrecht, Veranstaltungen, Kontaktadressen

www.diabetes.or.at
Website der Österreichischen Diabetikervereinigung

www.diabetes-psychologie.de
Website der Arbeitsgemeinschaft Diabetes und Psychologie der DDG mit Psychotherapeutenverzeichnis

Apps

meinDiabetes
Die Smartphone-App hilft Menschen mit Diabetes im Alltag, ihren Diabetes erfolgreich zu managen.
Verlag Kirchheim: Mainz

Weitere, von der DDG zertifizierte Angebote unter www.diadigital.de

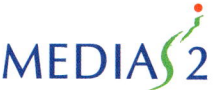

Stichwortverzeichnis

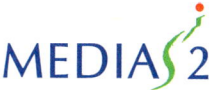

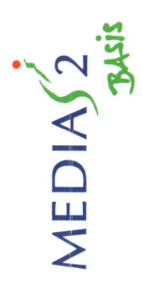

Mein persönlicher Diabetes-Check-up

Datum: _____

		Bitte hier eintragen
Allgemeines	Meine Körpergröße	
	Mein Gewicht	
	Mein Taillenumfang	
	Mein Diabetes ist bekannt seit	
Blutdruck	Mein letzter Blutdruckwert (nach 5 Minuten Ruhe)	
	Werden Sie wegen Bluthochdruck behandelt?	☐ ja ☐ nein
Blutzucker	Mein letzter Blutzuckerwert nüchtern	
	Mein letzter Blutzuckerwert nach dem Essen (postprandial)	
	Mein letzter HbA1c-Wert (Langzeitzuckerwert)	
Rauchen	Ich rauche	☐ ja ☐ nein
	Wenn ja, wie viele Zigaretten pro Tag?	
Blutfette	Mein letzter LDL-Cholesterinwert	
Folgeerkrankungen	Ich habe Folgeerkrankungen aufgrund des Diabetes	☐ ja ☐ nein
	Wenn ja, welche?	

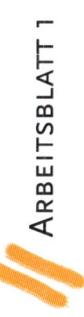

So geht's

Nehmen Sie Ihren Gesundheits-Pass Diabetes zur Hand! Übertragen Sie die Ergebnisse der letzten Kontrolluntersuchungen in das Arbeitsblatt! In der nächsten Kurseinheit erfolgt die Auswertung.

Beispiel

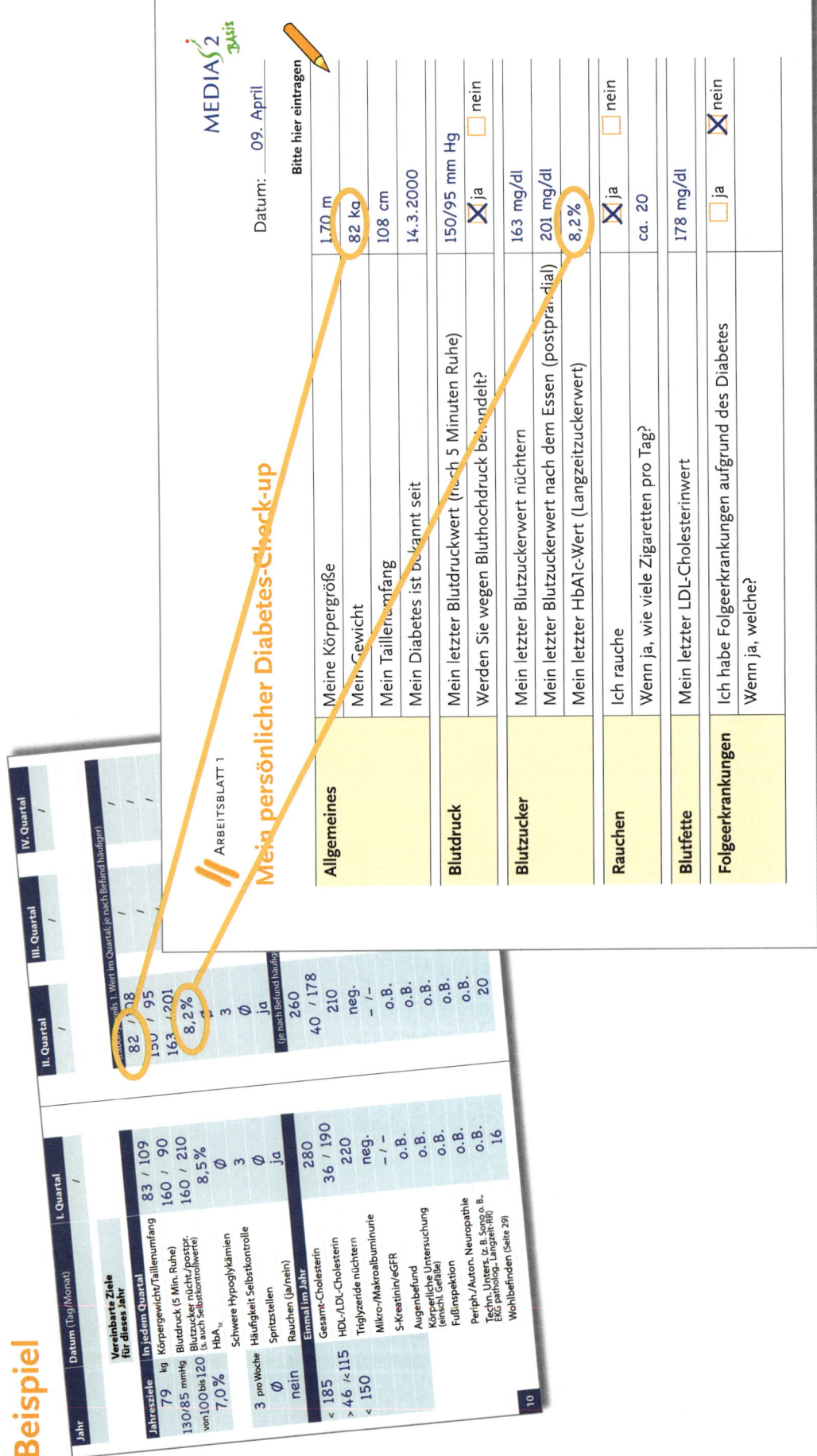

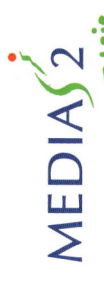

Wie erleben Sie Ihren Typ-2-Diabetes?

Bitte kreuzen Sie an!

Ich empfinde meinen Typ-2-Diabetes als eine …
leichte Erkrankung ☐☐☐☐☐ schwere Erkrankung

Mit Typ-2-Diabetes fühle ich mich eher …
gesund ☐☐☐☐☐ krank

Meinen Typ-2-Diabetes zu akzeptieren, fällt mir …
sehr leicht ☐☐☐☐☐ sehr schwer

Ich empfinde meinen Typ-2-Diabetes im Alltag als …
keine Belastung ☐☐☐☐☐ sehr große Belastung

Die Therapie des Diabetes schränkt mich im Alltag …
überhaupt nicht ein ☐☐☐☐☐ sehr stark ein

Der Gedanke an mögliche Folgeerkrankungen aufgrund des Diabetes belastet mich …
überhaupt nicht ☐☐☐☐☐ sehr stark

Die Entwicklung von Folgeerkrankungen kann ich durch mein eigenes Verhalten …
überhaupt nicht beeinflussen ☐☐☐☐☐ sehr gut beeinflussen

Gute Stoffwechselwerte hängen von meinem eigenen Verhalten …
überhaupt nicht ab ☐☐☐☐☐ sehr stark ab

Was motiviert mich am meisten, mich um eine gute Diabeteseinstellung zu bemühen?

_____

Wo sehe ich im Alltag das größte Problem im Zusammenhang mit meiner Diabetestherapie?

_____

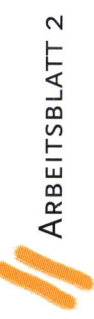

So geht's

Nach jeder Frage finden Sie 5 Kästchen. Darin können Sie ankreuzen, welcher Einschätzung Sie eher zustimmen.

Beispiel

Wenn Sie die erste Frage, wie Sie Ihren Typ-2-Diabetes empfinden, als „leichte Erkrankung" beantworten, dann würden Sie Ihr Kreuzchen wie unten abgebildet ganz links einsetzen:

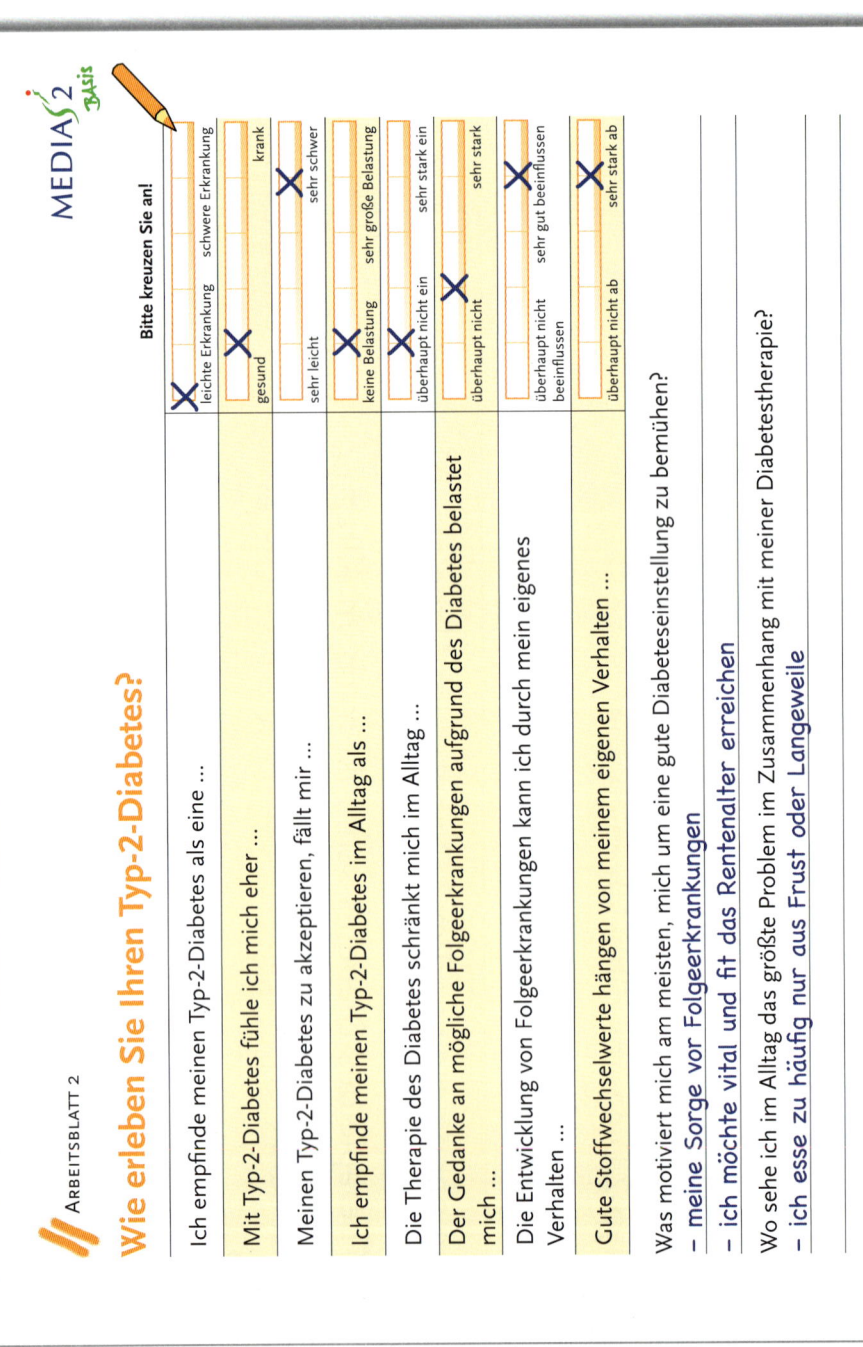

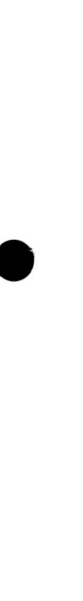

Sind Ihre Blutgefäße gefährdet?

Bitte kreuzen Sie auf den Skalen Ihre jeweiligen Werte an!

Risiko:	Geringes bis akzeptables Risiko	Erhöhtes Risiko	höher
Blutzucker			
HbA1c [1] in %	6,5	7,5	→
in mmol/mol Hb	48	58	
Nüchtern-Blutzucker [1]			
mg/dl	100	125	→
mmol/l	5,6	6,9	
Blutzucker nach dem Essen [1]			
mg/dl	140	199	→
mmol/l	7,8	11,0	
Blutdruck			
Blutdruck [2] mm Hg	niedriger	140/90	höher →
Blutfette			
LDL-Cholesterin [1]			
mg/dl	niedriger	100	höher →
mmol/l		2,6	
Rauchen [1]	☐ nicht Rauchen	☐ Rauchen	

Im Einzelfall können je nach Alter und vorliegenden zusätzlichen Erkrankungen andere Zielwerte gelten.

Quellenangabe:
[1] Nationale VersorgungsLeitlinie „Therapie des Typ-2-Diabetes" (11/2014)
[2] DMP-Anforderungsrichtlinie (DMP-A-RL, 05/2018)

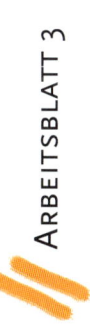

So geht's

Nehmen Sie das Arbeitsblatt 1 zur Hand, in das Sie die Ergebnisse der Kontrolluntersuchungen übertragen haben! Zur Bewertung dieser Werte kreuzen Sie bitte auf diesem Arbeitsblatt 3 denjenigen Bereich der drei Risikogruppen „gering", „gering bis akzeptabel" oder „höher/hoch" an, welcher mit Ihrem Wert übereinstimmt!

Beispiel

Der HbA1c-Wert betrug in unserem Beispiel 8,2 % (66 mmol/mol Hb).

Damit würden Sie die Spalte „hohes Risiko" ankreuzen.

Dies bedeutet: Ein HbA1c-Wert von 8,2 % (66 mmol/mol Hb) stellt einen vergleichsweise hohen und behandlungsbedürftigen Wert dar.

Er ist mit einem höheren Risiko für Folgeerkrankungen verbunden.

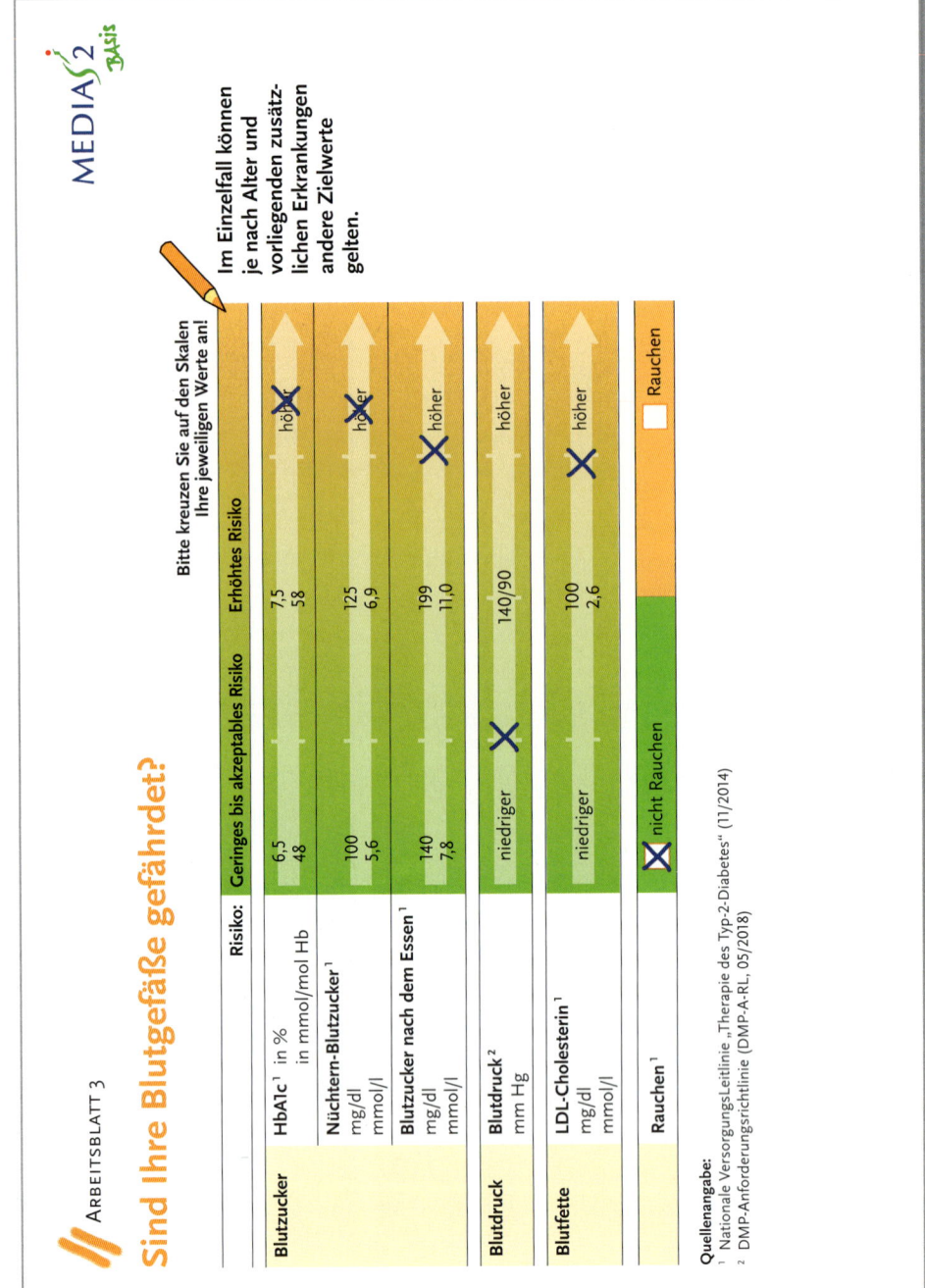

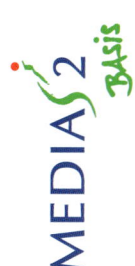

Meine Lebensgewichtskurve

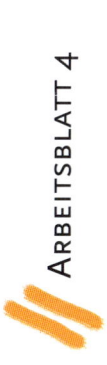

**Gewichts-
zunahme/
-abnahme
in kg**

Bitte eintragen

**Ihr
Gewicht im
20. Lebensjahr**

kg

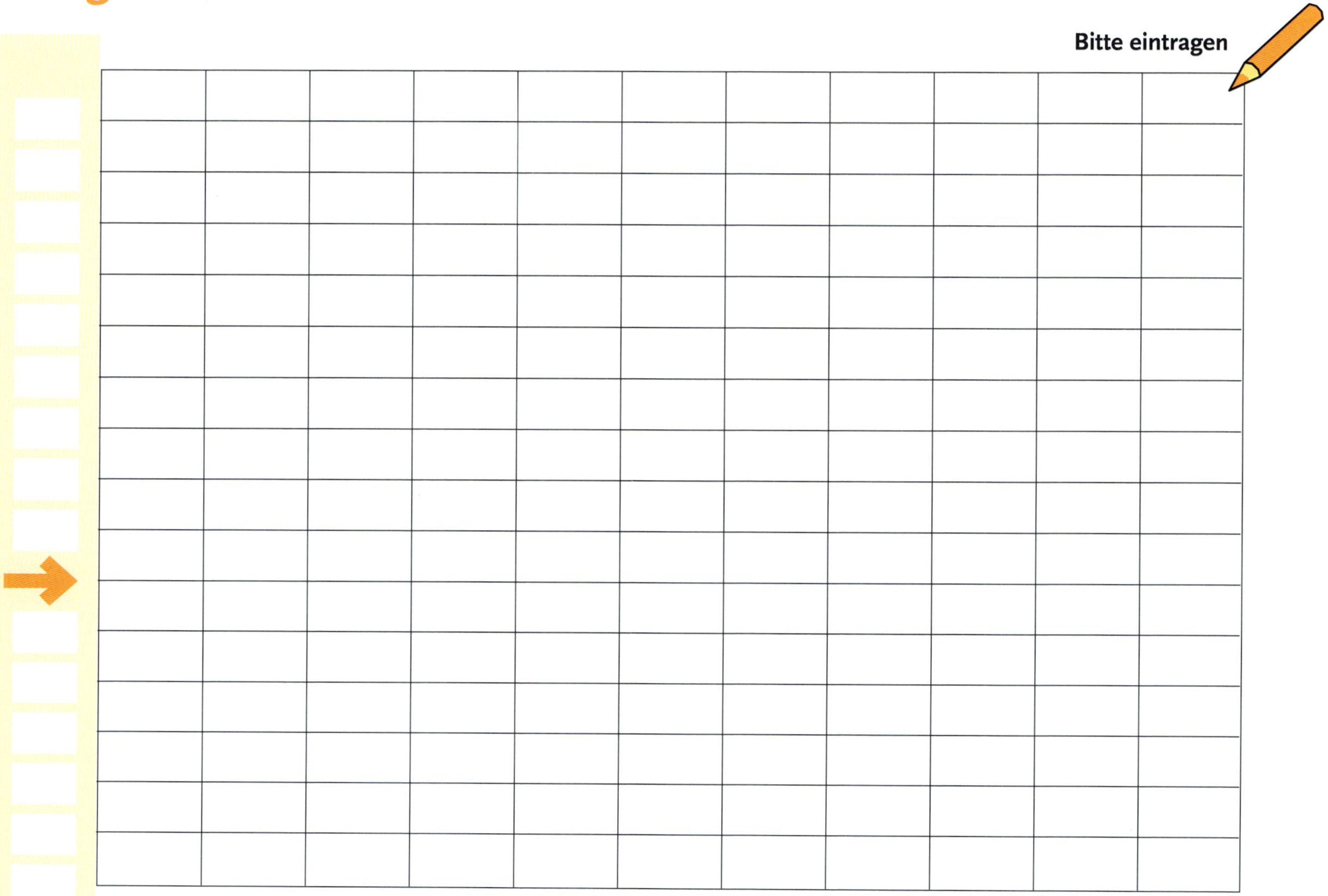

Ihr Lebensalter

| 20 | 25 | 30 | 35 | 40 | 45 | 50 | 55 | 60 | 65 | 70 | 75 Jahre |

So geht's

Bitte überlegen Sie doch einmal, wie sich Ihr Gewicht seit dem 20. Lebensjahr verändert hat. Gehen Sie hierzu schrittweise vor!

1. Schritt: Wie viel Kilogramm haben Sie ungefähr gewogen, als Sie 20 Jahre alt waren? Tragen Sie dieses Gewicht neben dem waagrechten Pfeil mit der Aufschrift („Ihr Gewicht im 20. Lebensjahr") ein! In unserem Beispiel waren das 70 kg.

2. Schritt: Jetzt beschriften Sie Ihre Gewichtskurve: Tragen Sie zu diesem Zweck in die Kästchen über Ihrem Gewicht im 20. Lebensjahr jeweils das Gewicht um 3 Kilogramm* höher ein!
In unserem Beispiel also 70 kg + 3 kg = 73 kg;
dann 73 kg + 3 kg = 76 kg und so weiter …

In die Kästchen unterhalb Ihres Gewichtes mit 20 Jahren tragen Sie jeweils das Gewicht um 3 Kilogramm* niedriger ein!

(*bei hohem Gewicht: 5 Kilogramm)

In unserem Beispiel also 70 kg – 3 kg = 67 kg; dann 67 kg – 3 kg = 64 kg und so weiter …

3. Schritt: Wie viel wiegen Sie heute? Tragen Sie jetzt Ihr aktuelles Gewicht ein! Hierzu gehen Sie bei Ihrem momentanen Lebensalter senkrecht nach oben und markieren den Wert Ihres jetzigen Körpergewichtes! In unserem Beispiel sind das mit 59 Jahren 90 kg.

4. Schritt: Was war in der Zwischenzeit? Erinnern Sie sich noch, wie der Verlauf Ihres Gewichtes seit dem 20. Lebensjahr bis heute war? Tragen Sie jetzt in Ihrer beschrifteten Gewichtskurve den Verlauf Ihres Gewichtes bis heute ein und verbinden Sie die einzelnen Punkte! In unserem Beispiel waren das mit 25 Jahren 71 kg, mit 30 Jahren 73 kg, mit 35 Jahren 76 kg und so weiter …

5. Schritt: Kennen Sie Ursachen für die Entwicklung Ihres Gewichtes? Überlegen Sie in einem letzten Schritt, ob Ihnen irgendwelche Ereignisse oder Ursachen einfallen, die mit Ihrer Gewichtsentwicklung in Zusammenhang stehen könnten und schreiben Sie diese in Ihre Gewichtskurve!

In unserem Beispiel war das mit 35 Jahren ein Bandscheibenvorfall oder mit 52 Jahren ein Versuch, mit Heilfasten das Gewicht zu reduzieren …

Beispiel

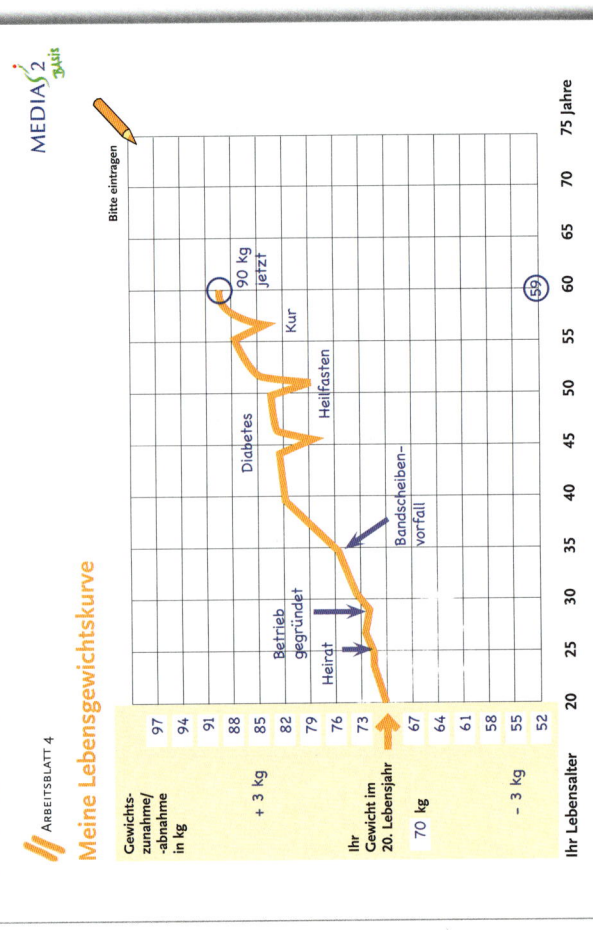

ARBEITSBLATT 4

Meine Lebensgewichtskurve

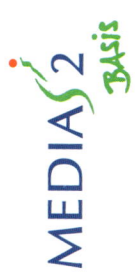

Bestimmen Sie Ihren Body-Mass-Index und Ihren Taillenumfang

Ihr Body-Mass-Index (BMI)

So errechnen Sie Ihren BMI:

▶ Bestimmen Sie das Feld, in dem Ihre Körpergröße und Ihr Körpergewicht aufeinander treffen!

▶ Kreuzen Sie Ihren BMI an!

Wie ist Ihr BMI? _____

Legende:
- ⬛ Adipositas
- ⬛ Übergewicht
- ⬛ Normalgewicht
- ⬛ Untergewicht

Ihr Taillenumfang

So messen Sie Ihren Taillenumfang:

▶ Messen Sie den Bauchumfang auf der Höhe des Bauchnabels!

▶ Nüchtern messen!

▶ Nicht während des Einatmens messen!

Wie ist Ihr Taillenumfang?

_____ cm

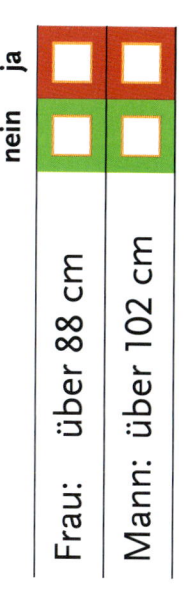

	nein	ja
Frau: über 88 cm	☐	☐
Mann: über 102 cm	☐	☐

Bitte ankreuzen

BMI-Tabelle

Körpergewicht (Kilogramm) / Körpergröße (Meter)

kg \ m	1,50	1,55	1,60	1,65	1,70	1,75	1,80	1,85	1,90	1,95	2,00
110	48	45	43	40	38	36	34	32	30	29	27
105	46	43	41	38	36	34	32	31	29	28	26
100	44	41	39	37	35	33	32	31	29	28	26
95	42	39	37	35	33	31	29	28	26	25	24
90	40	37	35	33	31	29	28	26	25	24	23
85	38	35	33	31	29	28	26	25	24	22	21
80	36	33	31	29	28	26	25	23	22	21	20
75	33	31	29	28	26	25	23	22	21	20	18
70	31	29	27	26	24	23	22	21	20	19	18
65	29	27	26	24	23	21	20	19	18	17	16
60	27	25	23	22	21	20	19	18	17	16	15
55	25	23	22	20	19	18	17	16	15	14	14
50	23	21	20	19	18	17	16	15	14	13	12

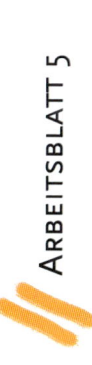

So geht's

Ob Sie normal- oder übergewichtig sind, können Sie leicht mit Hilfe des sogenannten „Körpermasseindex" BMI (englisch: Body-Mass-Index) feststellen. Bestimmen Sie das Feld, in dem Ihre Körpergröße und Ihr Körpergewicht aufeinander treffen: Kreuzen Sie Ihren BMI an!

Beispiel

Eine Person mit einer Körpergröße von 1,75 m und einem Gewicht von 100 kg hat einen BMI von 32. Dieser Wert liegt im roten Bereich, die Person hat ein sehr starkes Übergewicht, das als Adipositas bezeichnet wird.

Ihr Taillenumfang

Messen Sie Ihren Bauchumfang auf der Höhe des Bauchnabels! Messen Sie nüchtern, atmen Sie dabei nicht ein!

Beispiel

Ein Bauchumfang von 103 cm liegt oberhalb von 102 cm und geht bei einem Mann meist mit erhöhten Stoffwechselwerten einher. Das Risiko für Herz-Kreislauferkrankungen ist deutlich erhöht.

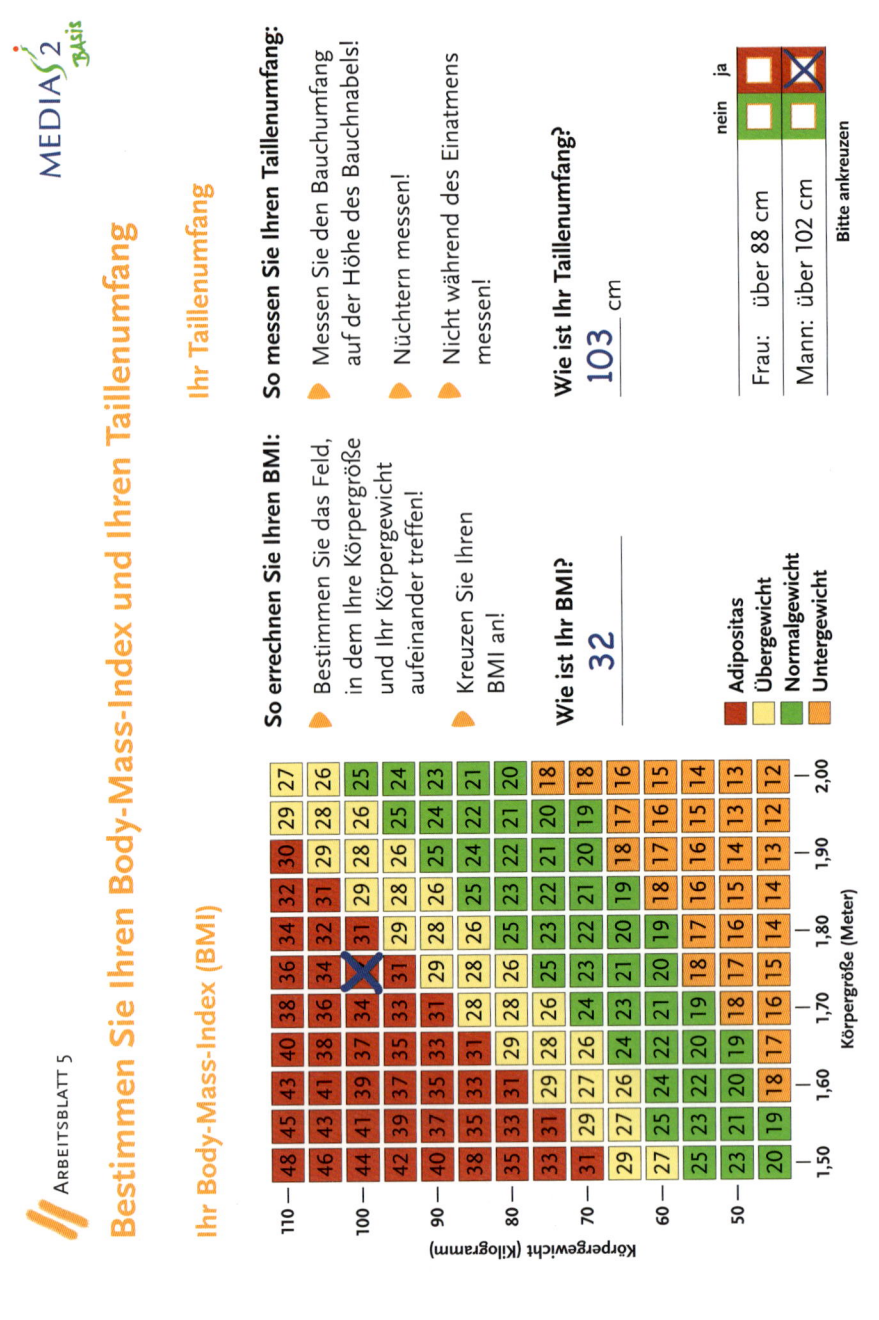

ARBEITSBLATT 5

Bestimmen Sie Ihren Body-Mass-Index und Ihren Taillenumfang

Ihr Body-Mass-Index (BMI)

Ihr Taillenumfang

So errechnen Sie Ihren BMI:
- Bestimmen Sie das Feld, in dem Ihre Körpergröße und Ihr Körpergewicht aufeinander treffen!
- Kreuzen Sie Ihren BMI an!

Wie ist Ihr BMI?
32

- Adipositas
- Übergewicht
- Normalgewicht
- Untergewicht

So messen Sie Ihren Taillenumfang:
- Messen Sie den Bauchumfang auf der Höhe des Bauchnabels!
- Nüchtern messen!
- Nicht während des Einatmens messen!

Wie ist Ihr Taillenumfang?
103 cm

Frau: über 88 cm
Mann: über 102 cm
Bitte ankreuzen

nein / ja

MEDIAS 2 BASIS

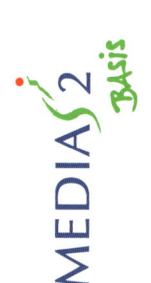

Meine Gründe für und gegen eine Gewichtsabnahme

Welche persönlichen Gründe sprechen für das Abnehmen?

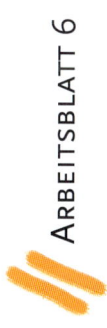

Und welche dagegen?

So geht's

Gute Entscheidungen wollen wohl überlegt sein. Dies gilt auch für das Vorhaben, Gewicht abzunehmen. Überlegen Sie sich doch einmal in Ruhe, welche persönlichen Gründe bei Ihnen für eine Gewichtsabnahme sprechen und notieren Sie diese unter dem Punkt „Welche persönlichen Gründe sprechen für das Abnehmen?"!

Eventuell haben Sie aber auch Gründe, die gegen das Abnehmen sprechen. Vielleicht kennen Sie auch mögliche Probleme, die mit dem Abnehmen verbunden sein könnten. Notieren Sie diese unter dem Punkt „Und welche dagegen?"!

Beispiel

MEDIAS 2 BASIS

ARBEITSBLATT 6

Meine Gründe für und gegen eine Gewichtsabnahme

Welche persönlichen Gründe sprechen für das Abnehmen?

Blutzuckerwerte verbessern, Folgeerkrankungen vermeiden

Mich körperlich fitter fühlen: mehr Ausdauer beim Wandern

Besseres Aussehen

Wieder aktiver werden: wieder tanzen gehen

Und welche dagegen?

Ich esse sehr gerne – Verzicht zu üben, fällt mir erfahrungsgemäß schwer.

Kleider würden mir nicht mehr passen, ich müsste mir Neue kaufen.

Ich wäre wahrscheinlich öfter gereizt und unleidlich.

Arbeitsblatt 7

MEDIAS 2 Basis

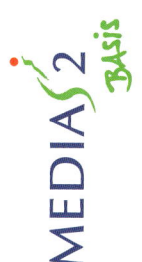

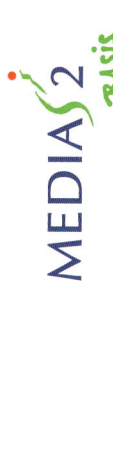

Meine Gründe für eine Gewichtsabnahme

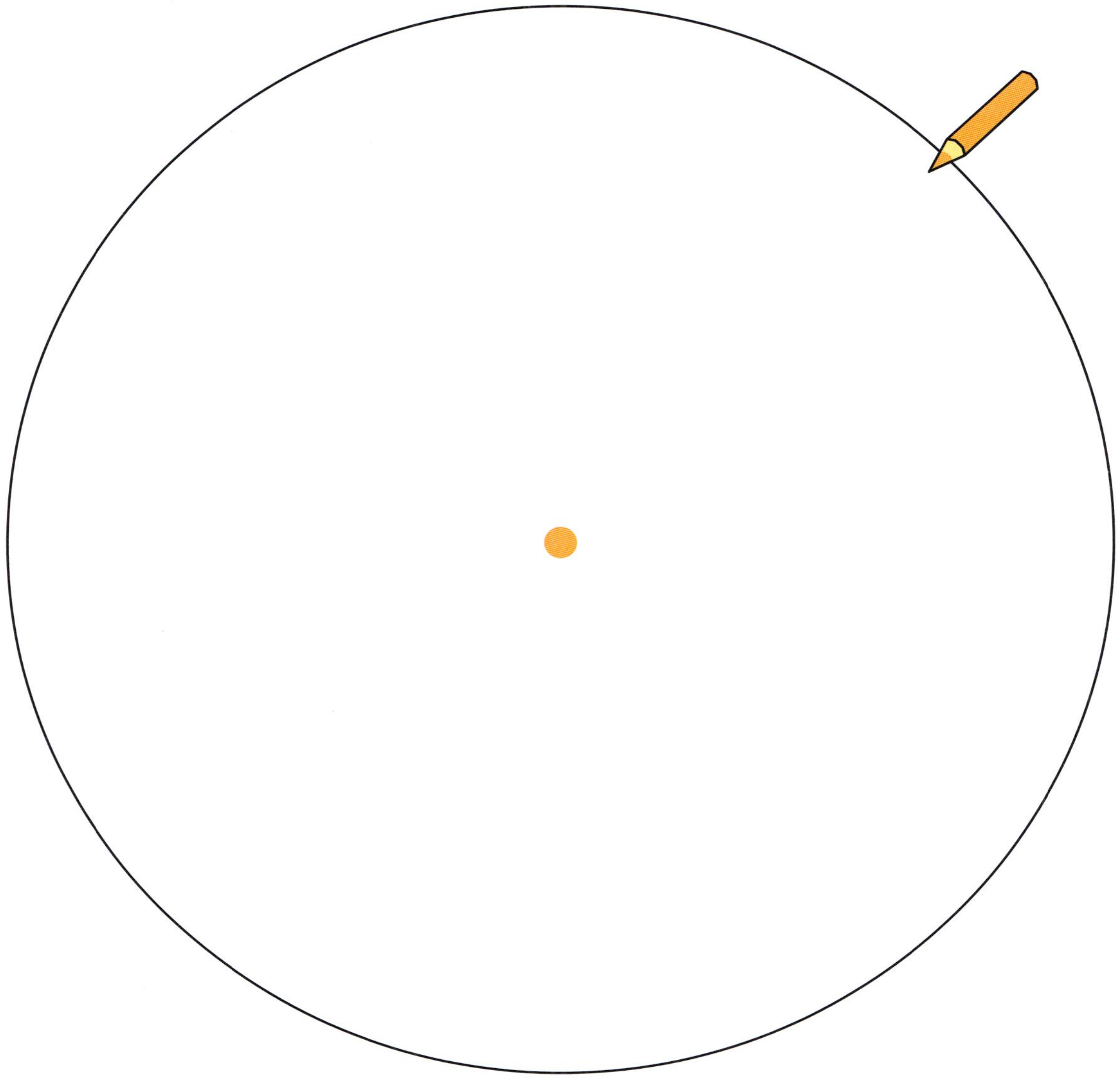

So geht's

Haben Sie für sich gute Gründe gefunden, die für eine Gewichtsabnahme sprechen? Dann gehen Sie in einem nächsten Schritt daran, diese guten Gründe nach ihrer Wichtigkeit zu ordnen!

Das geht ganz einfach: Stellen Sie sich den abgebildeten Kreis wie einen Kuchen vor, der in verschiedene Stücke unterteilt wird! Die Gründe, die Ihnen für eine Gewichtsabnahme am wichtigsten sind (hier in diesem Beispiel: „Folgeerkrankungen vermeiden"), erhalten einen entsprechend großen Ausschnitt des Kreises. Die Gründe, die weniger wichtig sind, fallen entsprechend kleiner aus (hier in diesem Beispiel: „nicht mehr so müde sein"). Sie dürfen die Anteile ganz nach Ihrer Auffassung vergeben – es gibt keine Vorgabe, kein Richtig oder Falsch.

Beispiel

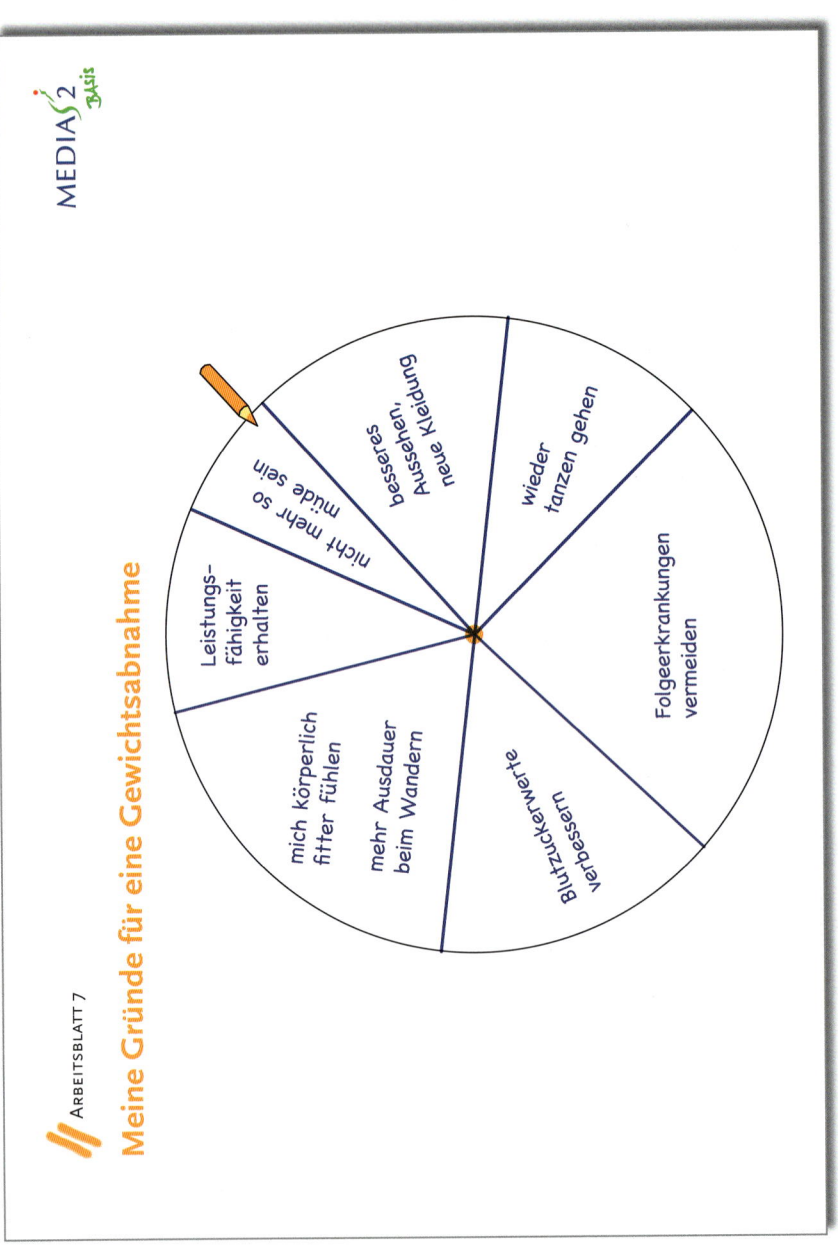

ARBEITSBLATT 7

Meine Gründe für eine Gewichtsabnahme

MEDIAS 2 Basis

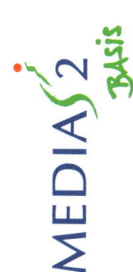

MEDIA$2 BASIS

Meine Gewichtskurve

Bitte eintragen

**Gewichts-
zunahme/
-abnahme
in kg**

+ 1 kg

**Ihr aktuelles
Gewicht**   kg

- 1 kg

Start ▶ 0 1. 2. 3. 4. 5. 6. 7. 8. 9. 10. 11. 12. 13. 14. 15. 16. 17. 18. 19. 20. 21. 22. 23. 24. 25. 26. Woche

Mein Gewichtsziel (kg)

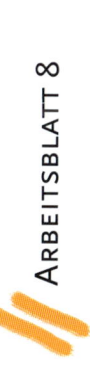

So geht's

So legen Sie Ihr Gewichtsziel fest

Nehmen Sie sich zunächst ein Ziel vor, wie viel kg Sie in den nächsten Wochen abnehmen wollen! Tragen Sie dazu Ihr angestrebtes Gewicht in die Zeile „Mein Gewichtsziel (kg)" unterhalb der Tabelle ein! In unserem Beispiel möchte eine Person nach 12 Wochen von 83 kg um 4 kg auf 79 kg abnehmen.

So erstellen Sie eine Gewichtskurve

Notieren Sie in der nächsten Zeit 1 x pro Woche Ihr aktuelles Gewicht! So ergibt sich ein Gewichtsprotokoll, mit Hilfe dessen Sie gut den langfristigen Verlauf Ihres Gewichtes verfolgen, sich einen Überblick verschaffen und frühzeitig reagieren können, wenn es nötig erscheint. Gehen Sie hierzu schrittweise vor:

1. Schritt: Wie ist Ihr aktuelles Gewicht? Tragen Sie dies am linken Rand des Protokolls neben dem roten Pfeil ein!
In unserem Beispiel sind dies 83 kg.

2. Schritt: Jetzt beschriften Sie Ihre Gewichtskurve:
Tragen Sie zu diesem Zweck in die Kästchen über Ihrem aktuellen Gewicht jeweils das Gewicht um 1 Kilogramm höher ein! In unserem Beispiel also 83 kg + 1 kg = 84 kg; dann 84 kg + 1 kg = 85 kg und so weiter …
In die Kästchen unterhalb Ihres aktuellen Gewichtes tragen Sie jeweils das Gewicht um 1 Kilogramm niedriger ein! In unserem Beispiel also 83 kg – 1 kg = 82 kg; dann 82 kg – 1 kg = 81 kg und so weiter …

3. Schritt: Wie viel wiegen Sie nach einer Woche? Wiegen Sie sich eine Woche später möglichst zur selben Zeit und mit der selben Waage wieder! Gehen Sie jetzt bei der waagrechten Zahlenreihe (0–26 Wochen) auf den Wert 1, dann senkrecht nach oben und machen ein Kreuz bei dem Wert Ihres momentanen Körpergewichtes! In unserem Beispiel sind dies 82 kg.

4. Schritt: Messen Sie in den nächsten Wochen jeweils weiterhin 1 x pro Woche Ihr Gewicht und verbinden Sie die Messergebnisse zu einer Gewichtskurve!
Ein weiteres Exemplar dieses Arbeitsblattes ist beigefügt, so dass Sie ein gesamtes Jahr beobachten können.

Beispiel

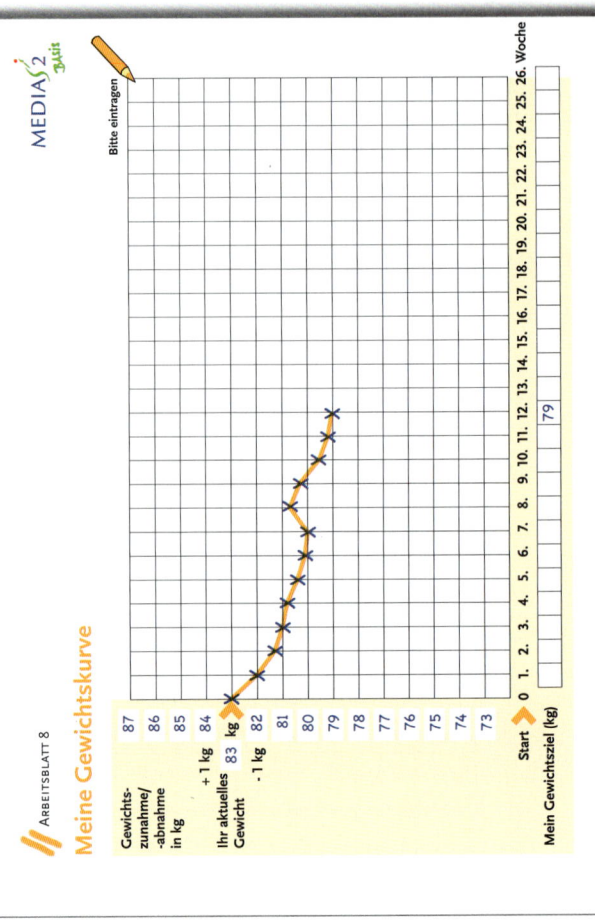

ARBEITSBLATT 8
Meine Gewichtskurve

Bitte eintragen

Gewichtszunahme/-abnahme in kg

	87
	86
	85
+ 1 kg	84
Ihr aktuelles Gewicht	83 kg
– 1 kg	82
	81
	80
	79
	78
	77
	76
	75
	74
	73

Start 0 1. 2. 3. 4. 5. 6. 7. 8. 9. 10. 11. 12. 13. 14. 15. 16. 17. 18. 19. 20. 21. 22. 23. 24. 25. 26. Woche

Mein Gewichtsziel (kg) **79**

MEDIA 2 Akut

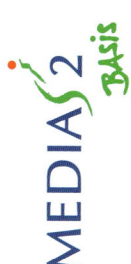

ARBEITSBLATT 8

Meine Gewichtskurve

Bitte eintragen

Gewichts-
zunahme/
-abnahme
in kg

+ 1 kg

Ihr aktuelles
Gewicht

kg

- 1 kg

Start

26. 27. 28. 29. 30. 31. 32. 33. 34. 35. 36. 37. 38. 39. 40. 41. 42. 43. 44. 45. 46. 47. 48. 49. 50. 51. 52. Woche

Mein Gewichtsziel (kg)

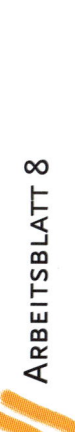

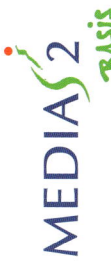

Essen und Trinken unter die Lupe genommen

Datum: _____

Uhrzeit	Was esse/trinke ich?	Wie viele Kalorienbausteine?			
		bis 200✻	400	600	800
		▢▢ ▢▢	▢▢ ▢▢	▢▢ ▢▢	▢▢ ▢▢
		▢▢ ▢▢	▢▢ ▢▢	▢▢ ▢▢	▢▢ ▢▢
		▢▢ ▢▢	▢▢ ▢▢	▢▢ ▢▢	▢▢ ▢▢
		▢▢ ▢▢	▢▢ ▢▢	▢▢ ▢▢	▢▢ ▢▢
		▢▢ ▢▢	▢▢ ▢▢	▢▢ ▢▢	▢▢ ▢▢
		▢▢ ▢▢	▢▢ ▢▢	▢▢ ▢▢	▢▢ ▢▢
		▢▢ ▢▢	▢▢ ▢▢	▢▢ ▢▢	▢▢ ▢▢

Heute insgesamt: .... Bausteine .... Kalorien

☒ Ein ausgekreuzter Baustein: 50 verzehrte Kalorien ▯ Ein geteilter Baustein: 25 verzehrte Kalorien ✻ Angaben in kcal

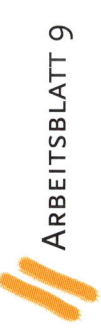

So geht's

Untersuchen Sie einmal genauer, wie viel Energie in Form von Kalorien Sie täglich zu sich nehmen! Da kommt manchmal mehr zusammen, als man denkt. Am besten notieren Sie an vier Tagen alle Lebensmittel, die Sie zu sich nehmen. Tipp: Wählen Sie zwei Wochentage und ein Wochenende! Schätzen Sie den Energiegehalt mit Hilfe der Bausteintabelle ab. Kreuzen Sie pro 50 aufgenommene Kalorien einen Baustein an! Notieren Sie am Ende des Tages die Anzahl der Bausteine! Errechnen Sie dann die Gesamtmenge der Kalorien eines Tages, indem Sie die Anzahl der Bausteine mit 50 multiplizieren! In unserem Beispiel hat eine Person an einem Tag 54 Bausteine x 50 Kalorien = 2700 Kalorien zu sich genommen.

Beispiel

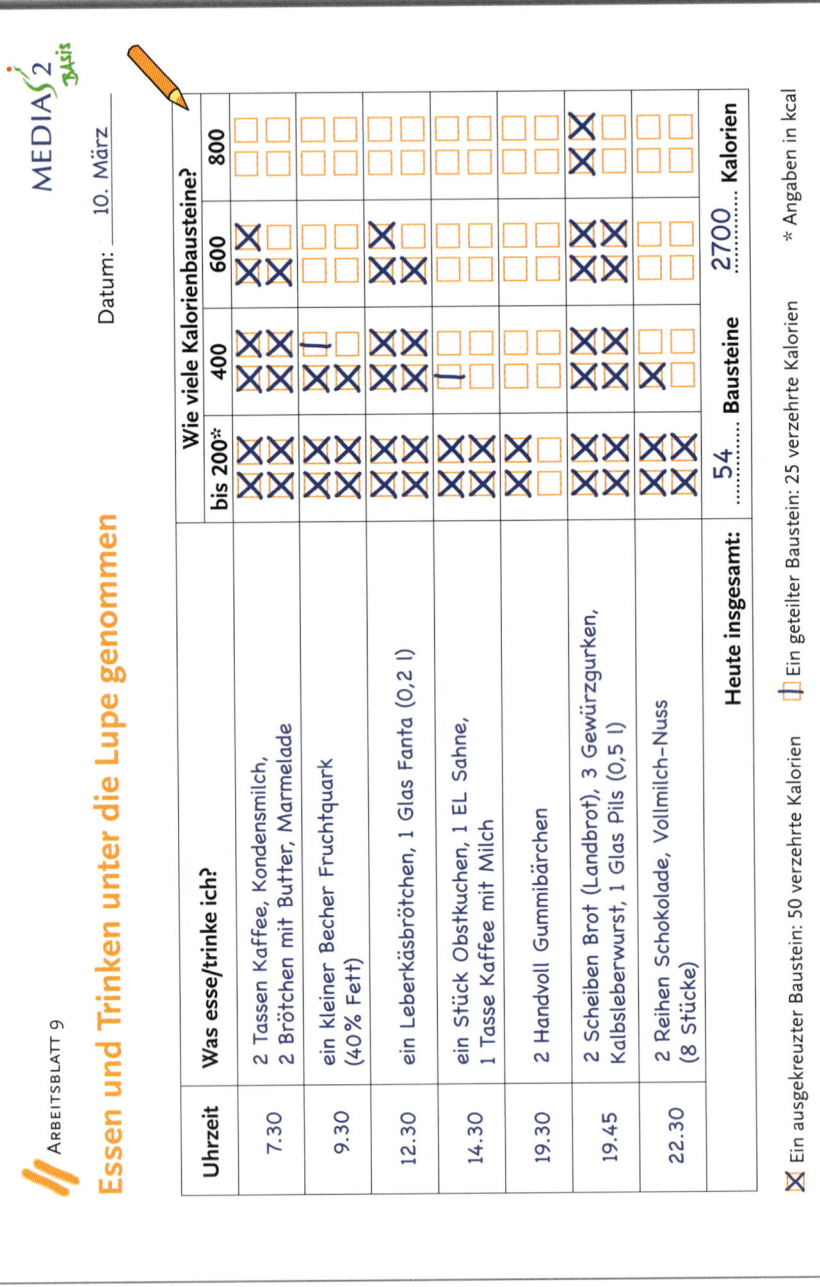

ARBEITSBLATT 9

MEDIAS 2 BASIS

Essen und Trinken unter die Lupe genommen

Datum: 10. März

Uhrzeit	Was esse/trinke ich?	Wie viele Kalorienbausteine?			
		bis 200*	400	600	800
7.30	2 Tassen Kaffee, Kondensmilch, 2 Brötchen mit Butter, Marmelade	XXX	XXX	XX	
9.30	ein kleiner Becher Fruchtquark (40% Fett)	XXX	X I		
12.30	ein Leberkäsbrötchen, 1 Glas Fanta (0,2 l)	XXX	XXX	XX	
14.30	ein Stück Obstkuchen, 1 EL Sahne, 1 Tasse Kaffee mit Milch	XXX	I		
19.30	2 Handvoll Gummibärchen	XX □			
19.45	2 Scheiben Brot (Landbrot), 3 Gewürzgurken, Kalbsleberwurst, 1 Glas Pils (0,5 l)	XXX	XXX	XXX	XX
22.30	2 Reihen Schokolade, Vollmilch-Nuss (8 Stücke)	XXX	X	XXX	XX
	Heute insgesamt:	54 Bausteine		2700 Kalorien	

X Ein ausgekreuzter Baustein: 50 verzehrte Kalorien   I Ein geteilter Baustein: 25 verzehrte Kalorien   * Angaben in kcal

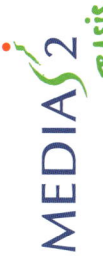

Essen und Trinken unter die Lupe genommen

Datum: _____

Uhrzeit	Was esse/trinke ich?	Wie viele Kalorienbausteine?			
		bis 200*	400	600	800
		☐☐ ☐☐ ☐☐ ☐☐ ☐☐ ☐☐	☐☐ ☐☐ ☐☐ ☐☐ ☐☐ ☐☐	☐☐ ☐☐ ☐☐ ☐☐ ☐☐ ☐☐	☐☐ ☐☐ ☐☐ ☐☐ ☐☐ ☐☐

Heute insgesamt: .... Bausteine .... Kalorien

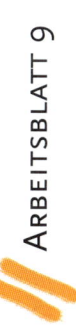 Ein ausgekreuzter Baustein: 50 verzehrte Kalorien ☐ Ein geteilter Baustein: 25 verzehrte Kalorien   * Angaben in kcal

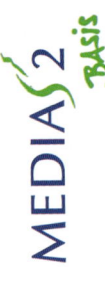

MEDIAS 2 Basis

ARBEITSBLATT 9

Essen und Trinken unter die Lupe genommen

Datum: _____

Uhrzeit	Was esse/trinke ich?	Wie viele Kalorienbausteine?			
		bis 200*	400	600	800
		☐☐ ☐☐	☐☐ ☐☐	☐☐ ☐☐	☐☐ ☐☐
		☐☐ ☐☐	☐☐ ☐☐	☐☐ ☐☐	☐☐ ☐☐
		☐☐ ☐☐	☐☐ ☐☐	☐☐ ☐☐	☐☐ ☐☐
		☐☐ ☐☐	☐☐ ☐☐	☐☐ ☐☐	☐☐ ☐☐
		☐☐ ☐☐	☐☐ ☐☐	☐☐ ☐☐	☐☐ ☐☐
		☐☐ ☐☐	☐☐ ☐☐	☐☐ ☐☐	☐☐ ☐☐
		☐☐ ☐☐	☐☐ ☐☐	☐☐ ☐☐	☐☐ ☐☐
		☐☐ ☐☐	☐☐ ☐☐	☐☐ ☐☐	☐☐ ☐☐

Heute insgesamt: .... **Bausteine** .... **Kalorien**

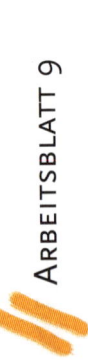 Ein ausgekreuzter Baustein: 50 verzehrte Kalorien

☐ Ein geteilter Baustein: 25 verzehrte Kalorien

* Angaben in kcal

Essen und Trinken unter die Lupe genommen

Datum: _____

Uhrzeit	Was esse/trinke ich?	Wie viele Kalorienbausteine?			
		bis 200*	400	600	800
		☐☐☐☐	☐☐☐☐	☐☐☐☐	☐☐☐☐
		☐☐☐☐	☐☐☐☐	☐☐☐☐	☐☐☐☐
		☐☐☐☐	☐☐☐☐	☐☐☐☐	☐☐☐☐
		☐☐☐☐	☐☐☐☐	☐☐☐☐	☐☐☐☐
		☐☐☐☐	☐☐☐☐	☐☐☐☐	☐☐☐☐
		☐☐☐☐	☐☐☐☐	☐☐☐☐	☐☐☐☐
		☐☐☐☐	☐☐☐☐	☐☐☐☐	☐☐☐☐

Heute insgesamt: .... Bausteine   .... Kalorien

X Ein ausgekreuzter Baustein: 50 verzehrte Kalorien   ☐ Ein geteilter Baustein: 25 verzehrte Kalorien   * Angaben in kcal

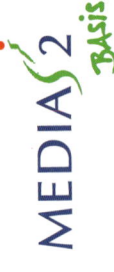

Essen und Trinken unter die Lupe genommen

Datum: _____

Uhrzeit	Was esse/trinke ich?	Wie viele Kalorienbausteine?			
		bis 200*	400	600	800
		☐☐ ☐☐	☐☐ ☐☐	☐☐ ☐☐	☐☐ ☐☐
		☐☐ ☐☐	☐☐ ☐☐	☐☐ ☐☐	☐☐ ☐☐
		☐☐ ☐☐	☐☐ ☐☐	☐☐ ☐☐	☐☐ ☐☐
		☐☐ ☐☐	☐☐ ☐☐	☐☐ ☐☐	☐☐ ☐☐
		☐☐ ☐☐	☐☐ ☐☐	☐☐ ☐☐	☐☐ ☐☐
		☐☐ ☐☐	☐☐ ☐☐	☐☐ ☐☐	☐☐ ☐☐
		☐☐ ☐☐	☐☐ ☐☐	☐☐ ☐☐	☐☐ ☐☐

Heute insgesamt: .... Bausteine .... Kalorien

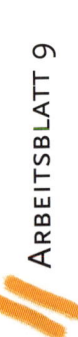 Ein ausgekreuzter Baustein: 50 verzehrte Kalorien ☐ Ein geteilter Baustein: 25 verzehrte Kalorien * Angaben in kcal

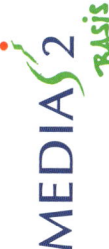

Tagebuch zum Essverhalten

Datum: _____

Uhrzeit	Was esse/trinke ich?	Umstände / Beweggründe	Wie viele Kalorienbausteine?				Zufriedenheit mit dem Essverhalten
			200*	400	600	800	
			☐☐ ☐☐	☐☐ ☐☐	☐☐ ☐☐	☐☐ ☐☐	😀😀 😀 🙂 😊😊
			☐☐ ☐☐	☐☐ ☐☐	☐☐ ☐☐	☐☐ ☐☐	😀😀 😀 🙂 😊😊
			☐☐ ☐☐	☐☐ ☐☐	☐☐ ☐☐	☐☐ ☐☐	😀😀 😀 🙂 😊😊
			☐☐ ☐☐	☐☐ ☐☐	☐☐ ☐☐	☐☐ ☐☐	😀😀 😀 🙂 😊😊
			☐☐ ☐☐	☐☐ ☐☐	☐☐ ☐☐	☐☐ ☐☐	😀😀 😀 🙂 😊😊
			☐☐ ☐☐	☐☐ ☐☐	☐☐ ☐☐	☐☐ ☐☐	😀😀 😀 🙂 😊😊

Heute insgesamt: .... **Bausteine** .... **Kalorien**

* Angaben in kcal

☒ Ein ausgekreuzter Baustein: 50 verzehrte Kalorien   ☐ Ein geteilter Baustein: 25 verzehrte Kalorien

😀😀 sehr zufrieden   😊 eher zufrieden   🙂 eher unzufrieden   😀😀 sehr unzufrieden

So geht's

Mit Hilfe dieses Protokolls können Sie leichter erkennen, was Ihr Essverhalten im Alltag beeinflusst. Überprüfen Sie doch einmal genauer, was Sie den Tag über so alles essen und trinken. Am besten notieren Sie an vier Tagen alle Lebensmittel, die Sie zu sich nehmen und schätzen deren Energiegehalt mit Hilfe der Kalorientabelle ab! Dafür wählen Sie am günstigsten zwei Wochentage und ein Wochenende aus.

Vermerken Sie in kurzen Stichworten in der dritten Spalte die Umstände und Beweggründe Ihrer Mahlzeiten! In der vierten Spalte können Sie pro 50 Kalorien einen Kalorienbaustein ankreuzen. Bewerten Sie abschließend in der letzten Spalte das Ausmaß Ihrer Zufriedenheit mit Ihrem Essverhalten!

Beispiel

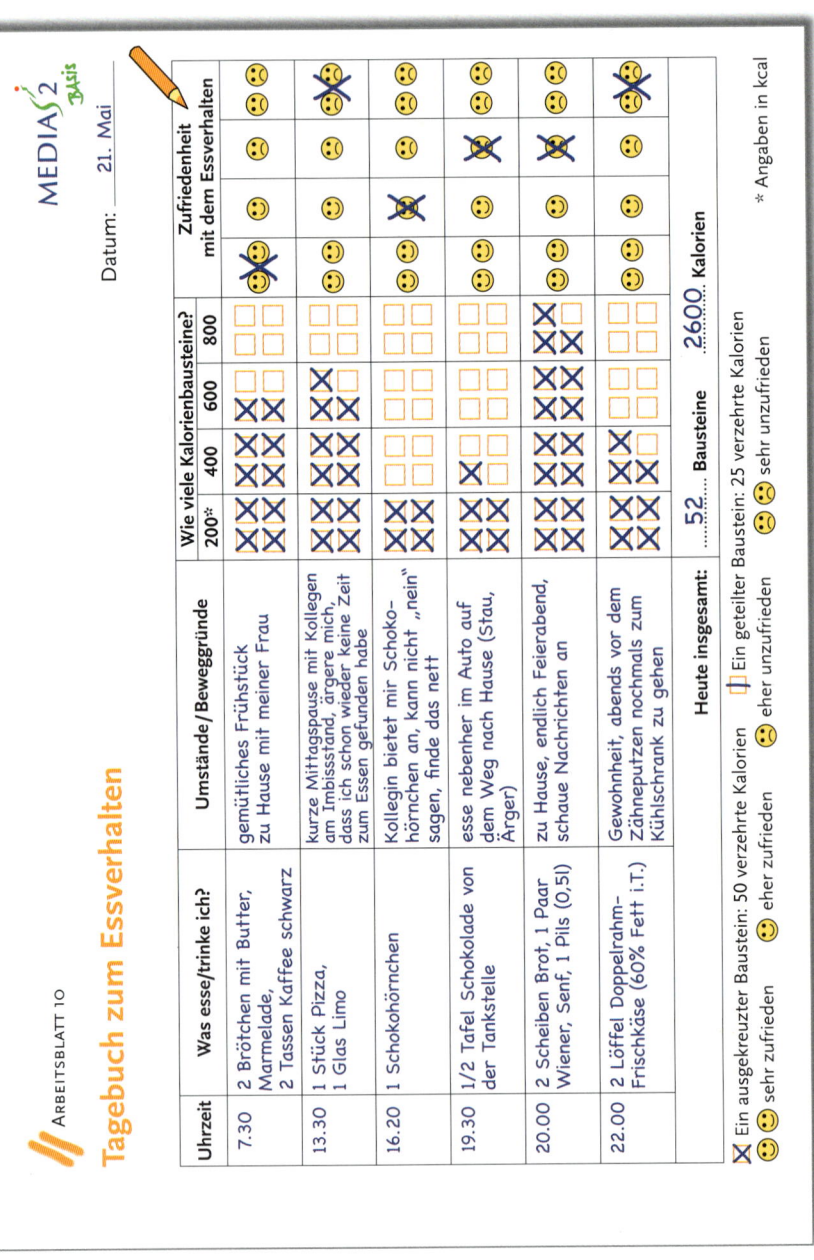

MEDIAS 2 BASIS

Datum: 21. Mai

ARBEITSBLATT 10

Tagebuch zum Essverhalten

Uhrzeit	Was esse/trinke ich?	Umstände / Beweggründe	Wie viele Kalorienbausteine? (200*, 400, 600, 800)	Zufriedenheit mit dem Essverhalten
7.30	2 Brötchen mit Butter, Marmelade, 2 Tassen Kaffee schwarz	gemütliches Frühstück zu Hause mit meiner Frau		
13.30	1 Stück Pizza, 1 Glas Limo	kurze Mittagspause mit Kollegen am Imbissstand, ärgere mich, dass ich schon wieder keine Zeit zum Essen gefunden habe		
16.20	1 Schokohörnchen	Kollegin bietet mir Schokohörnchen an, kann nicht „nein" sagen, finde das nett		
19.30	1/2 Tafel Schokolade von der Tankstelle	esse nebenher im Auto auf dem Weg nach Hause (Stau, Ärger)		
20.00	2 Scheiben Brot, 1 Paar Wiener, Senf, 1 Pils (0,5l)	zu Hause, endlich Feierabend, schaue Nachrichten an		
22.00	2 Löffel Doppelrahm-Frischkäse (60% Fett i.T.)	Gewohnheit, abends vor dem Zähneputzen nochmals zum Kühlschrank zu gehen		

Heute insgesamt: 52 Bausteine = 2600 Kalorien

X Ein ausgekreuzter Baustein: 50 verzehrte Kalorien
Ein geteilter Baustein: 25 verzehrte Kalorien

sehr zufrieden   eher zufrieden   eher unzufrieden   sehr unzufrieden

* Angaben in kcal

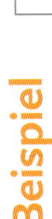

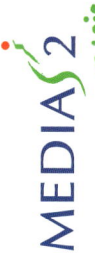

Tagebuch zum Essverhalten

ARBEITSBLATT 10

MEDIAS 2 BASIS

Datum: _____

Uhrzeit	Was esse/trinke ich?	Umstände/Beweggründe	Wie viele Kalorienbausteine?				Zufriedenheit mit dem Essverhalten
			200*	400	600	800	
			☐ ☐	☐ ☐	☐ ☐	☐ ☐	
			☐ ☐	☐ ☐	☐ ☐	☐ ☐	
			☐ ☐	☐ ☐	☐ ☐	☐ ☐	
			☐ ☐	☐ ☐	☐ ☐	☐ ☐	
			☐ ☐	☐ ☐	☐ ☐	☐ ☐	
			☐ ☐	☐ ☐	☐ ☐	☐ ☐	

Heute insgesamt: .... Bausteine .... Kalorien

☒ Ein ausgekreuzter Baustein: 50 verzehrte Kalorien   ☐ Ein geteilter Baustein: 25 verzehrte Kalorien

😊 sehr zufrieden   🙂 eher zufrieden   😐 eher unzufrieden   ☹ sehr unzufrieden

* Angaben in kcal

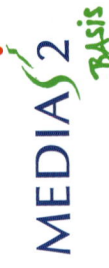

MEDIAS 2 BASIS

ARBEITSBLATT 10

Tagebuch zum Essverhalten

Datum: _____

Uhrzeit	Was esse/trinke ich?	Umstände / Beweggründe	Wie viele Kalorienbausteine? 200* 400 600 800	Zufriedenheit mit dem Essverhalten

Heute insgesamt: .... Bausteine .... Kalorien

☒ Ein ausgekreuzter Baustein: 50 verzehrte Kalorien   ▯ Ein geteilter Baustein: 25 verzehrte Kalorien

🙂 sehr zufrieden   🙂 eher zufrieden   🙁 eher unzufrieden   🙁 sehr unzufrieden

* Angaben in kcal

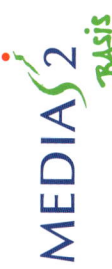

Tagebuch zum Essverhalten

Datum: _____

Uhrzeit	Was esse/trinke ich?	Umstände / Beweggründe	Wie viele Kalorienbausteine?				Zufriedenheit mit dem Essverhalten
			200*	400	600	800	
			☐☐ ☐☐	☐☐ ☐☐	☐☐ ☐☐	☐☐ ☐☐	😀😀 🙂 🙂 😕😕
			☐☐ ☐☐	☐☐ ☐☐	☐☐ ☐☐	☐☐ ☐☐	😀😀 🙂 🙂 😕😕
			☐☐ ☐☐	☐☐ ☐☐	☐☐ ☐☐	☐☐ ☐☐	😀😀 🙂 🙂 😕😕
			☐☐ ☐☐	☐☐ ☐☐	☐☐ ☐☐	☐☐ ☐☐	😀😀 🙂 🙂 😕😕
			☐☐ ☐☐	☐☐ ☐☐	☐☐ ☐☐	☐☐ ☐☐	😀😀 🙂 🙂 😕😕
			☐☐ ☐☐	☐☐ ☐☐	☐☐ ☐☐	☐☐ ☐☐	😀😀 🙂 🙂 😕😕

Heute insgesamt: .... Bausteine .... Kalorien

⊠ Ein ausgekreuzter Baustein: 50 verzehrte Kalorien ☐ Ein geteilter Baustein: 25 verzehrte Kalorien

😀 sehr zufrieden 🙂 eher zufrieden 😕 eher unzufrieden 😟 sehr unzufrieden

* Angaben in kcal

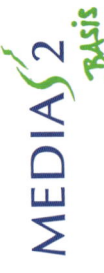

MEDIAS 2 BASIS

ARBEITSBLATT 10

Tagebuch zum Essverhalten

Datum: _____

Uhrzeit	Was esse/trinke ich?	Umstände / Beweggründe	Wie viele Kalorienbausteine? 200* 400 600 800	Zufriedenheit mit dem Essverhalten
			☐☐ ☐☐ ☐☐ ☐☐ ☐☐ ☐☐ ☐☐ ☐☐	😀😀 😀 😊 😐 😟😟
			☐☐ ☐☐ ☐☐ ☐☐ ☐☐ ☐☐ ☐☐ ☐☐	😀😀 😀 😊 😐 😟😟
			☐☐ ☐☐ ☐☐ ☐☐ ☐☐ ☐☐ ☐☐ ☐☐	😀😀 😀 😊 😐 😟😟
			☐☐ ☐☐ ☐☐ ☐☐ ☐☐ ☐☐ ☐☐ ☐☐	😀😀 😀 😊 😐 😟😟
			☐☐ ☐☐ ☐☐ ☐☐ ☐☐ ☐☐ ☐☐ ☐☐	😀😀 😀 😊 😐 😟😟
			☐☐ ☐☐ ☐☐ ☐☐ ☐☐ ☐☐ ☐☐ ☐☐	😀😀 😀 😊 😐 😟😟

Heute insgesamt: .... Bausteine .... Kalorien

⊠ Ein ausgekreuzter Baustein: 50 verzehrte Kalorien   ☐ Ein geteilter Baustein: 25 verzehrte Kalorien

😀😀 sehr zufrieden   😀 eher zufrieden   😊 zufrieden   😐 eher unzufrieden   😟😟 sehr unzufrieden

* Angaben in kcal

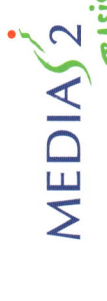

Tipps zur Änderung von Essgewohnheiten

Gezielter Einkaufen

Auf den nachfolgenden Seiten finden Sie eine Auswahl von Tipps, die Ihnen helfen können, Ihr Essverhalten zu verändern.

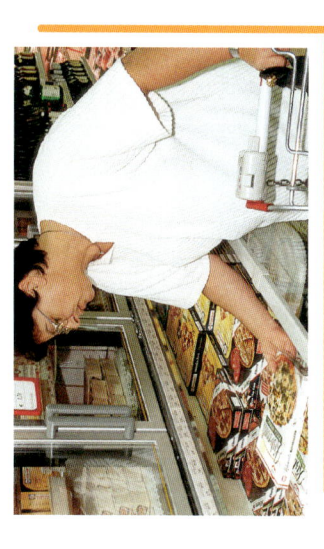

▶ Um kaloriengünstige Alternativen herauszufinden, schaue ich mir die Angaben auf dem Etikett genau an oder verwende die Bausteintabelle.

▶ Ich schreibe mir vor dem Einkaufen einen Einkaufszettel.

▶ Ich gehe möglichst nur dann einkaufen, wenn ich nicht hungrig bin (am besten nach einer Hauptmahlzeit).

▶ Ich lege keine Vorräte für Süßigkeiten oder Knabbereien an.

▶ Besonders an der Käse-, Wurst- oder Fleischtheke beachte ich in Zukunft die Angaben zum Fettgehalt.

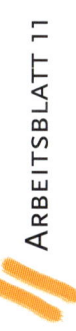
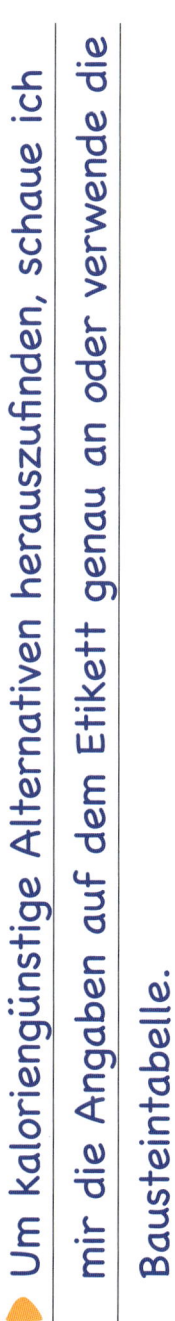

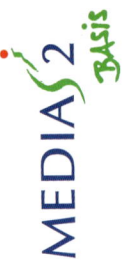

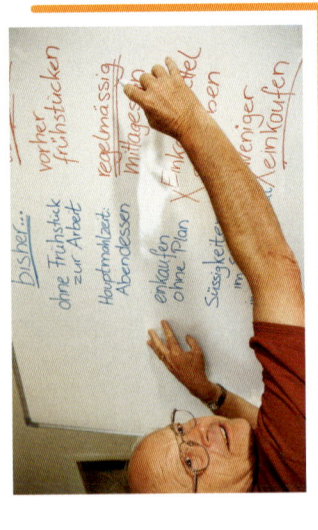

Mahlzeiten gezielter planen

► Ich verteile meine Mahlzeiten besser über den Tag.

► Ich reserviere in meinem Tagesablauf genügend Zeit für Frühstück, Mittag- und Abendessen.

► Ich versuche, die Abstände zwischen den Mahlzeiten nicht zu groß werden zu lassen, um Heißhungeranfälle zu vermeiden.

► Ich nehme für meinen kleinen Hunger zwischendurch etwas mit (z.B. Obst).

► Am Abend nehme ich nur noch eine kleine Mahlzeit zu mir.

► Ich vermeide Nebentätigkeiten beim Essen (z.B. fernsehen) und kümmere mich darum, dass ich beim Essen ungestört bin (z.B. kein Handy am Tisch).

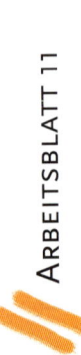

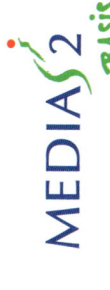

ARBEITSBLATT 11

Mahlzeiten günstiger zubereiten

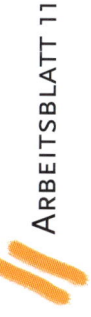

▶ Ich verwende zum Zubereiten von Salaten oder Fleischgerichten möglichst wenig Fett oder Öl.

▶ Bei Schinken, Speck, fettiger Wurst oder Fleisch entferne ich den Fettrand.

▶ Ich vermeide in Zukunft nach Möglichkeit eine fettreiche Zubereitung (z.B. panieren oder frittieren).

▶ Ich verwende für's Braten nur noch eine beschichtete Pfanne.

▶ Bei der Zubereitung von Kartoffeln (die essen wir sehr oft!) will ich in Zukunft darauf achten, nicht so häufig Pommes frites zu machen.

▶ Die Bratensoße will ich zukünftig mit weniger oder gar keinem Rahm zubereiten.

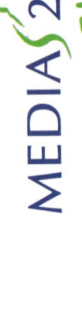

Nicht mehr als nötig essen

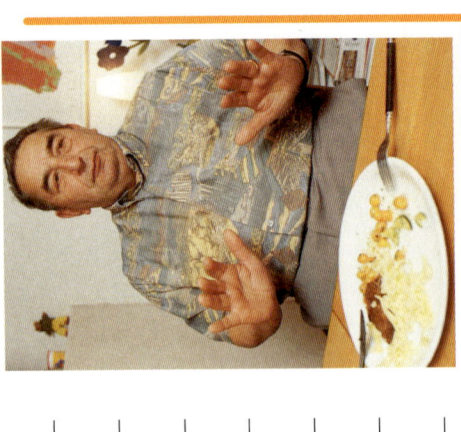

▶ Wenn ich keinen Hunger habe oder mir das Essen nicht schmeckt, esse ich den Teller nicht leer – ich muss nicht immer alles aufessen.

▶ Ich schöpfe mir erst einmal eine kleinere Portion auf den Teller. Wenn der Teller leer ist, schaue ich, ob ich satt bin.

▶ Wenn ich die Mahlzeit selbst zubereite, versuche ich in Zukunft, nicht mehr in so großen Mengen zu kochen. Es muss nicht immer etwas übrigbleiben.

▶ Ich esse langsam, mache Pausen, kaue gut, damit ich eher merke, wann ich satt bin.

▶ Große Schüsseln, Pfannen oder Töpfe stelle ich nicht auf den Tisch, sondern außer Reichweite.

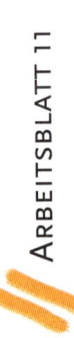

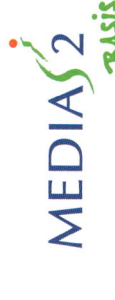

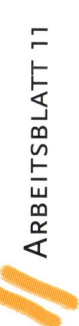

Verführungssituationen und Anreize zum Essen vermeiden

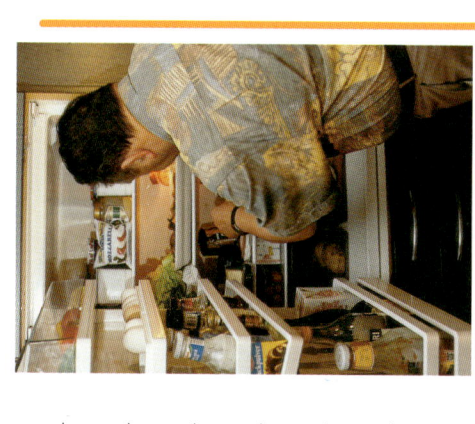

▶ Ich achte darauf, dass mein Kühlschrank zwar das Notwendige für den Alltag enthält, aber nicht üppig gefüllt ist.

▶ Wenn ich etwas zum Naschen brauche, dann bevorzuge ich kalorienarme Süßigkeiten (z.B. zuckerfreien Kaugummi).

▶ Ich überlege mir, wie ich zukünftig mit „Verführungssituationen" umgehen will (z.B. Vorbeigehen an einer Konditorei oder Pommes-Bude).

▶ Ich vermeide (besonders abends beim Fernsehen) Knabbereien, die es in sich haben (z.B. Erdnüsse).

▶ Gerade nach einer Stresssituation (z.B. nach einem arbeitsreichen Tag) versuche ich ganz bewusst, nicht gleich zu essen, da ich weiß, dass ich dann sehr gefährdet bin, unkontrolliert zu essen. Lieber lese ich dann erst die Zeitung oder arbeite noch ein wenig im Garten.

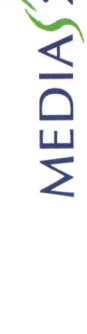

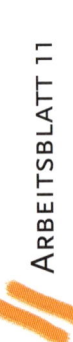

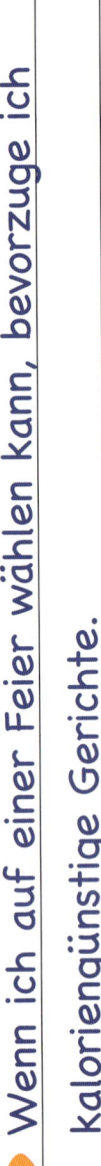

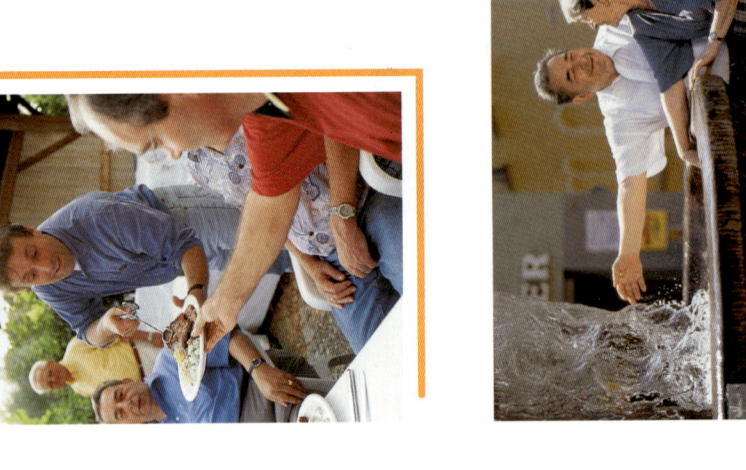

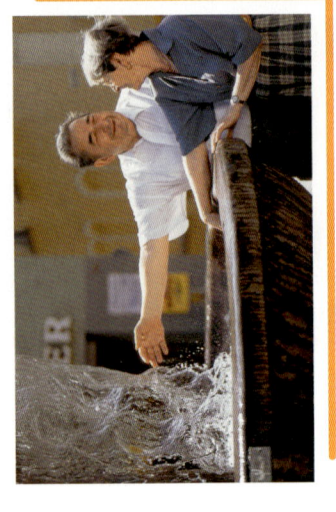

Bei Festen und Feiern

▶ Auf einer Feier lasse ich mich nicht zum Weiteressen überreden, wenn ich keinen Hunger mehr habe.

▶ Wenn ich auf einer Feier wählen kann, bevorzuge ich kaloriengünstige Gerichte.

▶ Ich verzichte auf Chips oder angebotene Knabbereien.

Sich anders belohnen

▶ Anstatt zu essen (oder essen zu gehen), gönne ich mir zu bestimmten Anlässen andere Dinge, die mir Freude bereiten wie ein Strauß Blumen, eine neue Musik-CD oder ein Kino-besuch.

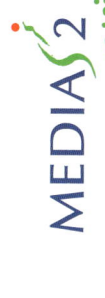

MEDIAS 2 Basis

ARBEITSBLATT 11

Anders mit schlechtem Befinden umgehen

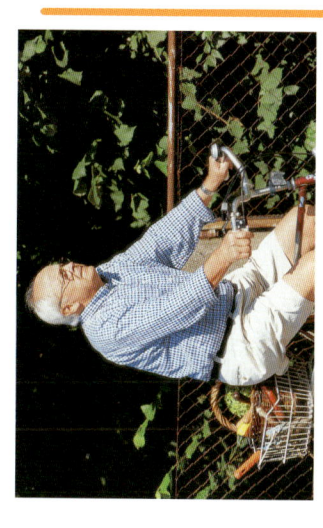

▶ Bei Stress versuche ich mir anderweitig Entspannung und
Ausgleich zu verschaffen (z.B. lesen oder Musik hören).

▶ Wenn ich mich geärgert oder aufgeregt habe, versuche ich
durch körperliche Bewegung (z.B. Rad fahren) wieder meine
innere Ruhe zurückzugewinnen.

▶ Wenn ich Sorgen habe, behalte ich diese nicht für mich,
sondern spreche nach Möglichkeit mit einer Vertrauensperson
darüber, um eine Lösung zu finden.

▶ Ich mache mir eine Liste mit Ideen, was ich tun könnte, wenn
mir langweilig ist oder ich mich alleine fühle.

▶ Im Kühlschrank habe ich immer kalorienarme Lebensmittel
(z.B. rohes Gemüse), auf die ich schnell zugreifen kann.

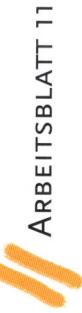

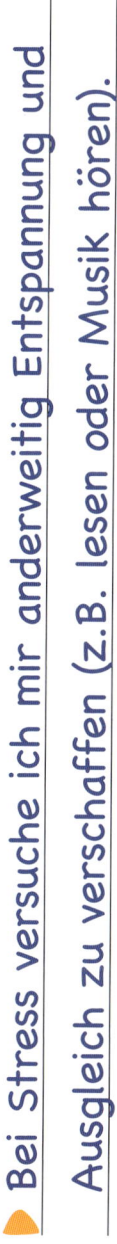

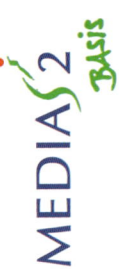

Nicht so streng mit sich sein und flexibel bleiben

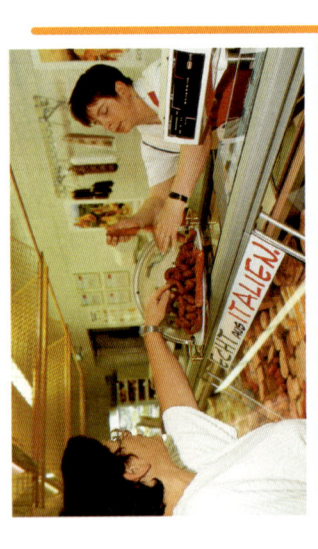

▶ Keine Regel ohne Ausnahme: Ich lasse Ausnahmen zu und

gönne mir bewusst ab und zu etwas, was für's Abnehmen

eher ungünstig ist.

▶ Bei einer Feier gönne ich mir einmal auch etwas Gutes, ohne

dauernd an mein Gewicht zu denken.

Andere um Unterstützung bitten

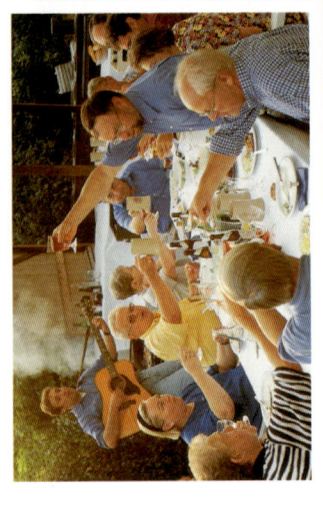

▶ Ich versuche mir im Familien- und Bekanntenkreis Unter-

stützung einzuholen, die mir hilft, mich gesünder zu ernähren

und Gewicht abzunehmen.

▶ Ich versuche, meinen Partner dafür zu gewinnen, dass er bei

Festen/Feiern oder beim Essen im Restaurant auch gesunde

Alternativen auswählt. Dann fällt mir mein Vorhaben leichter.

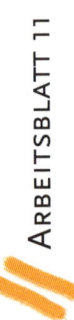

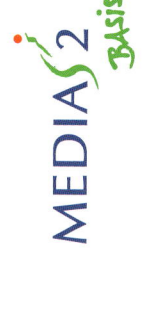

Änderungen von Essgewohnheiten:
Das nehme ich mir bis zum Ende des Kurses vor

Datum: _____

So geht's

Mit Hilfe der Ideensammlung des Arbeitsblattes 11 können Sie nun Ihre eigenen Ziele festlegen, die Sie bis Ende des Kurses umsetzen möchten. Notieren Sie sich nun auf dem Arbeitsblatt Ihre persönlichen Ziele! Bitte denken Sie daran:

▶ Je konkreter Ihre Ziele, desto besser ▶ Weniger ist manchmal mehr ▶ Stecken Sie sich Ihre Ziele nicht zu hoch

▶ Ziele positiv formulieren ▶ Setzen Sie sich Etappenziele

Beispiel

MEDIAS 2 Basis

/// ARBEITSBLATT 12

Änderungen von Essgewohnheiten:
Das nehme ich mir bis zum Ende des Kurses vor

Datum: 3. August

▶ Ich stehe etwas früher auf und gehe nicht ohne Frühstück aus dem Haus.

▶ Am späten Vormittag esse ich etwas Kleines, z.B. einen Apfel, um Heißhunger vor dem Mittagessen zu vermeiden.

▶ In der Kantine werde ich in Zukunft auf kleinere Portionen achten. Ich sage dem Koch, Herrn Müller, er soll mir nicht immer so große Portionen schöpfen.

▶ Wenn ich satt bin, will ich auch etwas auf dem Teller liegen lassen können.

▶ Ich nehme das Angebot meiner Frau an, gemeinsam mit ihr abzunehmen.

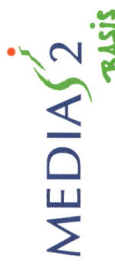

Meine körperlichen Aktivitäten im Alltag

Datum: _____

Uhrzeit	Meine körperlichen Aktivitäten	Wie lange?
	Schritte	_____ Schritte
	Bewegungskalorien	_____ kcal

Heute war ich mit meinem Bewegungspensum …

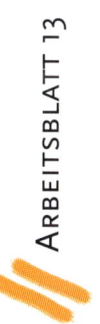 sehr zufrieden   eher zufrieden   eher unzufrieden   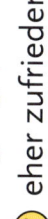 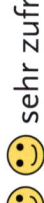 sehr unzufrieden (bitte ankreuzen)

So geht's

Überprüfen Sie doch einmal genauer, wie viel Sie sich im Alltag bewegen! Am besten notieren Sie an sechs Tagen, in welcher Form und wie lange Sie körperlich aktiv sind! Sie können auch mit Hilfe eines Schrittzählers messen, wie viele Schritte Sie insgesamt im Laufe eines Tages zurückgelegt haben. Wenn Ihr Schrittzähler die Kalorien angibt, die Sie durch Bewegung verbraucht haben, können Sie diese ebenfalls auf dem Arbeitsblatt notieren.

Beurteilen Sie jeweils am Ende eines Tages, wie zufrieden Sie mit dem Ausmaß Ihrer körperlichen Bewegung waren!

Beispiel

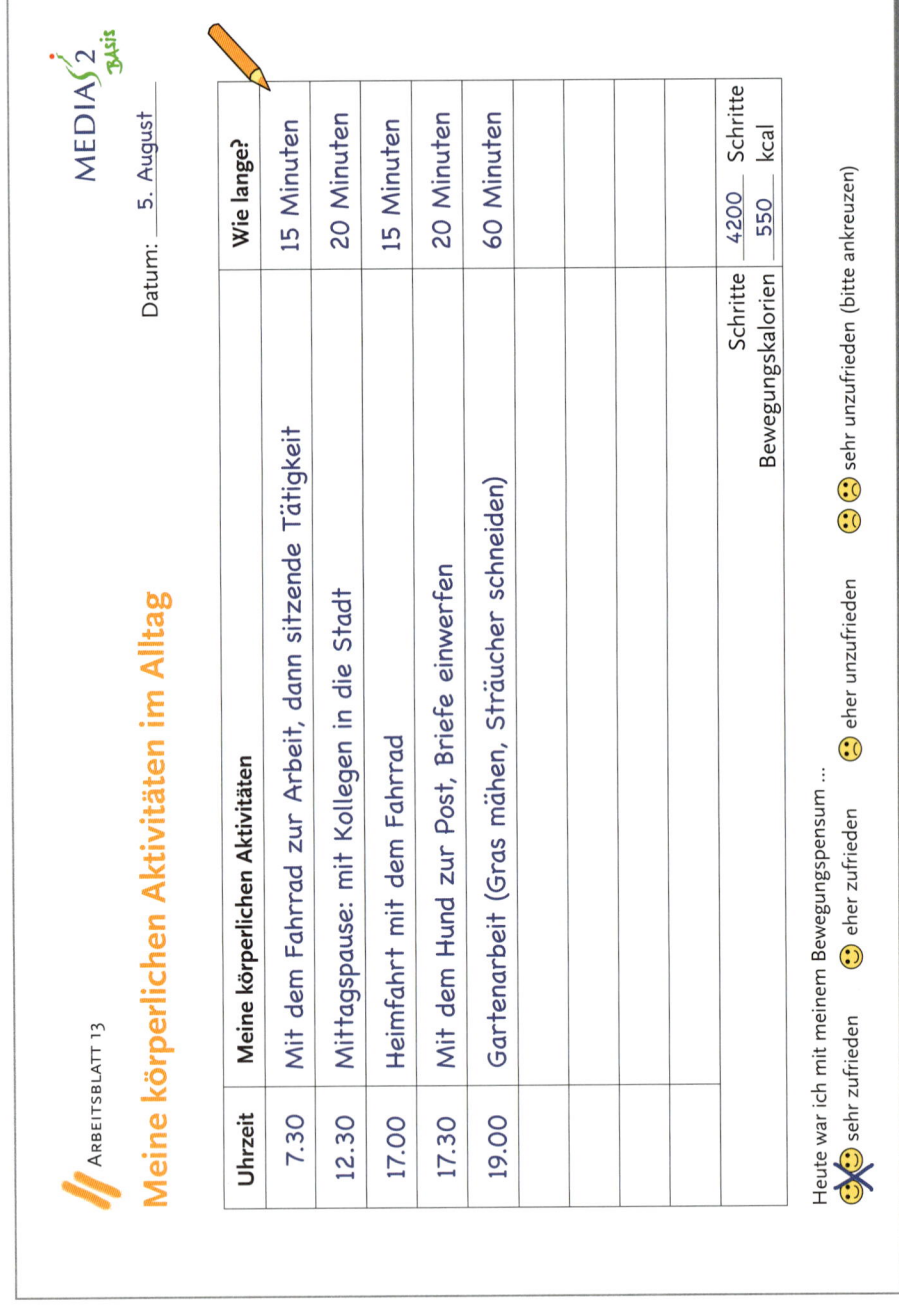

ARBEITSBLATT 13

Meine körperlichen Aktivitäten im Alltag

MEDIAS 2 BASIS

Datum: ___5. August___

Uhrzeit	Meine körperlichen Aktivitäten	Wie lange?
7.30	Mit dem Fahrrad zur Arbeit, dann sitzende Tätigkeit	15 Minuten
12.30	Mittagspause: mit Kollegen in die Stadt	20 Minuten
17.00	Heimfahrt mit dem Fahrrad	15 Minuten
17.30	Mit dem Hund zur Post, Briefe einwerfen	20 Minuten
19.00	Gartenarbeit (Gras mähen, Sträucher schneiden)	60 Minuten
	Schritte	4200 Schritte
	Bewegungskalorien	550 kcal

Heute war ich mit meinem Bewegungspensum ...

😄 sehr zufrieden   🙂 eher zufrieden   😐 eher unzufrieden   🙁 sehr unzufrieden (bitte ankreuzen)

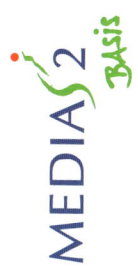

Meine körperlichen Aktivitäten im Alltag

Datum: _____

Uhrzeit	Meine körperlichen Aktivitäten	Wie lange?
Schritte		Schritte _____
Bewegungskalorien		kcal _____

Heute war ich mit meinem Bewegungspensum …

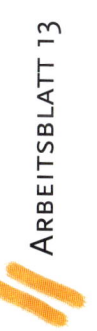 sehr zufrieden   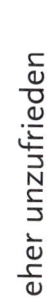 eher zufrieden   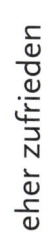 eher unzufrieden   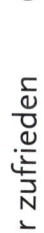 sehr unzufrieden (bitte ankreuzen)

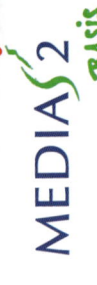

MEDIAS 2 BASIS

Meine körperlichen Aktivitäten im Alltag

Datum: _____

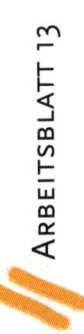

Uhrzeit	Meine körperlichen Aktivitäten	Wie lange?

Schritte	_____ Schritte
Bewegungskalorien	_____ kcal

Heute war ich mit meinem Bewegungspensum …

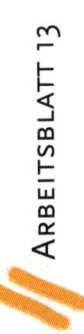 sehr zufrieden   :) eher zufrieden   :(eher unzufrieden   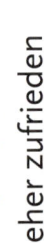 sehr unzufrieden (bitte ankreuzen)

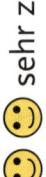

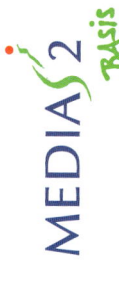

Meine körperlichen Aktivitäten im Alltag

Datum: _____

Uhrzeit	Meine körperlichen Aktivitäten	Wie lange?

Schritte _____ Schritte
Bewegungskalorien _____ kcal

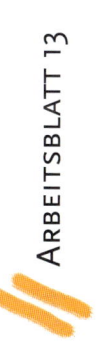

Heute war ich mit meinem Bewegungspensum …

😊 sehr zufrieden   🙂 eher zufrieden   🙁 eher unzufrieden   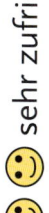 sehr unzufrieden (bitte ankreuzen)

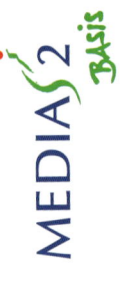

ARBEITSBLATT 13

Meine körperlichen Aktivitäten im Alltag

Datum: _____

Uhrzeit	Meine körperlichen Aktivitäten	Wie lange?
Schritte	_____ Schritte	
Bewegungskalorien	_____ kcal	

Heute war ich mit meinem Bewegungspensum ...

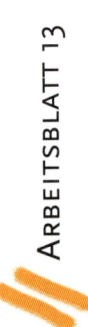 sehr zufrieden   eher zufrieden   eher unzufrieden   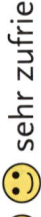 sehr unzufrieden (bitte ankreuzen)

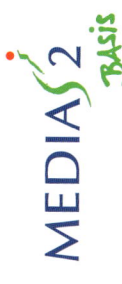

Meine körperlichen Aktivitäten im Alltag

Datum: _____

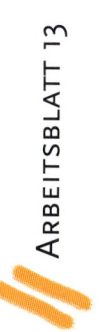

Uhrzeit	Meine körperlichen Aktivitäten	Wie lange?

Schritte _____ Schritte

Bewegungskalorien _____ kcal

Heute war ich mit meinem Bewegungspensum …

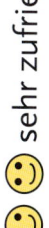

😀 sehr zufrieden   🙂 eher zufrieden   🙁 eher unzufrieden   😞 sehr unzufrieden (bitte ankreuzen)

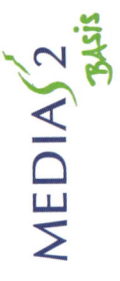

Meine körperlichen Aktivitäten im Alltag

Datum: _____

Uhrzeit	Meine körperlichen Aktivitäten	Wie lange?

Schritte _____ Schritte
Bewegungskalorien _____ kcal

Heute war ich mit meinem Bewegungspensum …

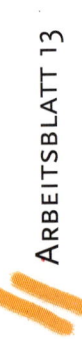 sehr zufrieden   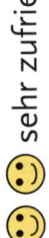 eher zufrieden   eher unzufrieden   sehr unzufrieden (bitte ankreuzen)

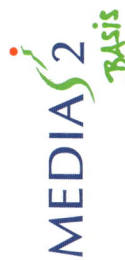

Wie hoch ist Ihr Diabetes-Risiko?

1. Wie alt sind Sie?

0 unter 35 Jahren
1 35 – 44 Jahre
2 45 – 54 Jahre
3 55 – 64 Jahre
4 älter als 64 Jahre

2. Wie hoch ist Ihr Body-Mass-Index? (BMI, siehe Arbeitsblatt 5)

0 unter 25 kg/m^2
1 zwischen 25 und 30 kg/m^2
3 über 30 kg/m^2

3. Wie groß ist Ihr Taillenumfang?

0 unter 94 cm (Männer) bzw. 80 cm (Frauen)
3 zwischen 94 cm und 102 cm (Männer) bzw. 80 cm und 88 cm (Frauen)
4 über 102 cm (Männer) bzw. 88 cm (Frauen)

4. Treiben Sie Sport oder sind Sie an den meisten Tagen mindestens 30 Minuten in Freizeit oder Beruf körperlich aktiv?

0 ja
2 nein

5. Wie oft essen Sie Obst, Gemüse oder dunkles Brot (Roggen- oder Vollkornbrot)?

0 jeden Tag
1 nicht jeden Tag

6. Ist bei einem Ihrer Familienangehörigen irgendwann einmal Diabetes festgestellt worden?

0 nein
3 ja, bei Großvater, Großmutter, Onkel, Tante, Cousin aber nicht Ehepartner
5 ja, bei meinem Vater/meiner Mutter, meinen Geschwistern oder Kindern

7. Wurden bei ärztlichen Untersuchungen schon einmal zu hohe Blutzuckerwerte festgestellt?

0 nein
5 ja

8. Wurden Ihnen schon einmal Medikamente gegen Bluthochdruck verordnet?

0 nein
2 ja

Ihre Gesamtpunktzahl:

☐ 0– 6 Punkte: geringes Risiko
☐ 7–11 Punkte: leicht erhöhtes Risiko
☐ 12–14 Punkte: mittleres Risiko
☐ 15–20 Punkte: hohes Risiko
☐ Mehr als 20 Punkte: sehr hohes Risiko

Quelle: Lindström J, Tuomilehto J: The Diabetes Risk Score. Diabetes Care 725–731, 2003.
© Deutsches Diabetes-Forschungsinstitut Düsseldorf (mit freundlicher Genehmigung)

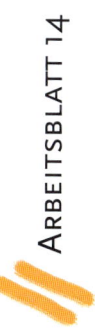

So geht's

Wenn Sie selbst keinen Diabetes haben, können Sie mit der Beantwortung der folgenden acht Fragen sehr leicht feststellen, wie hoch Ihr persönliches Diabetes-Risiko ist. Kreuzen Sie an, was für Sie zutrifft! Zählen Sie die Punkte zusammen! Übertragen Sie die Zahl in die Rubrik „Ihre Gesamtpunktzahl" und lesen Sie direkt Ihr Risiko ab!

Beispiel

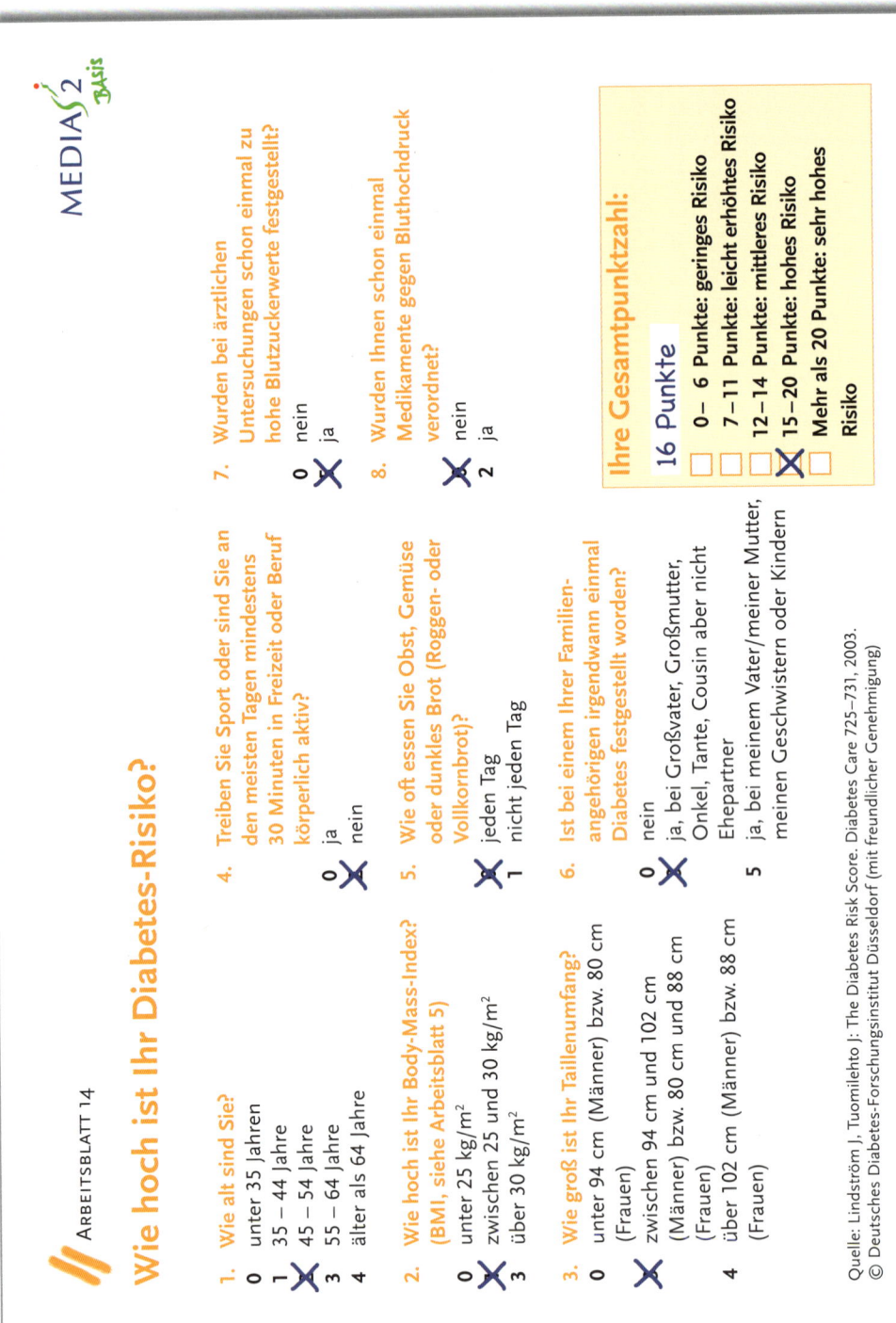

ARBEITSBLATT 14

Wie hoch ist Ihr Diabetes-Risiko?

1. Wie alt sind Sie?
   - 0 unter 35 Jahren
   - 1 35 – 44 Jahre
   - 2 45 – 54 Jahre ✗
   - 3 55 – 64 Jahre
   - 4 älter als 64 Jahre

2. Wie hoch ist Ihr Body-Mass-Index? (BMI, siehe Arbeitsblatt 5)
   - 0 unter 25 kg/m²
   - 1 zwischen 25 und 30 kg/m²
   - 3 über 30 kg/m² ✗

3. Wie groß ist Ihr Taillenumfang?
   - 0 unter 94 cm (Männer) bzw. 80 cm (Frauen) ✗
   - zwischen 94 cm und 102 cm (Männer) bzw. 80 cm und 88 cm (Frauen)
   - 4 über 102 cm (Männer) bzw. 88 cm (Frauen)

4. Treiben Sie Sport oder sind Sie an den meisten Tagen mindestens 30 Minuten in Freizeit oder Beruf körperlich aktiv?
   - 0 ja
   - nein ✗

5. Wie oft essen Sie Obst, Gemüse oder dunkles Brot (Roggen- oder Vollkornbrot)?
   - jeden Tag ✗
   - 1 nicht jeden Tag

6. Ist bei einem Ihrer Familienangehörigen irgendwann einmal Diabetes festgestellt worden?
   - 0 nein
   - ja, bei Großvater, Großmutter, Onkel, Tante, Cousin aber nicht Ehepartner ✗
   - 5 ja, bei meinem Vater/meiner Mutter, meinen Geschwistern oder Kindern

7. Wurden bei ärztlichen Untersuchungen schon einmal zu hohe Blutzuckerwerte festgestellt?
   - 0 nein ✗
   - ja

8. Wurden Ihnen schon einmal Medikamente gegen Bluthochdruck verordnet?
   - nein ✗
   - 2 ja

Ihre Gesamtpunktzahl:

16 Punkte

- ☐ 0 – 6 Punkte: geringes Risiko
- ☐ 7 – 11 Punkte: leicht erhöhtes Risiko
- ☐ 12 – 14 Punkte: mittleres Risiko
- ✗ 15 – 20 Punkte: hohes Risiko
- ☐ Mehr als 20 Punkte: sehr hohes Risiko

Quelle: Lindström J, Tuomilehto J: The Diabetes Risk Score. Diabetes Care 725–731, 2003.
© Deutsches Diabetes-Forschungsinstitut Düsseldorf (mit freundlicher Genehmigung)

MEDIAS 2 BASIS

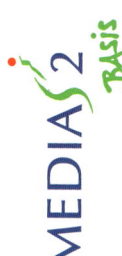

Wie gefährdet sind Ihre Füße?

Die Beantwortung der nachfolgenden Fragen hilft Ihnen, die Gefährdung Ihrer Füße einschätzen zu können.
Die Angaben aus dem Gesundheits-Pass Diabetes können Ihnen dabei eine Hilfe sein.

Bitte ankreuzen

	Nein	Ja
Wurde bei Ihnen eine diabetesbedingte Nervenerkrankung an den Beinen festgestellt (Neuropathie)?	0	1
Wurde bei Ihnen eine Durchblutungsstörung an den Beinen festgestellt?	0	1
Hatten Sie schon einmal ein schlecht heilendes Geschwür am Fuß?	0	2
Wurde bei Ihnen eine Amputation an den Füßen vorgenommen?	0	2
Liegt bei Ihnen eine schwerwiegende Fehlstellung oder Verformung an den Füßen vor (z. B. Hammer-, Krallenzehen)?	0	2

Ihre Punktzahl: _____

Auflösung

0 Risikogruppe 1
Geringes Risiko,
aufgepasst: auf die Füße achten.

1 Risikogruppe 2
Hohes Risiko,
besonders auf die Füße achten.

2 Risikogruppe 3
und mehr Sehr hohes Risiko,
Ihre Füße sind stark gefährdet.
Achtung!

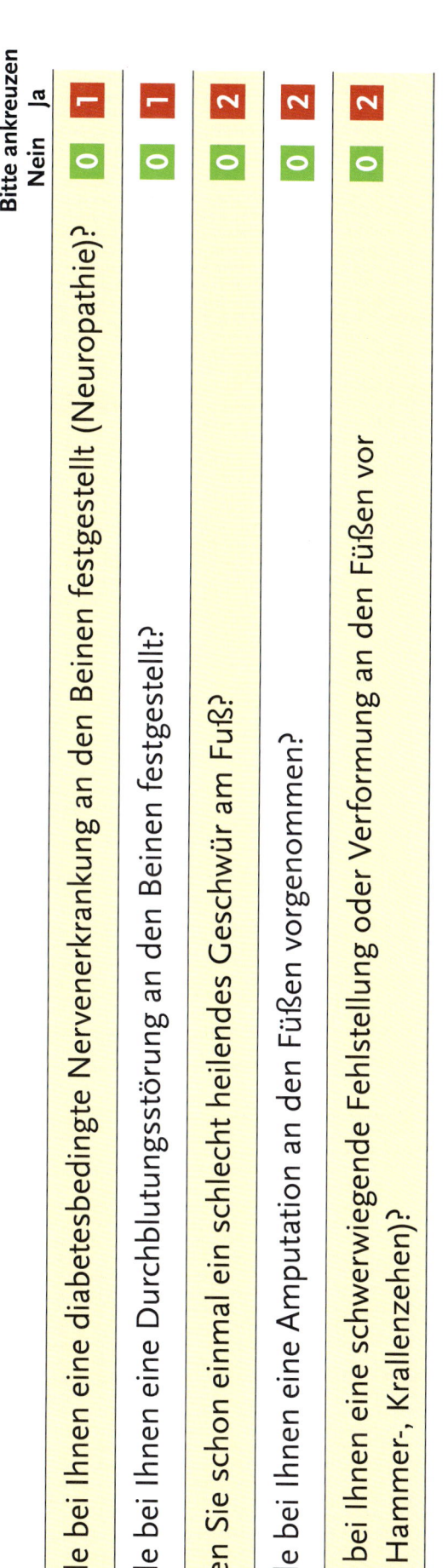

So geht's

Mit der Beantwortung der folgenden 5 Fragen können Sie sehr einfach selbst feststellen, wie gefährdet Ihre Füße sind. Kreuzen Sie zuerst an, was für Sie zutrifft!

Zählen Sie dann Ihre Punkte in den grünen und roten Feldern zusammen! Wenn Sie anschließend Ihre Punktzahl in die Rubrik „Auflösung" übertragen, so können Sie feststellen, welches Risiko für Ihre Füße besteht.

Beispiel

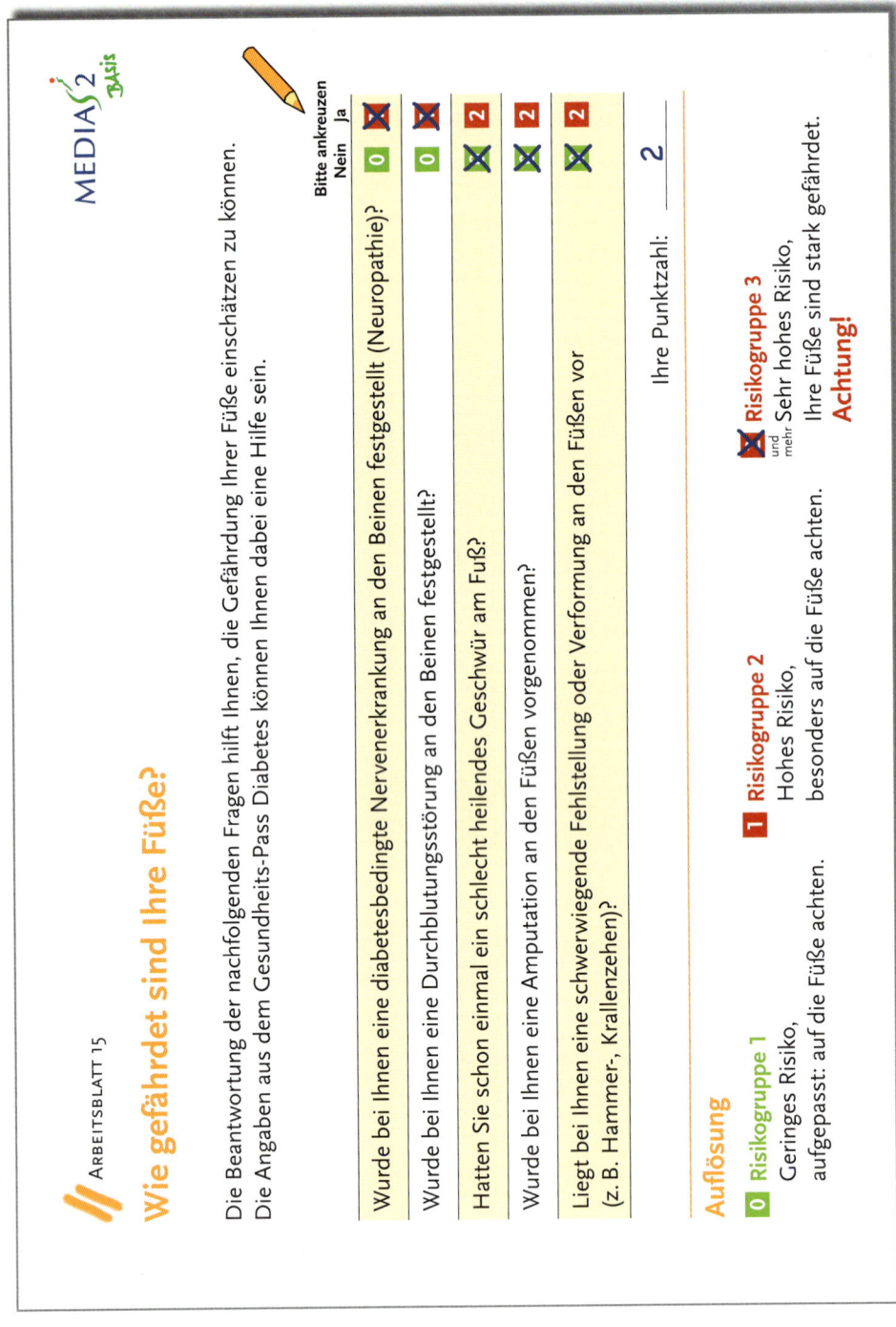

MEDIAS 2 BASIS

ARBEITSBLATT 15

Wie gefährdet sind Ihre Füße?

Die Beantwortung der nachfolgenden Fragen hilft Ihnen, die Gefährdung Ihrer Füße einschätzen zu können. Die Angaben aus dem Gesundheits-Pass Diabetes können Ihnen dabei eine Hilfe sein.

Bitte ankreuzen
Nein / Ja

Frage	Nein	Ja
Wurde bei Ihnen eine diabetesbedingte Nervenerkrankung an den Beinen festgestellt (Neuropathie)?	☒ 0	2
Wurde bei Ihnen eine Durchblutungsstörung an den Beinen festgestellt?	☒ 0	2
Hatten Sie schon einmal ein schlecht heilendes Geschwür am Fuß?	☒	2
Wurde bei Ihnen eine Amputation an den Füßen vorgenommen?	☒	2
Liegt bei Ihnen eine schwerwiegende Fehlstellung oder Verformung an den Füßen vor (z. B. Hammer-, Krallenzehen)?	☒	2

Ihre Punktzahl: ___ 2

Auflösung

0 Risikogruppe 1
Geringes Risiko,
aufgepasst: auf die Füße achten.

1 Risikogruppe 2
Hohes Risiko,
besonders auf die Füße achten.

☒ Risikogruppe 3 und mehr
Sehr hohes Risiko,
Ihre Füße sind stark gefährdet.
Achtung!

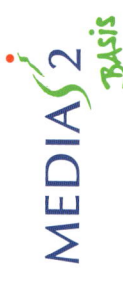

Ein guter Schuh – außen und innen

Gibt der Ferse festen Halt

Kein hoher Absatz

Weiches Obermaterial

Lässt sich nicht leicht verdrehen

Keine Vorderkappe

Ausreichend Platz auch für Zehen

Schuhsohle nicht zu biegsam

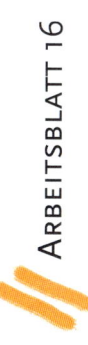

Weicher Innenschuh

Keine harten Übergänge

Kein vorgefertigtes Fußbett

Keine harten Nähte und Ösen

Innenfutter nicht zerrissen

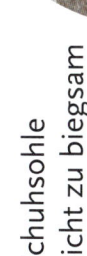

Mein Schuh-Check

Überprüfen Sie einmal diejenigen zwei Paar Schuhe, die Sie im Alltag am meisten tragen (Beispiel: Halbschuhe und Hausschuhe)!

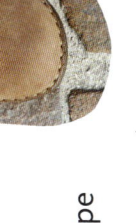

Bitte ankreuzen

Sie	ja	nein		ja	nein
… sind weich und bieten genügend Platz	☐	☐		☐	☐
… bieten ausreichend Platz auch für die Zehen	☐	☐		☐	☐
… geben den Füßen einen festen Halt	☐	☐		☐	☐
… haben keine zu hohen Absätze	☐	☐		☐	☐
… haben einen weichen Innenschuh (keine Nähte oder harten Übergänge)	☐	☐		☐	☐
… haben kein vorgefertigtes Fußbett	☐	☐		☐	☐
… haben kein zerrissenes Innenfutter	☐	☐		☐	☐
Meine Einschätzung:	😊	😦		😊	😦

So geht's

Überprüfen Sie einmal diejenigen zwei Paar Schuhe, die Sie im Alltag am meisten tragen (Beispiel: Halbschuhe und Hausschuhe), an Hand der sieben Kriterien!

Zu welcher Einschätzung kommen Sie?

Beispiel

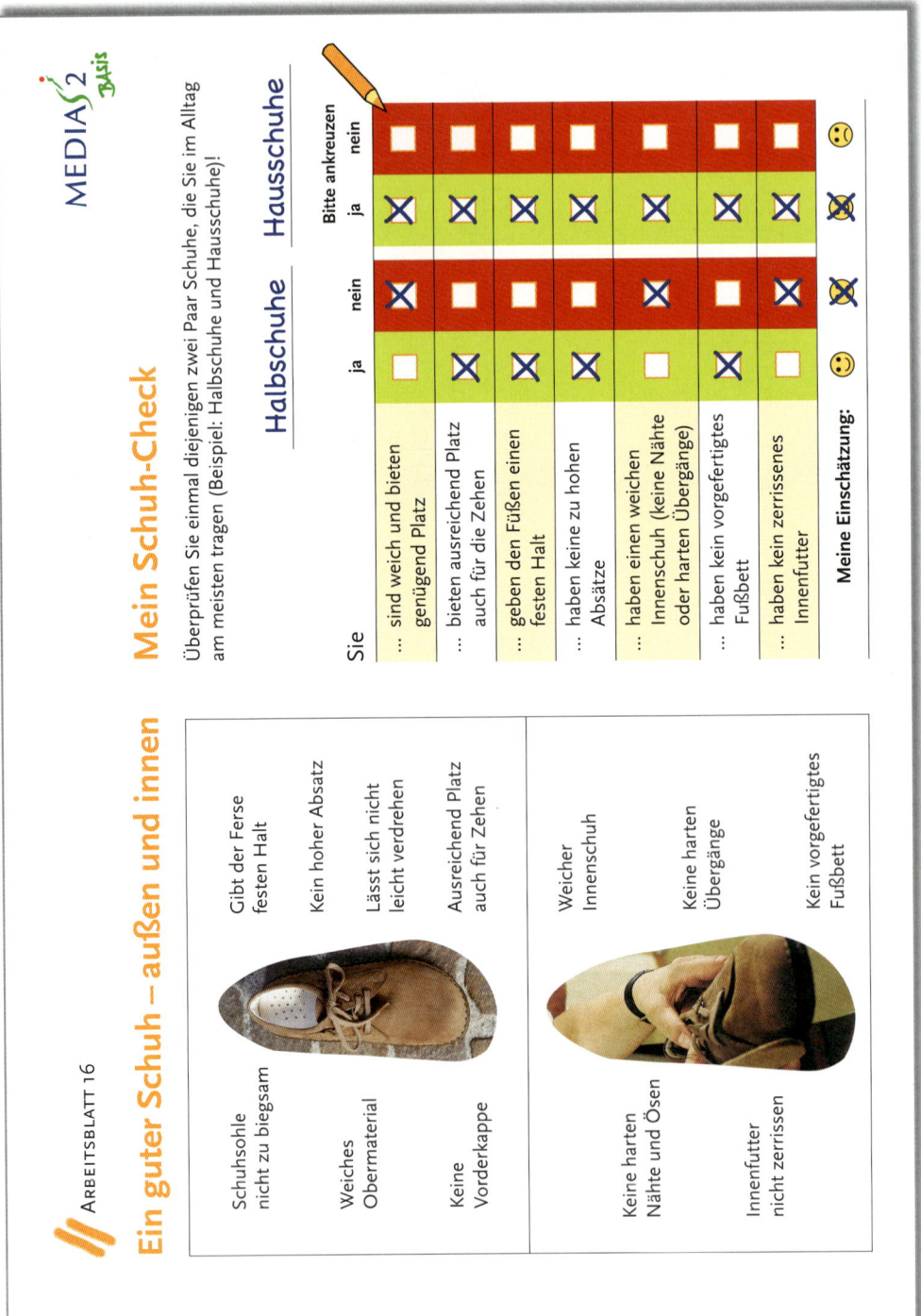

//ARBEITSBLATT 16

Ein guter Schuh – außen und innen

Schuhsohle nicht zu biegsam

Weiches Obermaterial

Keine Vorderkappe

Gibt der Ferse festen Halt

Kein hoher Absatz

Lässt sich nicht leicht verdrehen

Ausreichend Platz auch für Zehen

Weicher Innenschuh

Keine harten Nähte und Ösen

Innenfutter nicht zerrissen

Keine harten Übergänge

Kein vorgefertigtes Fußbett

MEDIAS 2 Basis

Mein Schuh-Check

Überprüfen Sie einmal diejenigen zwei Paar Schuhe, die Sie im Alltag am meisten tragen (Beispiel: Halbschuhe und Hausschuhe)!

Bitte ankreuzen

Sie	Halbschuhe ja	Halbschuhe nein	Hausschuhe ja	Hausschuhe nein
... sind weich und bieten genügend Platz		X	X	
... bieten ausreichend Platz auch für die Zehen	X		X	
... geben den Füßen einen festen Halt	X		X	
... haben keine zu hohen Absätze	X		X	
... haben einen weichen Innenschuh (keine Nähte oder harten Übergänge)		X	X	
... haben kein vorgefertigtes Fußbett	X		X	
... haben kein zerrissenes Innenfutter		X	X	

Meine Einschätzung: 🙂 ❌ (Halbschuhe) ❌ 🙂 (Hausschuhe)

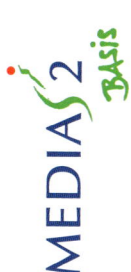

Mein Fuß-Check

Beim Ansehen und Betasten meiner Füße bemerke ich

	ja	nein
... Druckstellen	☐	☐
... Hornhautschwielen, Blasen, Hühneraugen oder Verletzungen	☐	☐
... eingewachsene Nägel	☐	☐
... rissige, trockene Haut	☐	☐
... nicht intakte Haut zwischen den Zehen	☐	☐
... geschwollene Füße	☐	☐
... Anzeichen einer Entzündung (Rötung, Schwellung, Eiter)	☐	☐
Meine Einschätzung:	🙁	🙂

Meine Utensilien zur Fußpflege und -kontrolle:
Was benötige ich noch? (z.B. Spiegel, Bimsstein, Termin mit Podologe/Podologin)

_____

_____

_____

_____

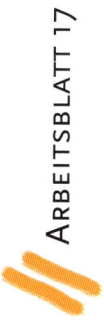

So geht's

Nehmen Sie sich einmal 5 Minuten Zeit, um sich genauer Ihre Füße anzusehen und sie zu betasten!

Zu welcher Einschätzung kommen Sie?

Welche Utensilien zur Fußpflege und -kontrolle benötigen Sie noch, welche Maßnahmen müssen Sie in die Wege leiten?

Beispiel

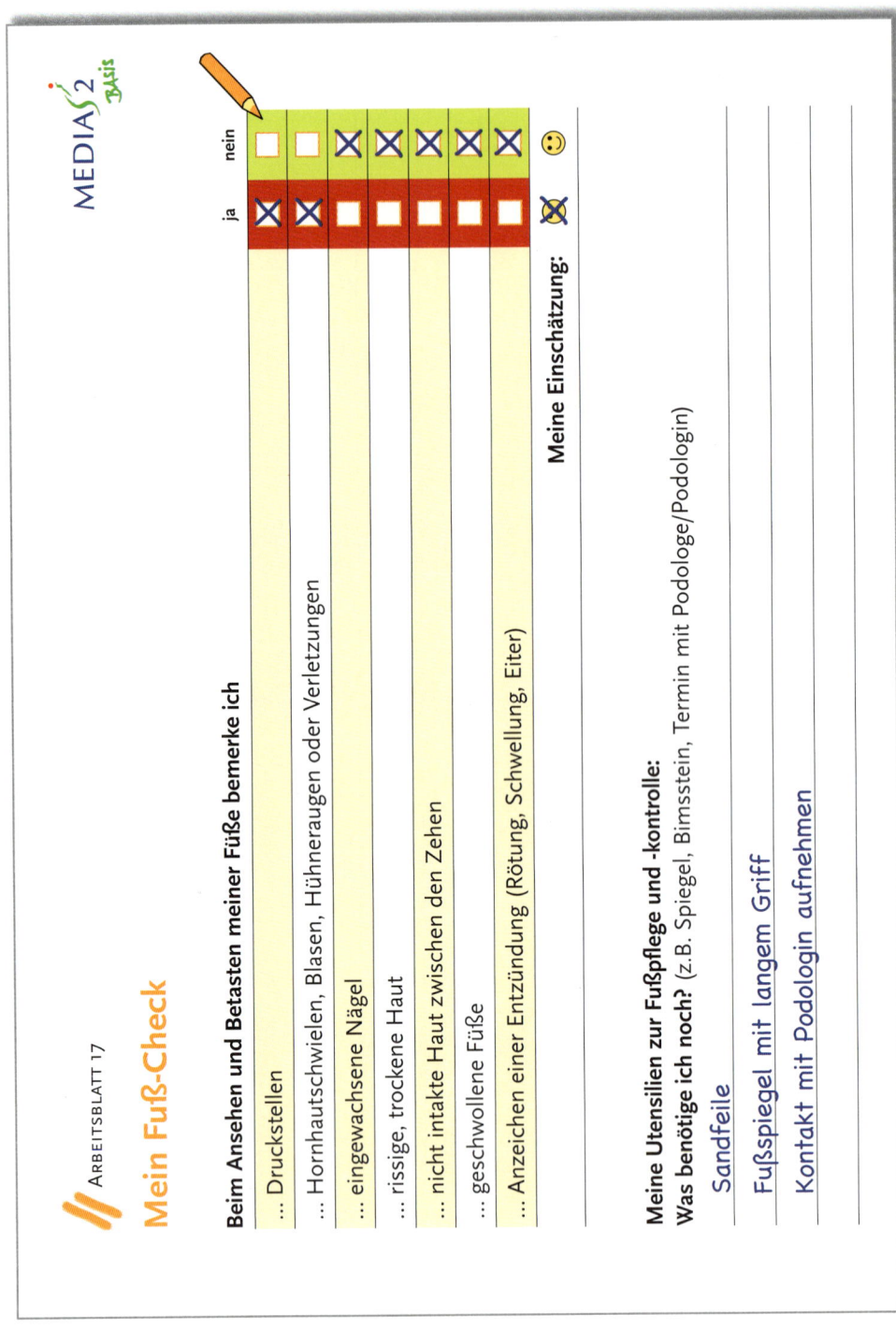

ARBEITSBLATT 17

MEDIAS 2 BASIS

Mein Fuß-Check

Beim Ansehen und Betasten meiner Füße bemerke ich

	ja	nein
… Druckstellen	☒	☐
… Hornhautschwielen, Blasen, Hühneraugen oder Verletzungen	☒	☐
… eingewachsene Nägel	☐	☒
… rissige, trockene Haut	☐	☒
… nicht intakte Haut zwischen den Zehen	☐	☒
… geschwollene Füße	☐	☒
… Anzeichen einer Entzündung (Rötung, Schwellung, Eiter)	☐	☒

Meine Einschätzung: ☒ 🙂

Meine Utensilien zur Fußpflege und -kontrolle:
Was benötige ich noch? (z.B. Spiegel, Bimsstein, Termin mit Podologe/Podologin)

Sandfeile

Fußspiegel mit langem Griff

Kontakt mit Podologin aufnehmen

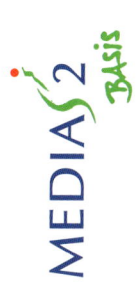

Schwierige Situationen nach dem Kurs

Überlegen Sie doch schon einmal vorab, welche Hindernisse, „Stolperfallen" für das Erreichen Ihrer Ziele nach dem Kurs auftreten könnten!

Diese können sich beispielsweise auf Ihre Blutzucker-/Blutdruckeinstellung, Ihr Essverhalten, Gewicht, Ihre körperliche Bewegung, Selbstkontrolle oder Fußpflege beziehen.

Was fällt Ihnen ein?

**Blutzucker-
einstellung**

_____

_____

Gewicht

_____

_____

Bewegung

_____

_____

Fußpflege

_____

_____

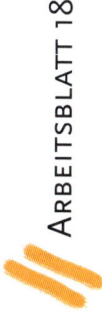

So geht's

Solange Sie am Diabeteskurs teilnehmen, sind Sie sicherlich motiviert, Ihre selbstgesteckten Ziele zu erreichen. Aber wie geht es Ihnen in der Zeit nach dem Kurs? Gute Zeiten – schlechte Zeiten: Bestimmt kommen Zeiten auf Sie zu, in denen es Ihnen schwerfällt, Ihre Vorhaben im Alltag umzusetzen. Auch ist absehbar, daß vielleicht nach einigen Wochen Ihre Motivation zur Diabetes-Selbstbehandlung nachlässt. Überlegen Sie schon jetzt einmal: Was könnte Ihnen künftig einen guten Umgang mit dem Diabetes erschweren?

Beispiel

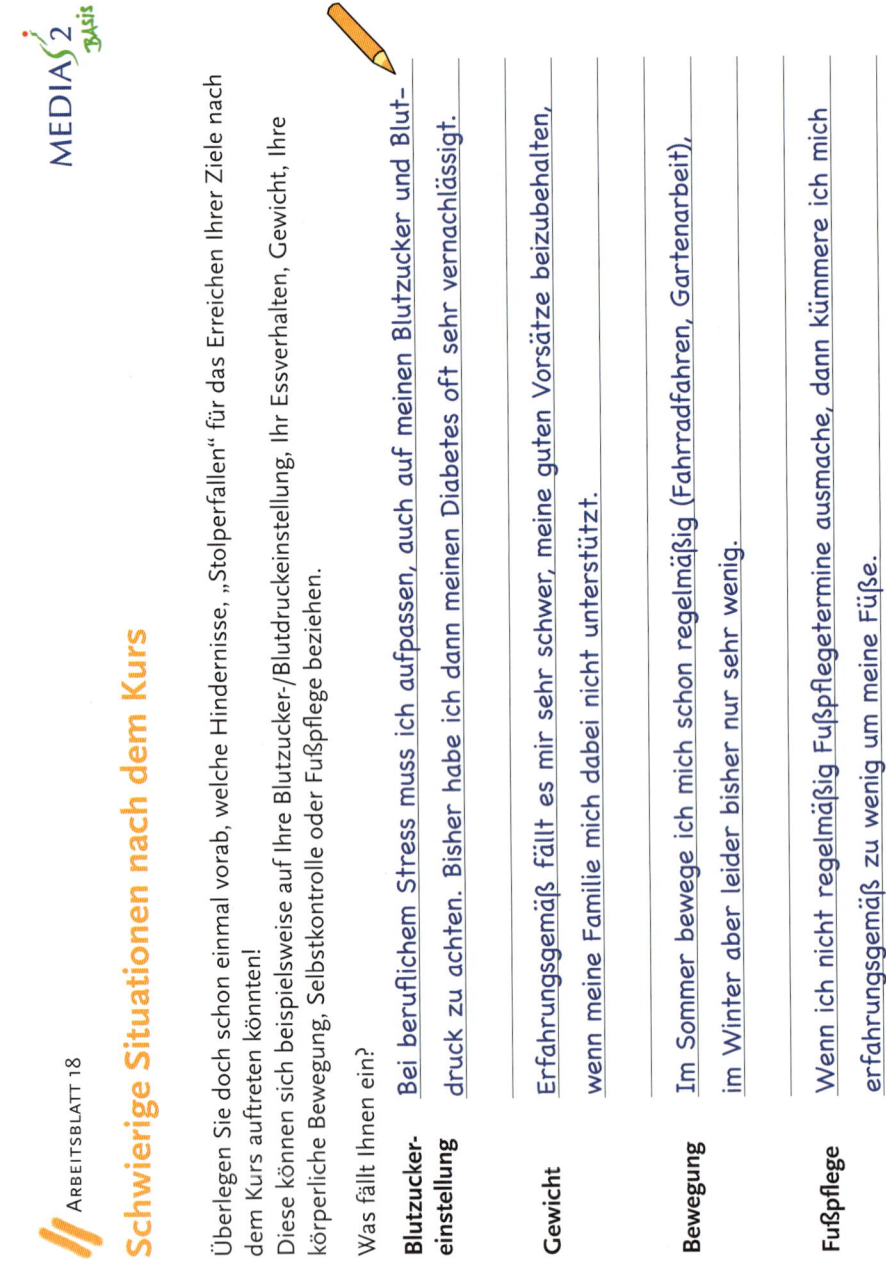

ARBEITSBLATT 18

MEDIAS 2 BASIS

Schwierige Situationen nach dem Kurs

Überlegen Sie doch schon einmal vorab, welche Hindernisse, „Stolperfallen" für das Erreichen Ihrer Ziele nach dem Kurs auftreten könnten!
Diese können sich beispielsweise auf Ihre Blutzucker-/Blutdruckeinstellung, Ihr Essverhalten, Gewicht, Ihre körperliche Bewegung, Selbstkontrolle oder Fußpflege beziehen.

Was fällt Ihnen ein?

Blutzucker-einstellung	Bei beruflichem Stress muss ich mich aufpassen, auch auf meinen Blutzucker und Blut-druck zu achten. Bisher habe ich dann meinen Diabetes oft sehr vernachlässigt.
Gewicht	Erfahrungsgemäß fällt es mir sehr schwer, meine guten Vorsätze beizubehalten, wenn meine Familie mich dabei nicht unterstützt.
Bewegung	Im Sommer bewege ich mich schon regelmäßig (Fahrradfahren, Gartenarbeit), im Winter aber leider bisher nur sehr wenig.
Fußpflege	Wenn ich nicht regelmäßig Fußpflegetermine ausmache, dann kümmere ich mich erfahrungsgemäß zu wenig um meine Füße.

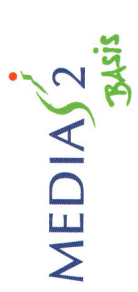

Meine Ziele für die Zeit nach dem Kurs

Mit diesen Ergebnissen in drei Monaten wäre ich zufrieden:

mein HbA1c: _____ %
_____ mmol/mol

mein Gewicht: _____ kg

mein Blutdruck: _____ mm Hg

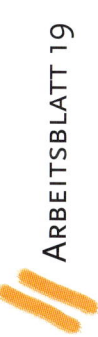

Meine Selbstkontrolle

_____

_____

_____

Mein Essverhalten

_____

_____

_____

Meine körperliche Bewegung

_____

_____

_____

Meine Fußpflege und -kontrolle

_____

_____

So geht's

Überlegen Sie, welche Ziele im Umgang mit dem Diabetes Sie sich für die nächsten drei Monate vornehmen möchten! Mit welchen Ergebnissen wären Sie in drei Monaten zufrieden?

Beispiel

MEDIAS 2 BASIS

Meine Ziele für die Zeit nach dem Kurs

Mit diesen Ergebnissen in drei Monaten wäre ich zufrieden:

mein HbA1c: ___7,5___ %   mein Gewicht: ___87___ kg   mein Blutdruck: ___140/90___ mm Hg

___58___ mmol/mol

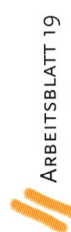

Meine Selbstkontrolle

1x pro Woche Gewicht messen

2x pro Woche Blutdruck messen

mindestens 3x pro Woche Blutzucker messen

Mein Essverhalten

Ich gehe immer noch nur mit vorherigem Frühstück morgens aus dem

Haus. Für den kleinen Hunger zwischendurch nehme ich etwas mit. Abends

ess' ich nur wenig und vermeide Erdnüsse beim Fernsehen.

Meine körperliche Bewegung

Ich wäre zufrieden, wenn ich es schaffen würde, drei Monate bei gutem

Wetter mit dem Fahrrad zur Arbeit zu fahren und einmal pro Woche

schwimmen zu gehen.

Meine Fußpflege und -kontrolle

Ich möchte, auch wenn meine Füße in Ordnung sind, wenigstens einmal

pro Woche meine Füße mit dem Spiegel genau anschauen. Zur Fußpflege

benutze ich zukünftig einen natürlichen Bimsstein und eine Sandpapierfeile.